U0224466

呼吸与危重症医学
疑难与危重病例精选

Difficult and Critical Cases of
Pulmonary and Critical Care Medicine

主　编　李圣青

副主编　夏敬文　张有志　龙　丰　张　静　周仲文

编　　者（以姓氏笔画为序）

王凯旋　复旦大学附属华山医院　　　　　张媛媛　复旦大学附属华山医院
巨默涵　复旦大学附属华山医院　　　　　张馨赟　复旦大学附属华山医院
古丽努尔·吾买尔　复旦大学附属华山医院　陈　刚　复旦大学附属华山医院
龙　丰　复旦大学附属华山医院　　　　　陈愉恺　复旦大学附属华山医院
叶相如　复旦大学附属华山医院　　　　　周　睨　复旦大学附属华山医院
朱　柠　复旦大学附属华山医院　　　　　周　霞　复旦大学附属华山医院
朱庆华　义乌市中心医院　　　　　　　　周代兵　复旦大学附属华山医院
刘子琪　复旦大学附属华山医院　　　　　周仲文　复旦大学附属华山医院
李　聪　复旦大学附属华山医院　　　　　周福生　复旦大学附属华山医院
李圣青　复旦大学附属华山医院　　　　　夏敬文　复旦大学附属华山医院
杨海华　复旦大学附属华山医院　　　　　黄畅宇　湖南省人民医院
吴　琴　复旦大学附属华山医院　　　　　龚　益　复旦大学附属华山医院
何赞辉　复旦大学附属华山医院　　　　　章　鹏　复旦大学附属华山医院
张　静　复旦大学附属华山医院　　　　　董　樑　复旦大学附属华山医院
张　霞　复旦大学附属华山医院　　　　　路　璐　复旦大学附属华山医院
张有志　复旦大学附属华山医院　　　　　廖永康　复旦大学附属华山医院
张秀娟　复旦大学附属华山医院

编写秘书　董　樑　复旦大学附属华山医院

人民卫生出版社

图书在版编目（CIP）数据

呼吸与危重症医学疑难与危重病例精选/李圣青主
编. —北京:人民卫生出版社,2020
ISBN 978-7-117-30147-3

Ⅰ.①呼… Ⅱ.①李… Ⅲ.①呼吸系统疾病-险症-
病案 Ⅳ.①R560.597

中国版本图书馆 CIP 数据核字（2020）第 107026 号

| 人卫智网 | www.ipmph.com | 医学教育、学术、考试、健康，购书智慧智能综合服务平台 |
| 人卫官网 | www.pmph.com | 人卫官方资讯发布平台 |

呼吸与危重症医学疑难与危重病例精选

主　　编：李圣青
出版发行：人民卫生出版社(中继线 010-59780011)
地　　址：北京市朝阳区潘家园南里 19 号
邮　　编：100021
E - mail：pmph @ pmph.com
购书热线：010-59787592　010-59787584　010-65264830
印　　刷：北京盛通印刷股份有限公司
经　　销：新华书店
开　　本：787×1092　1/16　　印张：16
字　　数：410 千字
版　　次：2020 年 7 月第 1 版　2020 年 7 月第 1 版第 1 次印刷
标准书号：ISBN 978-7-117-30147-3
定　　价：148.00 元

打击盗版举报电话：010-59787491　E-mail：WQ @ pmph.com
质量问题联系电话：010-59787234　E-mail：zhiliang @ pmph.com

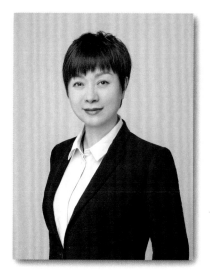

李圣青

复旦大学附属华山医院教授,主任医师,医学博士,博士生导师。现为复旦大学附属华山医院呼吸与危重症医学科主任,2020 年华山医院第四批援鄂医疗队队长。中华医学会呼吸病学分会肺栓塞与肺血管病学组委员,中国抗癌协会肺癌专业委员会青年委员,上海市医学会呼吸病学专科分会委员兼肺血管病学组组长,上海市康复医学会呼吸康复专业委员会副主任委员,中国医师协会整合医学分会呼吸专业委员会委员,中国生理学会呼吸生理专业委员会委员,国家自然科学基金评审专家,《国际呼吸杂志》与 The Clinical Respiratory Journal 杂志编委。

2008 年赴美国明尼苏达大学 Hormel 研究所做博士后研究 2.5 年,2011 年初赴美国 Rochester 市 Mayo Clinic 进修半年。擅长肺栓塞的预防和规范化诊疗、肺动脉高压和右心衰竭的诊断和规范化治疗、肺部小结节的早期诊断、肺癌精准治疗与免疫治疗、呼吸系统疑难与危重症的诊治。

主持国家自然科学基金面上项目 5 项,国家重大新药创制子课题 1 项,"十一五"国家科技支撑计划子课题 1 项,"十二五"军队"2110 工程"建设项目 1 项。发表肺栓塞、肺动脉高压和肺癌相关研究论文 100 余篇,其中 SCI 论文 50 余篇,主编专著 2 部,参编专著 6 部。申请发明专利 3 项。

前　言

2017 年呼吸与危重症医学科(pulmonary and critical care medicine,PCCM)成为国家专培首批三个试点专科之一,这表明建立 PCCM 成为我国医学发展的战略目标。我国 PCCM 专培的目的是通过全面、系统、严格的知识、理论和技术培训,使 PCCM 专培医师从规范化培训的内科住院医师成长为具有高素质的、合格的 PCCM 医师。我们每一位 PCCM 医师都应以高度的历史责任感和严谨、务实的态度推动 PCCM 学科的建设。复旦大学附属华山医院 PCCM 成功入选国家首批 PCCM 专培基地,为了响应国家 PCCM 专培计划要求,我们总结了近 3 年来科室成功诊治疑难与危重病例的经验,编写了本书,作为 PCCM 专科医师培训教材和呼吸专科医师继续教育教材使用。

本书总计 12 章,收录 50 例呼吸疑难与危重病例。内容涵盖肺部感染性疾病、原发性支气管肺癌、间质性肺疾病、肺血栓栓塞症、肺动脉高压与肺源性心脏病、胸膜疾病、肺血管炎与呼吸危重症等。病例纳入标准按照 CRPR 原则收集,即每个病例必须具备相应的临床特点(clinical features)、影像学资料(radiological data)、病理或病原学证据(pathological/pathogen evidence)和对治疗有反应(response to treatment),满足上述四个条件方可纳入。为了帮助读者更好地理解呼吸疑难与危重病例的临床特点,我们采用问题导向学习法(problem based learning,PBL)精析每个病例的临床特征,使读者在循序渐进的临床问题引导下,深入剖析每个疑难与危重病例的特点,帮助读者更好地把握此类疾病的本质。现将这本书的框架和内容做简单介绍,以便读者总体把握本书内容:

第一章介绍诊断与治疗方面有疑难的肺部耐药菌、真菌、病毒和少见病原体感染的诊疗。第二章介绍诊断与治疗方面有疑难的肺部结核分枝杆菌感染与非结核分枝杆菌感染。第三章介绍治疗方面充分体现精准化、个体化与多学科特点的原发性支气管肺癌的成功病例。第四章介绍诊断方面有疑难的多种间质性肺病。第五章介绍老年、合并多种基础疾病和肝肾功能损害患者,在诊断与治疗方面有疑难的急性肺血栓栓塞症。第六章介绍诊断与治疗方面有疑难的肺动脉高压与慢性肺源性心脏病病例。第七章介绍多种病因累及胸膜导致胸腔积液在诊断方面有疑难的病例。第八章介绍最常累及肺血管的大动脉炎和抗中性粒细胞胞浆抗体相关性肺血管炎的诊疗。第九章介绍多种病原所致重症肺部感染、多种病因所致急性呼吸窘迫综合征和需要呼吸支持的各类呼吸危重症的救治。第十章介绍肺原发和继发淋巴瘤的临床诊断和并发症的处理。第十一章介绍支气管扩张症的诊断思路和多种并发症的内科介入治疗。第十二章介绍外源性类脂质肺炎、气管腔内错构瘤和骨化性气管支气管病等呼吸系统罕见病例。

这本书是笔者所在复旦大学附属华山医院呼吸与危重症医学诊疗团队近 3 年成功救治呼

吸疑难与危重典型病例的总结,是全科医务人员为推动我国 PCCM 专科培训建设的集体倾情奉献! 衷心感谢各位参编者倾尽全力与智慧! 衷心祝愿广大 PCCM 专培学员和年轻 PCCM 专科医师能够从此书获益,不断提高我国 PCCM 专培学员的诊疗水平,推动我国 PCCM 专培医师的专科素养,达到国际标准和水平。

最后,由于笔者团队认知与临床实践的局限性,本书难免有不足之处,敬请各位呼吸同道批评指正! 由于呼吸与危重症医学领域的飞速发展,本书内容不可避免地存在一定的时效性,笔者力争在未来的临床实践与研究中与时俱进,不断地积累、总结与更新。

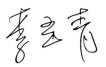

复旦大学附属华山医院呼吸与危重症医学科
国家老年疾病临床医学研究中心(华山医院)
上海市呼吸病研究所肺血管研究室
2020 年 6 月 18 日

目　录

第一章　肺部感染性疾病

肺隐球菌肺炎合并胸腔积液

【病例简介】

患者女性,71岁,退休。以"反复咳嗽、咳痰4个月余,加重4天伴发热"入院。2016年5月患者无明显诱因始有咳嗽,痰白色、质黏、易咳出,有胸痛,无胸闷。2016年9月13日因胸痛3天前往地段医院就诊,外院胸片示:左肺门增大、致密,肺门旁斑片影,右上肺纤维结节灶,左下肺斑片影,建议胸部CT检查。外院胸部CT示:①两肺散在多发炎症性病变,伴多发粟粒影,小结节灶;②左侧胸膜增厚。予左氧氟沙星联合头孢替安抗感染3天,未见好转,且较前加重,并出现发热,最高体温39℃。为求进一步治疗,收入我科。患病以来精神好,胃纳可,睡眠好,大小便正常,无体重明显下降。

入院查体:T 38.5℃,P 82次/min,R 20次/min,BP 133/68mmHg。神清,步入病房。皮肤无溃疡和糜烂,全身浅表淋巴结未触及肿大。口唇无发绀,咽不红,扁桃体无肿大。胸廓双侧对称,无畸形。左侧语颤减低,叩诊浊音,右侧正常。左下呼吸音减低,右肺可闻及湿性啰音。心前区无隆起,心界无扩大,心率82次/min,律齐,各瓣膜听诊区未闻及杂音。腹软,全腹无压痛及反跳痛,肝、脾肋下未触及。双下肢无水肿。四肢肌力正常,病理反射未引出。

既往史及个人史:否认结核接触史;甲状腺结节切除术后3年余;有糖尿病史,长期口服二甲双胍和格列喹酮,血糖控制不佳。家族史无特殊。个人无烟酒嗜好;长期居住上海,否认疫区居留及不良特殊嗜好。已绝经,家族无类似病史。

辅助检查:本院急诊(2016-10-04)白蛋白:39.0g/L,天冬氨酸转氨酶:44U/L,钠:129mmol/L,白细胞:6.79×10⁹/L,嗜酸性粒细胞:0,CRP:70.23mg/L。

初步诊断:

1. 肺部感染
2. 2型糖尿病
3. 低钠血症
4. 肝功能不全
5. 甲状腺结节切除术后

【病例解析】

问题1：患者初步诊断肺部感染，如何进一步明确诊断与鉴别诊断？

患者病史有如下特点：①老年女性，有糖尿病基础，血糖既往控制不良。②反复咳嗽4个月，病程较长。③外院胸部CT提示感染，CRP增高，血象不高。④按社区获得性肺炎治疗无显效，且病情进展。综合以上病情特点，考虑患者特殊病原感染可能性大，如结核、真菌等。拟进一步行痰、气管镜病原学、组织学和血清学相关检查。

辅助检查（2016-10-10）

血常规：白细胞：$5.04×10^9$/L，血红蛋白：118g/L，血小板：$320×10^9$/L，中性粒细胞：71.6%，淋巴细胞：17.9%，单核细胞：10.3%，嗜酸性粒细胞：0.03%，嗜碱性粒细胞：0.2%。

血沉：120mm/h。

血糖：15.57mmol/L。

肝、肾功能，电解质：LDH：22.5U/L，ALT：49U/L，AST：55U/L，总胆红素：12.8μmol/L，结合胆红素：5.6μmol/L，TBA：17.3mmol/L，ALP：306U/L，GGT：188U/L，总蛋白：68.4g/L，白蛋白：36.8g/L，前白蛋白：86mg/L，钠：130mmol/L，氯：94mmol/L，钙：2.19mmol/L。

DIC全套：FDP：5.5μg/ml，PT：11.2s，APTT：40.9s，FIB：5.0g/L，凝血酶时间（TT）：18.7s，D-二聚体：1.05FEUmg/L，国际标准化比率：0.93。

T-SPOT：阴性。

血培养：5天未生长细菌。

痰涂片：①查见G^+球菌链状排列；②查见G^-杆菌。

痰培养：肺炎克雷伯菌，药敏示对测试抗生素均敏感。

痰结核涂片及培养：涂片未见抗酸杆菌，培养阴性。

呼吸道病原体九联抗体检测：阴性。

隐球菌荚膜抗原检测：1∶20阳性。

电子支气管镜检查：各管腔通畅，未见明显异常。

支气管肺泡灌洗液：灰白色微浑。常规：有核细胞：$480×10^6$/L，纤毛柱状上皮细胞：24%，嗜酸性粒细胞：0，淋巴细胞：25%，巨噬细胞：11%，中性粒细胞：40%，可见少量多核巨细胞。未见卡氏肺孢子菌，查见较多细菌团。浓缩涂片未见抗酸杆菌。真菌培养：念珠菌属。真菌涂片：真菌直接镜检阴性。

综合以上检查结果考虑肺部真菌感染。

问题2：患者致病原是何种真菌？

患者隐球菌荚膜抗原检测：1∶20弱阳性；肺泡灌洗液真菌培养为念珠菌。由于隐球菌常规方法不易培养，念珠菌为常见口腔定植菌，因此，现有证据难以判断致病原。为进一步明确病原学诊断，于2016年10月12日行CT引导下肺活检，胸部CT发现：患者右肺上叶后段结节、斑片影，左肺上叶实变并中等量胸腔积液（图1-1-1）。遂进一步行胸腔积液检查明确胸腔积液原因。

胸腔积液实验室检查：胸腔积液常规：橘红色，细胞分类：淋巴细胞：98%，巨噬细胞：2%，李凡他试验：++。胸腔积液生化：乳酸脱氢酶：304U/L，尿素：2.8mmol/L，葡萄糖：8.5mmol/L，总蛋白：49.7g/L，钠：132mmol/L，钾：3.3mmol/L，钙：1.95mmol/L，磷：1.06mmol/L，氯：94mmol/L，淀粉酶：37.0U/L。胸腔积液CEA：1.73μg/L。胸腔积液病原学检查：浓缩涂片未见抗酸杆菌；涂片未查见细菌，培养（-），真菌直接镜检阴性。

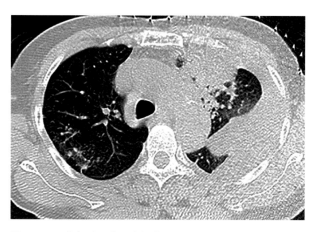

图 1-1-1　胸部 CT 表现：右肺上叶后段斑片影、结节影；左
肺上叶前段实变影，左侧胸腔大量积液，并叶间裂积液

肺穿刺病理：米粒大组织×1。CK（上皮+），Napsin A（上皮+），Ck7（上皮+），SYN（-），TTF-1（大部分上皮+），CK5/6（部分上皮+），Ki67（上皮 3%+），P40（少量上皮+），P63（少量上皮+），CD56（-），VIM（间质+），PAS（+），抗酸（-）。

左肺上叶黏膜慢性炎症伴间质纤维组织增生，可见隐球菌孢子（图 1-1-2）。

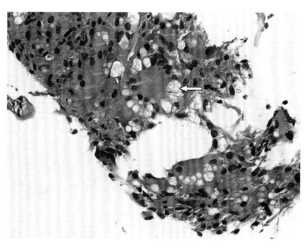

图 1-1-2　肺穿刺病理：（左上叶）黏膜慢性炎症伴间质纤
维组织增生，可见隐球菌孢子（白箭）

问题 3：患者是否合并其他部位的隐球菌感染？

隐球菌主要引起肺部、皮肤和中枢神经系统感染。建议患者行腰穿脑脊液检查，患者拒绝。由于患者无头痛、精神症状、脑膜刺激征、颅内高压及脑神经异常等表现，因此考虑中枢神经系统感染可能性不大。

【最终诊断】

1. 肺隐球菌肺炎合并左侧胸腔积液

2. 2 型糖尿病

【治疗】

由于患者肝转氨酶稍高,现有抗真菌药物均有不同程度的肝损害,因此,为避免药物肝损害,我们制定了相应的减量口服方案。

1. 氟康唑 200mg/d,口服;

2. 氟胞嘧啶 0.5g/次,4 次/d,口服;

3. 胰岛素控制血糖;

4. 保肝及对症处理。

用药两天后体温降至 37.5℃,咳嗽、咳痰和胸痛症状明显改善。

【随访】

出院后继续服用上述抗真菌药物。患者体温恢复正常,胸闷、气促、咳嗽、咳痰明显好转。2016 年 10 月复查血乳胶凝集试验滴度较前下降,1∶5 阳性。复查胸部 CT(2016-11-22)示右肺少许纤维条索影,左肺上叶多发细小结节影,树芽征和纤维条索影,胸腔积液已大部分吸收(图 1-1-3)。

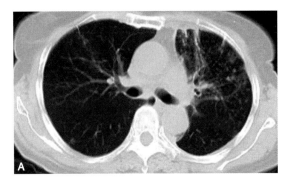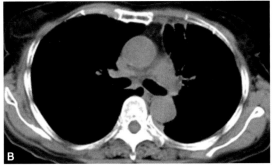

图 1-1-3 氟康唑联合胞嘧啶治疗 1 个月,复查胸部 CT 表现

A.右肺前段纤维条索影,背段小斑片影,左肺上叶前段弥漫细小结节影、树芽征和纤维条索影,提示肺内病灶较前明显吸收,胸腔积液减少;B.纵隔窗仅残留部分胸膜增厚

总体抗真菌治疗疗程 6~12 个月。每 2~3 个月门诊随访。

【病例点评】

1. 对于合并糖尿病、免疫功能受损、长期口服激素和免疫抑制剂等药物的患者,如果出现社区获得性肺炎(CAP),在常规抗感染无效的情况下,应考虑真菌、结核和病毒等少见致病原感染的可能。

2. 肺隐球菌肺炎(pulmonary cryptococcosis pneumonia,PCP)是由新生隐球菌及其变种引起的一种侵袭性肺部真菌病,呈急性、亚急性或慢性起病,一般认为其临床表现缺乏特异性。其临床症状多样,与肺癌、肺炎、肺结核等常见呼吸系统疾病症状相似,20%无明显症状。影像学表现以结节肿块型病变多见。与普通细菌性肺炎相比,PCP 较少出现发热,并且其胸腔积液发生极其少见。该例患者既有发热又伴发胸腔积液,与一般肺隐球菌病常见临床表现不同,给诊断带来一定难度。乳胶凝集试验诊断 PCP 特异性好;病理组织学检查发现隐球菌孢子是最终确诊的依据。使用氟康唑联合氟胞嘧啶口服后患者乳胶凝集试验滴度下降,提示治疗有效。

3. PCP 合并胸腔积液少见。本例患者胸腔积液的特点为渗出液,胸腔积液细胞学检查嗜酸性粒细胞为零,可见多量巨噬细胞和少量多核巨细胞为其特点。分析为隐球菌累及胸膜形成肉芽肿性病变所致。

（龚益　龙丰　李圣青）

【参考文献】

［1］SCHMIEDEL Y,ZIMMERLI S. Common invasive fungal diseases:an overview of invasive candidiasis,aspergillosis,cryptococcosis,and Pneumocystis pneumonia［J］. Swiss Med Wkly,2016,146:w14281.

［2］CHANG C C,SORRELL T C,CHEN S C. Pulmonary Cryptococcosis［J］. Semin Respir Crit Care Med,2015,36(5):681-691.

［3］SMITH R M,MBA-JONAS A,TOURDJMAN M,et al. Treatment and outcomes among patients with Cryptococcus gattii infections in the United States Pacific Northwest［J］. PLoS One,2014,9(2):e88875.

2 放线菌血流感染并肺放线菌病

【病例简介】

患者男性,57 岁,因"发热 24 天,伴咳嗽 10 天"于 2013 年 12 月 10 日入院。患者 24 天前受凉后发热,体温高达 39.5℃,10 天前出现咳嗽,咳少量白色黏痰,伴有乏力、纳差,于 2013 年 12 月 1 日就诊当地医院,门诊查外周血白细胞为 18.33×10⁹/L,中性粒细胞为 87%,ESR 为 30mm/h,C 反应蛋白为 57mg/L。胸部 CT 平扫示右肺上叶纤维条索影,中叶炎性改变,考虑为肺部感染,给予左氧氟沙星治疗。于当日转诊至当地上级医院就诊,查痰、肺泡灌洗液、血液和骨髓培养均阴性;气管镜检查黏膜活检示"少许支气管黏膜衬单层柱状上皮,散在慢性粒细胞浸润"。给予"哌拉西林/他唑巴坦+阿奇霉素"静脉滴注 3 天后仍有高热,最高达 40.2℃,予停阿奇霉素,改为万古霉素治疗,6 天后患者仍发热,遂为进一步诊治而入我院。

入院查体:T 38.2℃,P 87 次/min,R 20 次/min,125/75mmHg。皮肤黏膜未见黄染及出血点,浅表淋巴结未及肿大。头颈无异常,胸廓无畸形,左肺呼吸音清,右中下肺可闻及湿性啰音,心率 87 次/min,心律齐,无杂音,腹平软,无压痛,肝脾肋下未及,脊柱四肢未见异常。双下肢无水肿。

既往史及个人史:20 年前诊断肺结核,已治愈;无吸烟史。否认高血压,糖尿病史,否认食物药物过敏史。患者有餐后牙签剔牙习惯。

辅助检查:

血常规:白细胞:20.63×10⁹/L,中性粒细胞:86%,血红蛋白:99g/L,血小板:451×10⁹/L;CRP:76.8mg/L;PCT:0.34ng/ml;肾功能:尿素氮 8.05mmol/L,肌酐:309μmol/L;血沉:27mm/h↑。痰涂片抗酸染色:阴性;痰培养:见真菌及孢子;G 试验、隐球菌乳胶凝集试验:均阴性;PPD 试验:阴性;血支原体、衣原体和军团菌抗体:阴性;血清肿瘤标志物、ANA、ENA、抗 dsD-NA:均正常;血培养(共 3 次)送检后 5 天仍无菌生长。

胸部 CT(2013-12-18,图 1-2-1):右肺中叶大片高密度影,伴支气管充气征;双肺多发结节影;纵隔淋巴结肿大。

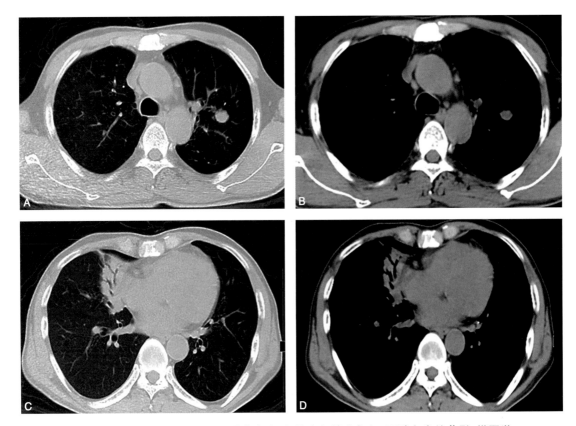

图 1-2-1 胸部 CT:右肺中叶大片高密度影,伴支气管充气征;双肺多发结节影;纵隔淋巴结肿大

初步诊断:

肺部阴影待查:感染性? 风湿免疫性? 肿瘤性?

【病例解析】

问题 1:患者肺部阴影的性质?

患者病情特点:①以发热、咳嗽急性起病。②针对细菌性肺炎广覆盖治疗病情无明显好转。③多次复查血常规均提示感染血象,白细胞总数与中性粒细胞分类均显著升高;血清学检查无肿瘤与结缔组织病证据。④患者痰和纤支镜肺泡灌洗液培养:均找到菌丝;肺穿刺活检病理:见菌丝及孢子。综上分析,提示肺部阴影为真菌感染可能。

问题 2:病理报告发现菌丝及孢子,是否可确诊真菌感染?

患者入院后第 8 天和第 9 天血培养(需氧和厌氧各 2 次)回报:见放线菌(图 1-2-2);此标本送至复旦大学医学院病原微生物学教研室检查鉴定也确定为放线菌。放线菌在形态上分化为菌丝和孢子,为厌氧菌或兼性厌氧菌,属于一类具有分支状菌丝体的细菌,革兰氏染色为阳性。放线菌在培养特征上与真菌相似,但放线菌培养生长缓慢,需延长培养时间。由于在形态学上与真菌相似,因此,临床上放线菌感染极易误诊为真菌感染。

目前患者病原学诊断已基本明确。

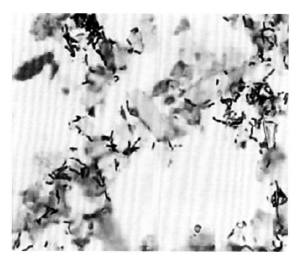

图 1-2-2　血培养结果(革兰氏染色,×100):革兰氏染色呈紫色,阳性菌,分支状,呈辐射状生长

【最终诊断】

放线菌血流感染;肺放线菌病

问题 3:患者放线菌感染的诱因?

肺部放线菌病发病率低,年发病率约为 1/30 万。男女发病比例为 2.8:1,年龄 12~87 岁。放线菌病主要侵犯口腔和颈部(55%),腹部(20%),肺部(15%)。

放线菌可寄生于口腔,包括牙齿、扁桃体窝等部位,可通过两种途径侵入肺部导致肺放线菌病:①口腔误吸放线菌至气管-支气管,蔓延至肺、胸膜或胸壁,此为最常见感染方式;②放线菌在口颊、齿龈等部位发生损伤时侵入组织内,并通过血流感染引起肺放线菌病,常伴有其他系统、器官损伤。该患者有餐后用牙签剔牙的习惯,发热 14 天后出现咳嗽、咳痰症状,血培养见放线菌。因此,我们推测此患者可能为剔牙后齿龈部损伤,继而引起放线菌血流感染和肺放线菌病。

【治疗】

大部分患者采取内科治疗,青霉素、磺胺类、四环素类、碳青霉烯类及新一代氟喹诺酮类等均是有效药物;其中大剂量青霉素为首选。

1. 强化期　青霉素 1 800 万~2 400 万单位/d,静脉滴注,2~6 周;
2. 维持期　青霉素 V 2~4g/d,口服,6~12 个月。

此患者入院后予亚胺培南和莫西沙星治疗后发热稍有好转,改用青霉素 2 天后体温恢复正常。肺放线菌病预后较好,但存在复发风险,疗程宜长,目前主张用药 6~12 个月。有学者对此传统治疗方案提出质疑,认为肺放线菌病应遵循个体化治疗,根据患者病情程度、胸部影像学等对治疗的反应来决定用药方式和治疗时间。部分患者需要外科手术治疗,包括药物治疗反应不佳、反复咯血、不能排除肿瘤的患者。

【随访】

患者予青霉素治疗 2 天后,患者咳嗽、咳痰症状好转,体温恢复正常。治疗一周后血培养未生长细菌;血常规:白细胞:$12.32×10^9$/L,中性粒细胞:79%。查体:双肺呼吸音稍粗,未闻及干、湿性啰音。3 个月后复查胸部 CT:右肺中叶高密度影已基本吸收,右上肺结节明显吸收变小(图 1-2-3)。

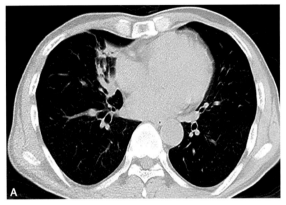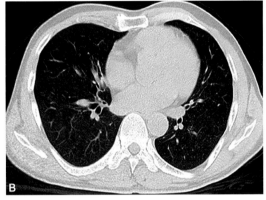

图 1-2-3   胸部 CT 随访:青霉素治疗后 3 个月胸部 CT(B)显示较治疗前(A)病灶已基本吸收消散

【病例点评】

1. 当我们考虑感染性疾病而经验性抗感染治疗病情控制不理想时,应努力寻找病因,尽快明确致病原,包括仔细询问病史,尽早行血培养、组织培养、支气管镜和肺穿刺等病理与病原学检查。

2. 患者标本见菌丝,而患者无真菌感染的高危因素且抗真菌治疗无效时,应考虑到放线菌感染的可能。标本送检时要兼顾需氧和厌氧菌,并要与检验科工作人员多沟通,必要时延长培养时间,以获取病原微生物结果。

3. 放线菌感染以青霉素治疗为首选,且剂量大、疗程长。

(杨海华   龙丰   李圣青)

━━━━━━━━━━ 【参考文献】 ━━━━━━━━━━

[1] 张有志,章鹏,杨海华.肺放线菌病血培养阳性一例并文献复习[J].中国呼吸与危重监护杂志,2014,13(6):565-567.

[2] VALOUR F,SENECHAL A,DUPIEUX C,et al. Actinomycosis:etiology,clinical features,diagnosis,treatment,and management[J]. Infect Drug Resist. ,2014,7:183-197.

[3] ENDO S,MURAYAMA F,YAMAGUCHI T,et al. Surgical considerations for pulmonary actinomycosis[J]. Ann Thorac Surg,2002,74(1):185-190.

3   HIV 阳性并发肺孢子菌肺炎

【病例简介】

患者男性,31 岁,外企公司职员。因"干咳 3 周,发热伴气促 8 天"入院。患者自 3 周前起出现咳嗽,为干咳,无特征性。8天前起出现日间低热,午夜体温上升,最高39.3℃,晨起出汗后热退,爬6楼后感气促。遂至我院门诊就诊,行胸片示:两肺散在模糊影。进一步胸部CT平扫示:两肺散在磨玻璃样改变。予以头孢呋辛0.5g/次,2次/d口服,罗红霉素0.15g/次,2次/d口服抗感染治疗后症状未见好转,为明确诊断收治入院。患病以来精神差,胃纳可,睡眠好,大小便正常,近期体重下降2kg。

入院查体:T 38.1℃,P 96次/min,R 21次/min,BP 128/76mmHg。神清,步入病房。皮肤、黏膜无黄染,全身浅表淋巴结未触及肿大。口唇发绀,咽不红,扁桃体无肿大。双侧胸廓对称,无畸形,双侧呼吸运动正常对称。两肺呼吸音粗,叩诊呈清音,未闻及明显干湿性啰音。心前区无隆起,心界无扩大,心率96次/min,律齐,各瓣膜听诊区未闻及病理性杂音。腹软,全腹无压痛及反跳痛,肝、脾肋下未触及。双下肢无水肿。四肢肌力正常,膝反射对称。

既往史及个人史:否认肝炎结核伤寒等传染病史,疾病史。家族史无特殊。个人史:有冶游史,无烟酒嗜好;长期居住上海,否认疫区居留及不良特殊嗜好。

初步诊断:
肺部感染

【病例解析】

问题1:患者是社区获得性肺炎吗?

患者病情有如下特点:①年轻男性,社区发病;②以干咳、发热伴肺部阴影急性起病;③门诊给予经验性抗感染治疗无显效,症状短期内加重,出现气喘;④查体无明显阳性体征,肺部呼吸音粗糙;⑤既往体健,曾有冶游史。综合上述病情特点,患者符合社区获得性肺炎(CAP)的诊断。为进一步明确病原学诊断初步完善以下检查。

实验室检查:
血常规:白细胞:$6.42×10^9$/L,中性粒细胞:58.5%,血红蛋白:147g/L,血小板:$345×10^9$/L。
血沉:109mm/h,CRP:22.20mg/L,降钙素原:<0.020ng/ml。
肝肾功能:正常。
动脉血气分析(未吸氧):pH:7.41,PO_2:49.88mmHg,PCO_2:37.28mmHg,SPO_2:86.7%。
CMV IgG抗体:阳性164.0U/ml。
甲流抗原检测:阴性。
呼吸道九联抗体:阴性。
ANA、ENA、dsDNA、ANCA:均阴性。
痰真菌涂片:阳性,培养示:白色念珠菌。
HIV抗体:阳性。

辅助检查:
胸部CT平扫(2016-01-25):两肺散在磨玻璃样改变,纵隔淋巴结未见明显肿大(图1-3-1)。

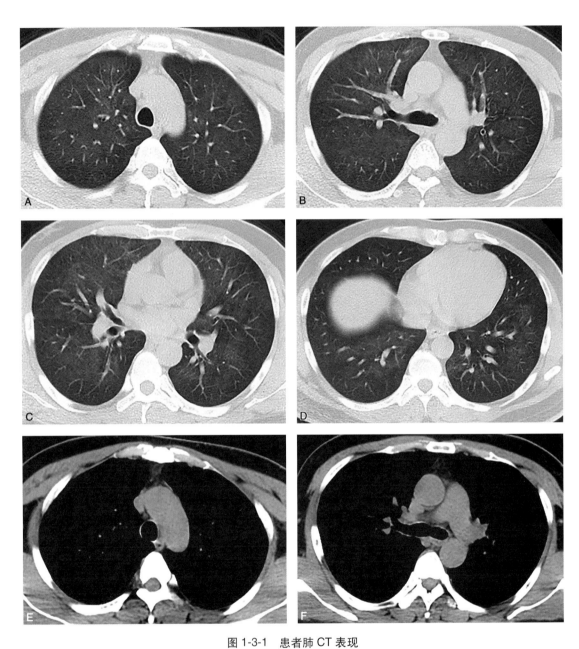

图 1-3-1　患者肺 CT 表现

A~D.肺窗可见两肺弥漫分布磨玻璃影,全肺野均有累及,由肺门向外周分布,胸膜下肺野未累及,呈"月弓征";E、F.纵隔窗未见明显肿大淋巴结

问题2：患者可能的致病原是什么？

结合患者临床特点，综合分析上述检查结果：①血象和PCT等检查结果不符合典型细菌感染；②门诊经验性治疗已覆盖支原体、衣原体、军团菌等非典型病原体感染，但是患者病情进展，因此非典型病原体感染可能性不大；③虽然是甲流流行季节，但是患者无鼻塞、流涕、咽痛症状，病原学检查不支持；④常规痰涂片和培养提示白色念珠菌感染可能性大，结合患者胸部CT特点，考虑肺孢子菌感染可能性大；⑤血检HIV抗体阳性，结合冶游史，患者感染HIV可能性大。因此，继发性免疫缺陷导致各种条件致病菌感染的可能性加大，包括肺孢子菌感染。

综合上述分析结果，给予患者复方磺胺甲噁唑联合左氧氟沙星经验性抗感染治疗。1周后患者病情明显恶化，呼吸衰竭经氧疗不能纠正，需CPAP无创呼吸机辅助通气；复查胸部CT提示肺部病灶较前明显加重（图1-3-2）。为明确病原学诊断是否符合临床预期，我们给患者做了电子支气管镜检查（图1-3-3），并在双肺下叶灌洗送病原学检查。

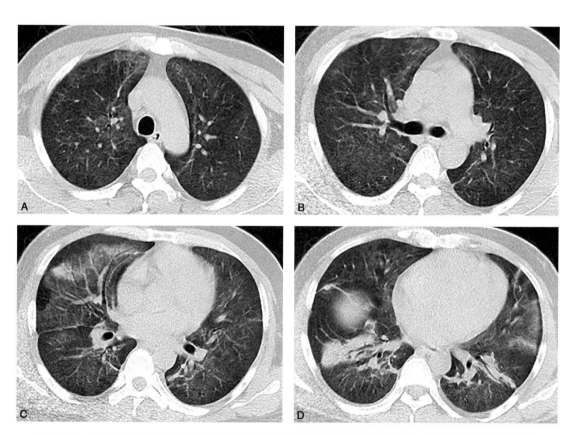

图1-3-2 入院经验性抗感染1周后复查胸部CT扫描：肺窗可见两肺弥漫分布的磨玻璃影密度增高（A、B），部分区域实变伴支气管充气征，以双肺下叶为著（C、D）；大部分胸膜下肺野未累及，右肺中叶仍可见典型的"月弓征"

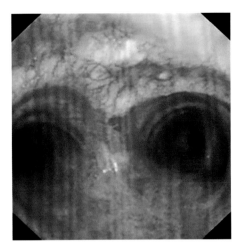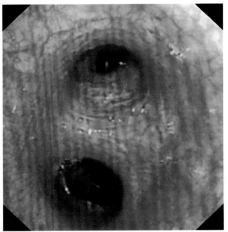

图 1-3-3　支气管镜检查:气管、左右主支气管和各叶、段分支管腔通常,黏膜显著充血;未见明显分泌物

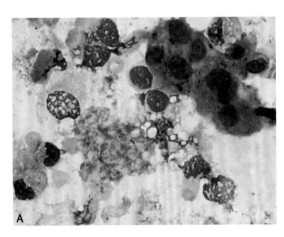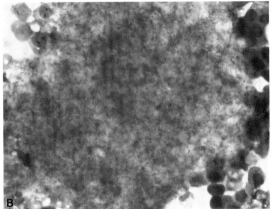

图 1-3-4　支气管灌洗液沉渣涂片瑞士染色(×1 000)见:卡氏肺孢菌包涵体(A),滋养体(B)

肺泡灌洗液:查到卡氏肺孢菌包涵体和滋养体(图 1-3-4)。

至此,患者病原学诊断明确。

【最终诊断】

1. 重症肺孢子菌肺炎(PCP)

2. 急性呼吸窘迫综合征(ARDS)

3. HIV 感染可能

问题 3:如何精准选择抗 PCP 药物?

参照艾滋病相关诊疗指南,复方新诺明(SMZ-TMP)按 9~12 片/d[TMP15mg/(kg·d),SMZ 100mg/(kg·d)],口服,3~4 次/d,疗程 2~3 周。

【治疗】

综合患者的病情特点,制定治疗方案如下:

1. 复方新诺明 3 片,口服,4 次/d;
2. 甲基强的松龙 40mg,静脉推注,2 次/d;
3. CPAP 无创呼吸机辅助通气;
4. 监测离子、肝肾功、DIC 和心损指标,加强营养支持治疗。

【随访】

患者 1 周后症状明显改善,好转出院。院外继续口服复方新诺明,1 个月后复查胸片示病灶基本吸收(图 1-3-5),遂停药。

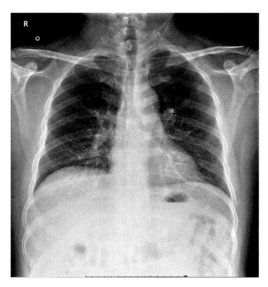

图 1-3-5 治疗 1 个月后复查胸片:两肺弥漫性病变较前明显吸收,双肺纹理增多,双侧肋膈角锐利

【病例点评】

1. 肺孢子菌肺炎的病理与影像学特点 PCP 渗出期镜下主要表现为肺组织间质性炎和肺泡性肺炎。在扩张的细支气管末端及肺泡腔内粉红色泡沫状或蜂窝状渗出物,肺间质充血增厚伴巨噬细胞、淋巴细胞、浆细胞浸润;PCP 增殖与纤维化期主要表现为上皮样肉芽肿、间质纤维化等。GMS 染色可确诊病原学。GMS 染色示肺孢子菌为类圆形囊状菌体、某些囊破裂或萎陷而呈新月形或括号形。PCP 的 HRCT 通常有以下特征:①双肺弥漫浸润性改变:急性期可呈磨玻璃影,表现为双肺弥漫性透亮度降低,以肺门周围及两肺中、下部分布为主,继而出现实变和支气管充气征,并逐渐以间质改变为主,表现为肺间质纤维化和小叶间隔增厚。②肺气囊:多发生于肺上叶或中叶,下叶亦可见。肺气囊是由于肺泡与肺间质炎症、纤维化导致肺组织反复重构形成,是 PCP 的特征性征象,肺气囊可逐渐扩大甚至发生破裂,破裂时可以引起自发性气胸。③"月弓征":是指病变早期或进展期在胸膜下正常肺组织形成的新月形或弓形肺野区,代表尚未受累的肺外周组织,"月弓征"对本病诊断具有较高特异性。④其他 CT 表现:肺门和/或纵隔淋巴结肿大、胸腔积液、自发性气胸等。PCP 不同的发展阶段有不同的影像学特点,对应于 PCP 不同的镜下病理表现。

2. 肺孢子菌肺炎的诊断与鉴别诊断 临床上 PCP 的易患人群常见于:①应用激素及免疫

抑制剂治疗的患者,尤其是在激素与免疫抑制剂治疗减量期间更易发生 PCP;②AIDS 患者,部分患者以 PCP 为首发表现;③接受放化疗的肿瘤患者。PCP 的临床诊断需具备以下条件:①急性或亚急性起病,呼吸困难逐渐加重,伴有发热、干咳、胸闷,症状逐渐加重,严重者发生呼吸窘迫。②肺部阳性体征少,或可闻及少量散在干、湿性啰音,体征与疾病严重程度往往不成比例。③胸部 CT 检查显示双肺磨玻璃影,小叶间隔增宽,出现典型的肺气囊和"月弓征"表现。④血气分析检查示低氧血症,重症患者动脉血氧分压明显降低,出现 Ⅰ 型呼吸衰竭甚至ARDS。⑤血乳酸脱氢酶常>500mg/dl。⑥确诊依靠病原学检查如痰液或支气管肺泡灌洗及肺活组织病理检查等发现肺孢子菌的包囊或滋养体。符合上述诊断标准前 5 项即可临床诊断PCP。满足第 6 项为病原学确诊。肺孢子菌肺炎在临床上需要与病毒性肺炎、肺泡蛋白沉积症、急性过敏性肺泡炎、心源性肺水肿和弥漫性肺泡出血等相鉴别。

(张媛媛　龙丰　李圣青)

─────── 【参考文献】 ───────

［1］ GILROY S A,BENNETT N J. Pneumocystis pneumonia［J］. Semin Respir Crit Care Med,2011,32(6): 775-782.

［2］ HUANG L,CATTAMANCHI A,DAVIS J L,et al. HIV-associated Pneumocystis pneumonia［J］. Proc Am Thorac Soc,2011,8(3):294-300.

4　血乳胶凝集试验阴性的肺隐球菌病

【病例简介】

患者男性,42 岁,某五星级酒店厨师。主因"咳嗽伴发热 1 个月"就诊。患者于 2018 年2 月 13 日无明显诱因出现咳嗽,干咳为主,伴发热,体温最高 38℃,无胸闷、胸痛,无咯血气、促等不适。于我院急诊查血白细胞:2.9×10⁹/L,中性粒细胞比例:22%,CRP:正常;行胸部 CT 扫描(2018-02-14)示:左肺下叶多发斑片、结节影(图 1-4-1A)。予"左氧氟沙星联合头孢曲松"静滴抗感染治疗,1 天后体温渐恢复正常,改为"头孢克洛"口服抗感染治疗,期间咳嗽无明显缓解。门诊复查血常规示白细胞在正常范围,胸部 CT 扫描(2018-03-14)示:"左肺下叶多发斑片影,病灶较前进展"(图 1-4-1B)。现为进一步诊治收住我科。患病以来精神好,胃纳可,睡眠好,大小便正常,体重无明显下降。

入院查体:T 36.7℃,P 76 次/min,R 16 次/min,BP 163/103mmHg,MEWS 1 分,身高178cm,体重 95kg。神志清楚,发育正常,营养好,步入病房。全身皮肤、黏膜未见异常,全身浅表淋巴结无肿大。头颅无畸形,眼睑正常,睑结膜未见异常,巩膜无黄染。双侧瞳孔等大、等圆,对光反射灵敏。耳郭无畸形,外耳道无异常分泌物,双侧乳突无压痛。外鼻无畸形,鼻通气良好,鼻中隔无偏曲,鼻翼无扇动,双侧鼻窦区无压痛。口唇无发绀。双侧腮腺区无肿大。颈软,无抵抗,颈静脉无怒张。气管居中,甲状腺无肿大。胸廓对称无畸形,胸骨无压痛,双肺语颤无增强或减弱,双侧呼吸动度对称;双肺叩诊呈清音;双肺呼吸音清晰,

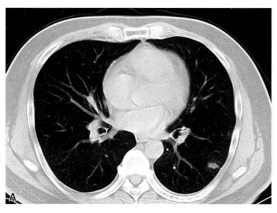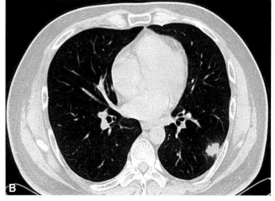

图 1-4-1 胸部 CT 平扫:左肺下叶基底段多发斑片、结节影伴晕征(A);门诊抗生素治疗 1 个月后复查胸部 CT 示左肺下叶病灶较前明显进展(B)

未闻及干、湿性啰音。心前区无隆起;心界无扩大;心率 76 次/min,律齐,各瓣膜听诊区均未闻及病理性杂音。腹平软,全腹无压痛及反跳痛,肝脾肋下未触及。脊柱、四肢无畸形,关节无红肿,无杵状指(趾),双下肢无水肿。肌力正常,肌张力正常,生理反射正常,病理反射未引出。

既往史与个人史:35 年前行"扁桃体手术"。否认食物、药物过敏史;否认肝炎、结核史;否认中毒、输血史;否认吸烟、酗酒史。否认生禽接触史;否认粉尘接触史。否认家族遗传性疾病史。否认其他不良嗜好。

辅助检查:胸部 CT 扫描(见图 1-4-1)。

初步诊断:

肺部阴影待查:感染?

【病例解析】

问题 1:患者肺部阴影为何种感染?

综合分析患者病情有如下特点:①中年男性,急性起病;以咳嗽伴发热 1 个月就诊;②化验血象、CRP 均正常;③胸部 CT 示左肺下叶斑片、结节影伴晕征;④抗生素治疗后复查胸部 CT 提示左肺下叶病灶较前有进展。综合上述特点,考虑感染可能性大。为明确病原学诊断,实现目标治疗,我们完善了以下检查:

辅助检查:

血常规:白细胞:5.77×10⁹/L,红细胞:4.51×10¹²/L,血小板计数:259×10⁹/L,血红蛋白:142g/L,中性粒细胞、淋巴细胞、单核细胞和嗜酸性粒细胞比例正常。

尿、粪常规:未见异常。

肝、肾功、电解质:正常。

血清肿瘤标记物:均阴性。

自身抗体系列:阴性。

血总 IgE:2 448ng/ml↑。

C 反应蛋白:<3.13mg/L,血沉:6mm/h。

G 试验:阴性。

血乳胶凝集试验:阴性。

T-SPOT:阳性(A 孔 12;B 孔 16)。

呼吸道病原体 IgM 抗体九联检测:嗜肺军团菌、肺炎支原体、Q 热立克次体、肺炎衣原体、腺病毒、呼吸道合胞病毒、甲型流感病毒、乙型流感病毒、副流感 1/2/3 型均阴性。

HIV、RPR 检测:均阴性。

综合分析上述检查结果,提示患者非普通细菌感染;由于患者血 T-SPOT 阳性,总 IgE 显著升高,结核和/或真菌感染可能性较大,需行支气管镜检查进一步明确诊断。

电子支气管镜检查(2018-03-21):镜下见各管腔通畅,未见新生物和分泌物。于左肺下叶外侧基底段行肺泡灌洗,灌洗液送检病原学检查。

支气管肺泡灌洗液病原学检查:直接涂片可见新型隐球菌,细菌及抗酸杆菌阴性。

问题 2:患者可确诊为肺新型隐球菌病吗?

患者病情特点总结:①以咳嗽伴发热急性起病;②胸部 CT 示左下肺多发实性结节影伴晕征,1 个月内复查病灶有进展;③乳胶凝集试验阴性,但是肺泡灌洗液中查见新型隐球菌,依据病原学为确诊金标准的原则,患者最终诊断肺新型隐球菌病。进一步追问病史,患者系五星级酒店厨师,经常接触家禽和鸟类等,有可疑家禽、鸟类粪便接触史。新型隐球菌(pulmonary cryptococcosis)是一种在世界范围内广泛分布的有荚膜包绕的酵母菌。感染初期,多数病人可无症状。少数病人出现低热、轻咳,咳黏液痰。X 线表现为多形性,轻者仅表现为双肺下部纹理增加或孤立的结节状阴影,偶有空洞形成。此例患者临床与影像学表现符合肺隐球菌病。

问题 3:患者血清乳胶凝集试验为何出现假阴性?

隐球菌病是由致病性新型隐球菌引起的一种全身性感染。血清和脑脊液中隐球菌荚膜抗原的检测具有重要的诊断作用。隐球菌抗原检测(cryptococcal antigen detection,CAD)试验是临床上快速诊断隐球菌病所依赖的高度敏感和特异性的检测方法,血清 CAD 特异性与敏感性分别为 97.6% 和 98.1%。常见假阳性的原因是孢子虫种感染的交叉反应。常见假阴性的原因有:①致病原为产荚膜能力降低的稳定突变株;②不同脏器定植传代中隐球菌包膜结构发生了变化;③感染早期,隐球菌荚膜抗原局限于肺组织,尚未入血,导致血清中荚膜抗原滴度低,难以测出。患者发病不足 1 个月,病变局限于肺部,故而导致患者血清乳胶凝集试验假阴性。

【最终诊断】
肺新型隐球菌病

【治疗】
氟康唑 400mg/d,口服。

【随访】
患者口服氟康唑 1 个月后,复查胸部 CT(2018-04-26,图 1-4-2)示原有病灶大部分吸收。患者症状明显改善。

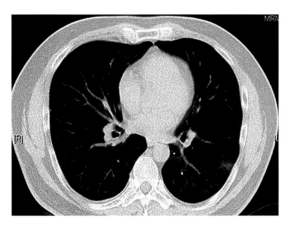

图 1-4-2 氟康唑治疗 1 个月后复查胸部 CT 示：
左肺下叶外侧基底段病灶较前明显吸收

【病例点评】

1. 肺隐球菌病的临床表现 隐球菌病常见于免疫功能低下患者，也可见于免疫功能正常的个体。有报道 10%～40% 的病例见于免疫功能正常患者。肺隐球菌感染的临床表现多种多样，从无症状的结节到严重的急性呼吸窘迫综合征（ARDS）。主要表现为咳嗽、咳少量黏液痰或血痰、伴发热，部分患者可出现胸痛、咯血、乏力、盗汗等。临床亦常见慢性隐匿起病的无症状患者，仅在体检时胸部 X 线检查发现，多见于免疫功能正常者。急性重症多见于免疫抑制尤其是 AIDS 患者，临床表现为严重急性下呼吸道感染，有高热、呼吸困难等症状，伴有明显的低氧血症，可发展为急性呼吸衰竭，如不及时诊断和治疗，病死率较高。肺是隐球菌感染的主要门户，HIV 阴性的免疫抑制患者发展成播散性感染的危险性很高，因此所有发生于免疫抑制患者的隐球菌感染均需治疗。HIV 阴性的免疫正常的患者中，部分痰培养阳性的患者未经治疗也可自愈。

2. 肺隐球菌病的诊断 确诊主要依靠组织病理检查和病灶内脓液穿刺标本的病原学涂片和培养。通常取自无菌部位如经皮肺组织穿刺活检标本等真菌涂片、培养阳性，有确诊意义；取自痰、咽拭子或支气管肺泡灌洗液的标本涂片或培养阳性，以及血清隐球菌荚膜多糖抗原乳胶凝集试验阳性有临床疑似诊断价值。肺隐球菌感染患者胸部 X 线及 CT 表现多样，通常分为单发或多发结节块状影、片状浸润影和弥漫混合病变等三种类型。临床常需与肺癌和肺转移癌相鉴别。

（龚益 张静 李圣青）

【参考文献】

［1］ WILSON D A，SHOLTIS M，PARSHALL S，et al. False-positive cryptococcal antigen test associated with use of BBL Port-a-Cul transport vials［J］. J Clin Microbiol，2011，49（2）：702-703.

［2］ HUANG H R，FAN L C，RAJBANSHI B，et al. Evaluation of a new cryptococcal antigen lateral flow immunoassay in serum，cerebrospinal fluid and urine for the diagnosis of cryptococcosis：a meta-analysis and systematic review ［J］. PLoS One，2015，10（5）：e127117.

［3］ JACOBSON E S，AYERS D J，HARRELL A C，et al. Genetic and phenotypic characterization of capsule mutants of Cryptococcus neoformans[J]. J Bacteriol,1982,150(3):1292-1296.

[4] MCFADDEN D C,FRIES B C,WANG F,et al. Capsule structural heterogeneity and antigenic variation in Cryptococcus neoformans[J]. Eukaryot Cell,2007,6(8):1464-1473.

[5] OPOTA O,DESGRAZ B,KENFAK A,et al. Cryptococcus neoformans meningitis with negative cryptococcal antigen:Evaluation of a new immunochromatographic detection assay[J]. New Microbes New Infect,2015, 4:1-4.

[6] SAROSI G A. Cryptococcal lung disease in patients without HIV infection[J]. Chest,1999,115(3): 610-611.

[7] 《中国真菌学杂志》编辑委员会.隐球菌感染诊治专家共识[J].中国真菌学杂志,2010,5(2):65-68.

5 支气管异物导致难治性肺部感染

【病例简介】

患者女性,32岁,某单位文员。主因"反复咳嗽、发热半年余,加重1个月"于2017年11月13日收入华山医院呼吸科。患者半年前无明显诱因开始出现咳嗽、咳白痰,伴低热,体温波动在37.2~38℃之间,于社区医院静脉用"头孢"抗感染治疗(具体不详)1周后咳嗽好转,体温恢复正常。7月底着凉后再次出现发热,伴咳嗽,在外院急诊静脉用"头孢"抗感染治疗(具体不详),1周后体温升高至38℃,咳黄脓痰,痰浓稠不易咳出,不伴咯血,转而住院治疗。住院期间行肺CT检查,提示"肺部感染"。反复查血常规提示:白细胞升高,波动在$11\times10^9\sim13\times10^9$/L。采用左氧氟沙星控制感染、金荞麦片祛痰止咳平喘治疗,住院1周后体温降至正常,咳嗽、咳痰缓解后出院。11月患者再次出现咳嗽、咳痰伴低热。12月6日至我科门诊,行肺CT(2017-12-08)检查:右肺中叶大片高密度影,其内可见支气管充气征(图1-5-1)。血常规示:白细胞:13.01×10^9/L,中性粒细胞:9.85×10^9/L(比值75.7%),血小板:466×10^9/L。肺功能检查示:轻度混合性肺通气功能障碍,小气道中度陷闭;肺弥散功能轻度减退。予以左

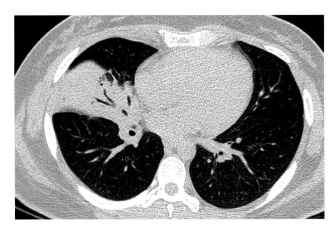

图 1-5-1 胸部 CT:右肺中叶外侧段高密度实变影,其内可见支气管充气征

氧氟沙星口服抗感染治疗后咳嗽较前减轻,痰量减少。现为进一步诊治入我院。患病以来患者精神好,胃纳可,睡眠好,大小便正常,体重无明显下降。

既往史及个人史:否认传染病史、手术史、外伤史、输血史,对青霉素过敏。否认高血压、糖尿病史。否认吸烟、饮酒史。否认呛咳史、生食史及禽类接触史。

体格检查:T 37℃,P 84 次/min,R 15 次/min,BP 130/70mmHg。神清,全身皮肤巩膜无黄染和皮疹。全身浅表淋巴结未触及肿大。口唇无发绀,咽部无充血,颈静脉无怒张,甲状腺无肿大。胸廓对称无畸形,胸骨无压痛,叩诊清音,双肺呼吸音清,未闻及干湿性啰音;无胸膜摩擦音。心率84 次/min,律齐,各瓣膜听诊区无杂音。腹软,无压痛,肝脾肋下未及;肠鸣音减弱。四肢无水肿,肌力正常。生理反射正常,病理反射未引出。

初步诊断:

肺部感染

【病例解析】

问题 1:患者反复发生肺部感染的原因?

患者病程中反复多次发生肺部感染,经抗感染治疗均有改善。通常情况下反复多次发生肺部感染常见以下原因:①气管、支气管新生物导致的阻塞性肺炎;②慢性结构性肺病细菌定植,在机体免疫力下降时导致反复感染;③长期口服激素与免疫抑制剂导致肺部继发反复感染;④特殊病原体感染未予针对性的根治;⑤支气管异物阻塞导致肺部反复感染发作;⑥以肺部感染为临床表现的自身免疫性疾病。为明确病因,患者入院后完善以下检查:

辅助检查:

血常规:白细胞:$9.38×10^9$/L,红细胞:$4.51×10^{12}$/L,血红蛋白:132g/L,中性粒细胞:61%,淋巴细胞:32.7%,嗜酸性粒细胞:0.7%,血小板:$519×10^9$/L。

炎症标志物:PCT:0.02ng/ml,CRP:<3.03mg/L,ESR:14mm/h。

呼吸道病原体 IgM 抗体九联、G 实验、T-SPOT:阴性。

血免疫球蛋白IgE:360ng/ml,补体C3:1.14g/L,补体C4:0.175g/L。

肿瘤标志物:神经元特异性烯醇酶:17.98ng/ml,余均正常。

自身抗体:均阴性。

生化、血脂全套:未见异常。

DIC:部分凝血活酶时间 33.2s,余正常。

全身浅表淋巴结和腹部 B 超:双侧颈部、双侧锁骨上、双侧腋下、双侧腹股沟、后腹膜未见明显异常淋巴结肿大。脂肪肝。胆囊、胰腺、脾脏、双肾均未见明显异常。双侧肾上腺区未见明显占位病灶。

支气管镜检查(2017-12-16):右肺中叶外侧段支气管管腔可见脓性分泌物堵塞管腔。在此行黏膜活检、刷检及给予 NS 40ml 灌洗,送病理学及病原学检查(图 1-5-2)。

全身 PET-CT 检查(2017-12-15):右肺中叶支气管开口处局灶 FDG 代谢异常增高,结合病史,考虑恶性病变不能除外。余全身(包括脑)PET 显像未见 FDG 代谢明显异常增高灶。

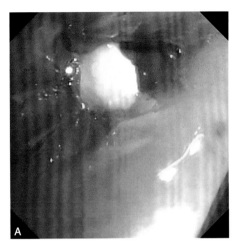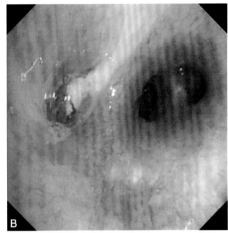

图 1-5-2 支气管镜检查:右肺中叶外侧段管腔脓性分泌物堵塞,右肺中叶支气管黏膜充血肿胀(A);经反复冲洗、吸痰处理仍有脓性分泌物(B)

问题 2:此患者为支气管新生物导致的阻塞性肺炎吗?

综合分析以上检查结果如下:患者胸部 CT 显示无慢性结构性肺病;无长期口服激素与免疫抑制剂病史;未发现自身免疫性疾病证据;病原学检查未发现特殊病原体感染证据;支气管镜检查未发现管腔异物阻塞。PET-CT 检查考虑右肺中叶支气管开口处恶性病变可能,但是支气管镜病理检查结果不支持。

活检病理示:(右肺中叶)支气管黏膜下重度炎症反应。

刷片病理示:(右肺中叶支气管刷片)未见明显恶性肿瘤细胞。

综合以上结果,我们考虑支气管新生物导致的阻塞性肺炎证据不足,暂时给予抗感染治疗,嘱患者门诊随访。

【治疗】

院内治疗方案如下:

1. 左氧氟沙星 0.5g/d,静脉滴注抗感染;

2. 氯化铵甘草口服溶液 20ml/次,3 次/d,口服。

患者体温、咳嗽咳痰较前好转。遂出院带药:

1. 左氧氟沙星片 0.5g/d,口服;

2. 氨溴索片 30mg/次,3 次/d,口服。

问题 3:患者随访结果如何?

患者出院后按医嘱口服左氧氟沙星抗感染,但仍有反复咳嗽、咳痰伴低热,故于 2018 年 1 月 9 日再次入住我院胸外科,在全麻下行右肺中叶切除手术。

手术经过:右侧第 4 肋间进胸,见中叶不张。游离中叶动脉,结扎切断。游离中叶静脉,以内镜直线切割缝合器切断。叶间裂以内镜直线切割缝合器切断。切开中叶支气管,切除中叶。见半粒花生脱出。连同中叶一并送检,病理示支气管慢性炎症。缝合中叶支气管开口。放置引流管 1 根。缝合切口。

术后病理:右中叶支气管开口见花生米异物,肺组织示慢性炎症,支气管切缘慢性炎症。

送检 7、10、12 组淋巴结共计 5 枚,均未见异常(0/5)(图 1-5-3)。

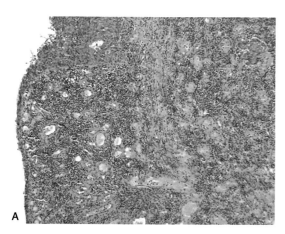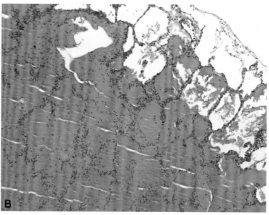

图 1-5-3　术后病理示:支气管纤毛上皮部分缺失,部分鳞化,黏膜下慢性炎症细胞增生伴腺体导管增生(A);肺组织示肺泡腔内充满嗜伊红无定形物质,另见少量泡沫细胞,肺泡上皮细胞增生(B);未见异常肿瘤细胞

　　术后 3 个月于 2018 年 4 月 27 日复诊,患者咳嗽、咳痰症状明显好转。复查肺 CT 提示右肺呈术后改变,无新发病灶(图 1-5-4)。

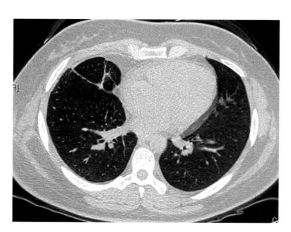

图 1-5-4　术后胸部 CT 示:右肺中叶术后瘢痕纤维条索影,余肺野清晰

【最终诊断】
右中叶支气管异物(花生米)伴阻塞性肺炎

【病例点评】
　　1. 支气管异物阻塞导致肺部感染反复发作是临床难治性肺炎的重要原因。在反复发作的肺炎患者中,气道异物是需要考虑的一项原因,尤其对于老年人和醉酒史者。
　　2. 气道异物多为碎骨、豆子、果仁和果核等,本例气道异物为花生米。患者 2 次 CT 检查和支气管镜检查均未能发现。文献报道,气道异物的胸部影像学经常缺乏特异性表现,能于管腔中直接发现异物的比例平均仅为 25% 左右,当胸部 CT 肺窗发现管腔狭窄时需对比纵隔窗观察管腔内有无异常密度影。另一方面,若未发现管腔异常,但有局部阻塞性肺炎、肺气肿、肺不张或支气管扩张等表现,也需要警惕是否为气道异物的间接征象。气道异物周围黏膜形成大量肉芽组织类似新生物,有时难以与支气管肿瘤相鉴别,本例患者PET/CT报告管腔新生物恶性可能。

3. 支气管镜检查对气道异物的确诊和治疗有重要价值。通过支气管镜可直接观察管腔,对性质不明的管腔内肿物活检,若明确气道异物也可在支气管镜直视下取出。但对于滞留时间较长的异物,周围黏膜形成大量肉芽组织包裹异物,同时伴阻塞性肺炎有大量分泌物溢出,给镜下诊断和摘取造成困难。对少数疑难病例,可能需要外科手术干预明确诊断和治疗。

(章鹏 周霞 陈刚 夏敬文 李圣青)

【参考文献】

[1] LIN L,LV L,WANG Y,et al. The clinical features of foreign body aspiration into the lower airway in geriatric patients[J]. Clin Interv Aging,2014,9:1613-1618.

[2] SAMAREI R. Survey of foreign body aspiration in airways and lungs[J]. Glob J Health Sci,2014,6(7): 130-135.

6 老年鹦鹉热衣原体重症肺炎

【病例简介】

患者男性,81岁。主因"咳嗽1个月,气促伴发热1周"入院。患者1个月前无明显诱因下出现咳嗽,干咳为主,1周前出现咳嗽加重,伴明显气促、发热、轻微头痛,最高体温39℃,血氧饱和度降至90%。至我院急诊查血常规:白细胞$8.68×10^9$/L,中性粒细胞92.8%,单核细胞3.4%。动脉血气分析:pH 7.461,动脉血二氧化碳分压4.3kPa,动脉血氧分压7.04kPa,动脉血氧饱和度88.7%。胸部CT:右肺下叶实变。急诊予以"哌拉西林/他唑巴坦4.5g/次,2次/d"抗感染治疗2天后,症状未见明显好转。为求进一步诊治收入我科。

入院查体:T 38.9℃,P 90次/min,R 30次/min,BP 90/56mmHg。神志清楚,自主体位,步入病房。全身皮肤黏膜未见黄染、出血点,未及浅表淋巴结肿大。颈软,无抵抗,无颈静脉怒张。胸廓对称无畸形,两肺呼吸音粗,右下肺可闻及湿性啰音,未闻及胸膜摩擦音。心率90次/min,律齐,各瓣膜听诊区未闻及病理性杂音。腹软,无压痛、反跳痛、肌紧张,肝脾肋下未及,肝肾区无叩击痛,双下肢无水肿。四肢肌力正常,生理反射存在,病理反射未引出。

既往史及个人史:冠心病史;糖尿病史15年,服用"格列美脲+二甲双胍"治疗;吸烟史25包年,已戒烟3年;无手术、外伤史,否认肝炎、结核、伤寒、血吸虫等传染病史。否认食物、药物和花粉过敏史,否认输血史,否认疫区居留史,无特殊不良嗜好。育1子1女,配偶、子女均健康。家族史无特殊。

【病例解析】

问题 1：患者的初步诊断是什么？

综合分析患者病情特点：①老年男性急性起病，以发热、咳嗽、咳痰伴胸闷、气短为主诉；②胸部 CT 提示肺实变影；③血气分析提示重度低氧血症，呈持续下降；④血压下降至 90/56mmHg；⑤外院经验性抗感染治疗无显效。按照 CURB-65 评分标准，满足 1 项得 1 分：①意识障碍；②尿素氮 >7mmol/L；③呼吸频率 ≥30 次/min；④收缩压 <90mmHg 或舒张压 ≤60mmHg；⑤年龄>65 岁。死亡风险评估：0~1 分为低危；2 分为中危；3~5 分为高危。患者满足③④⑤项共计 3 分，属于高死亡风险患者，应住院治疗。按照《中国成人社区获得性肺炎诊断和治疗指南（2016 年版）》重症社区获得性肺炎（community acquired pneumonia，CAP）的诊断标准：符合下列 1 项主要标准或 ≥3 项次要标准者可诊断为重症肺炎。主要标准：①需要气管插管行机械通气治疗；②脓毒症休克经积极液体复苏后仍需要血管活性药物治疗。次要标准：①呼吸频率 ≥30 次/min；②氧合指数 ≤250mmHg；③多肺叶浸润；④意识障碍和/或定向障碍；⑤血尿素氮 ≥7.14mmol/L；⑥收缩压 <90mmHg，需要积极的液体复苏。由于患者随时需要气管插管辅助通气，并符合多项次要标准，因此，患者诊断为重症 CAP，收治于 RICU。

初步诊断：

1. CAP 重症，CURB-65：3 分

2. I 型呼吸衰竭

3. 2 型糖尿病

问题 2：CAP 初始经验性抗感染治疗失败原因？

CAP 初始经验性抗感染治疗失败主要见于以下原因：①经验性用药未覆盖致病原；②耐药病原菌感染；③药物用法、用量不规范；④CAP 诊断有误。CAP 需要在排除肺结核、炎症性肺癌、各种特发与继发肺间质病、肺水肿、肺不张、肺栓塞、急慢性嗜酸性粒细胞肺炎及肺血管炎等后，才能够明确诊断。据此，我们积极完善以下检查：

辅助检查（2018-12-02）：

血常规：白细胞：8.68×10^9/L，中性粒细胞：92.8%，单核细胞：3.4%，嗜酸性粒细胞：0。

肝功能：谷丙转氨酶：58U/L，天冬氨酸转氨酶：58U/L，余化验结果正常。

肾功能：肌酐：106μmol/L，血尿素氮：16.6mmol/L。

心肌酶谱：肌红蛋白：388.1ng/ml，氨基末端利钠肽前体：592.5pg/ml。

动脉血气分析：pH：7.461，二氧化碳分压：4.3KPa，氧分压：7.04kPa，氧饱和度：88.7%。氧合指数：250。

动脉血气分析（2018-12-03，吸入氧浓度 49%）：pH：7.461，二氧化碳分压：4.73kPa，氧分压：13.04kPa，氧饱和度：97.5%；氧合指数：199。

血糖：11.0mmol/L，糖化血红蛋白：8.7%。

DIC：国际标准化比值（INR）：1.19，凝血酶原时间：13.5s，部分活化凝血酶原时间：38.7s，D-二聚体：2.76 FEUmg/L。

降钙素原（PCT）：3.1ng/ml。

C 反应蛋白（CRP）：>207mg/L。

血沉（ESR）：41mm/h。

肿瘤标志物：癌胚抗原（CEA）：12.7μg/L，铁蛋白：>2 000ng/ml，细胞角蛋白 19 片段（CY211）：6.87ng/ml，神经元特异性烯醇化酶（NSE）：17.13ng/ml，余肿瘤指标均在正常范围。

呼吸道病原体 IgM 抗体(九联)(2018-12-03):均阴性。

T-SPOT(血)(2018-12-03):阴性。

自身抗体(2018-12-03):均阴性。

痰培养(2018-12-08):白色假丝酵母菌。

EKG(2018-12-03):窦性心动过速,前间壁异常 Q 波。

头颅 CT(2018-12-03):双侧额定叶、侧脑室旁缺血灶,脑萎缩。

胸部 CT 扫描:右肺下叶大片云絮样渗出,部分呈圆形实变结节影;实变以近胸膜下为主,近扇形或楔形,胸膜多受累(图 1-6-1)。

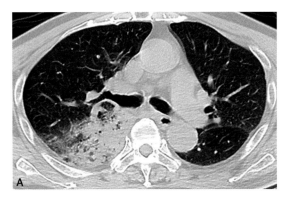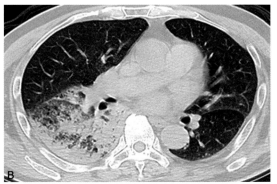

图 1-6-1　胸部 CT 扫描:右肺下叶背段(A)和基底段(B)大片云絮样渗出影,部分融合实变,以胸膜下实变为著

综合分析上述检查结果:①患者 CAP 导致呼吸衰竭进行性加重,达到中度 ARDS 标准;②合并肝、肾功能和心功能等多脏器损害;③血沉、CRP 等炎性指标升高,PCT 升高;④常规病原学检查未发现明确致病原;⑤由急诊延续至病房的哌拉西林/他唑巴坦联合莫西沙星经验性抗感染治疗无效;⑥未发现肺结核、炎症性肺癌、急性肺栓塞、急慢性嗜酸性粒细胞肺炎及肺血管炎等鉴别诊断依据,因此,考虑患者为少见病原菌感染。

问题 3:如何明确病原学诊断?

患者入院后,常规病原学检查未发现明确致病原,因此我们将气管镜肺泡灌洗液(BALF)和肺穿刺活检标本送 mNGS 检测以明确病原学。肺穿刺病理报告:(右下肺)少量肺组织内见纤维素性渗出伴脓肿形成。送检病原微生物宏基因组检测结果显示:在 BALF 和肺组织中均检出鹦鹉热衣原体序列。追问病史,患者发病前曾在菜市场多次购买活家禽,有明确家禽接触史,综上,诊断鹦鹉热衣原体肺炎。

【最终诊断】

1. 社区获得性肺炎(CAP)重症鹦鹉热衣原体肺炎,CURB-65:4 分

2. 急性呼吸窘迫综合征(ARDS)

3. 2 型糖尿病

问题 4:如何选择鹦鹉热衣原体肺炎的最佳目标治疗方案?

细胞壁合成阻断药青霉素类和头孢菌素类等 β-内酰胺类抗菌药物不能抑制衣原体的生长繁殖,治疗无效;氨基糖苷类亦无效。成人鹦鹉热衣原体肺炎首选米诺环素或多西环素等四环素类或阿奇霉素等,氟喹诺酮类亦有明显疗效。根据衣原体生长繁殖的特点,疗程以 10~

14 天为宜。全身状况明显改善时可改为口服。如为无基础疾病的年轻人,当临床表现明显改善时,即使胸部 X 线检查和血沉未恢复正常亦可停药。通过全面的支持治疗以改善全身症状,当病灶累及双肺出现低氧血症/呼吸衰竭时,可予以氧疗和呼吸支持,同时应用糖皮质激素以减轻全身炎症反应和加快肺部炎症吸收。

【治疗】

1. 莫西沙星,400mg/d,静脉滴注;
2. 甲泼尼龙,40mg/次,2 次/d,静脉推注;
3. 高流量氧疗;
4. 营养支持治疗。

经过上述治疗,体温基本恢复正常,气短症状改善。患者于 2018 年 12 月 14 日体温再次升高,动脉血气分析(吸入氧浓度 70%):pH:7.44,PaO_2:11.03kPa,$PaCO_2$:5.28kPa,SaO_2:95%。复查胸部 CT(2018-12-14)示:右肺、左肺下叶炎症,部分实变;双侧胸腔积液、心包积液,提示病情较前明显加重(图 1-6-2)。遂即调整抗生素:美罗培南联合多西环素方案。多西环素 100mg/次,2 次/d,静脉滴注,2 天后体温恢复正常,咳嗽、咳痰和气喘症状均明显缓解。

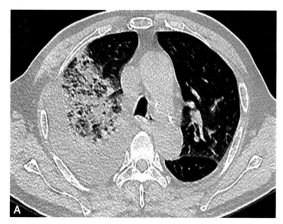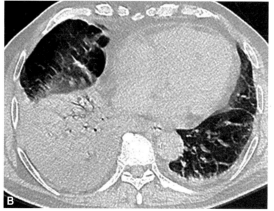

图 1-6-2 胸部 CT 扫描:肺部渗出影较前加重,右肺上叶部分实变(A);右肺下叶完全实变(B);双侧胸腔积液,以右侧为著

2018 年 12 月 26 日患者出现腹泻症状,呈稀水样,体温再次升高至 38.7℃,予蒙脱石散+酪酸梭菌活菌片改善肠道功能,腹泻症状未见明显好转。复查血常规、肝肾功能、电解质等回报:白细胞:$14.23×10^9$/L,中性粒细胞:76.3%,总蛋白:55g/L,白蛋白:24g/L,钾:2.9mmol/L,D-二聚体:4.5 FEUmg/L,降钙素原:4.35ng/ml;血氧饱和度:93%~95%(心电监护)。考虑长期使用抗生素致肠道菌群失调相关的伪膜性肠炎。

问题 5:何为伪膜性肠炎?

伪膜性肠炎是一种主要发生于结肠和小肠的急性纤维素渗出性炎症,多系在应用抗生素后导致正常肠道菌群失调,难辨梭状芽孢杆菌大量繁殖,产生毒素而致病。该病多发生于老年人、重症患者、免疫功能低下及外科大手术后的患者,其临床表现轻重不一,可仅为轻度腹泻,也可出现高热、严重腹泻、水电解质紊乱、中毒性巨结肠,甚至危及生命。该病病情重,治疗不及时病死率高。由于广谱抗生素和免疫抑制剂的广泛应用,伪膜性肠炎在院内,尤其是 ICU 的发病率呈上升趋势。化验检查周围血白细胞计数增多,以中性粒细胞增多为主。便常规检查无特异性改变,仅有白细胞,肉眼血便少见。有低白蛋白血症、电解质失平衡或酸碱平衡失调。

因患者原有肺部感染未完全控制,调整为抗菌谱相对窄的抗感染方案:哌拉西林/他唑巴坦联合多西环素,同时加用甲硝唑、万古霉素口服,辅以纠正低蛋白血症。至 2019 年 1 月 2 日,患者咳嗽、气喘症状明显缓解,腹泻症状明显改善,复查胸部 CT(2019-01-02):肺部渗出性病灶较前明显吸收,双侧少量胸腔积液(图 1-6-3)。

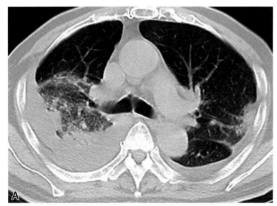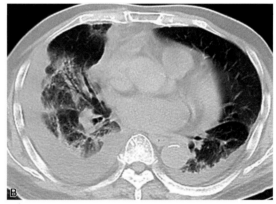

图 1-6-3　胸部 CT 扫描:右肺渗出性阴影明显吸收,双侧胸腔积液

【随访】

患者院外继续多西环素 100mg/次,2 次/d,口服,共计 10 天。再次复查胸部 CT 示:原有双下肺病灶基本吸收消散,残留纤维条索影,双侧胸腔积液基本吸收。遂停药观察。

【病例点评】

1. 鹦鹉热衣原体肺炎的临床特点　鹦鹉热衣原体广泛存在于鸟类和哺乳类动物体内。鹦鹉热衣原体能适应较干燥的环境。感染方式主要为飞沫传播,即吸入干燥后的病鸟排泄物中的鹦鹉热衣原体;病鸟唾液中亦可排泄衣原体。鹦鹉热可分为表现为流感样症状的典型肺炎型或肺炎症状不明显的败血症型。大多数患者感染后经 1~2 周潜伏期后以高热急性起病,表现为头痛、疲劳乏力、肌肉痛、关节痛等,常伴有相对缓脉、肝功能损害。呼吸系统症状有干咳或咳痰,重症时出现血痰、发绀。病情轻重不一,轻者表现为上呼吸道炎和支气管炎,重者表现为肺炎。如治疗不当而引发 ARDS 和重症肺炎时,可并发脑脊髓膜炎、多器官功能障碍、DIC、休克等,甚至死亡。胸部体征因病情不同而异。胸部 X 线检查典型病例表现为自肺门向外周延伸的间质性炎症。实验室检查白细胞正常,C-反应蛋白和血沉升高,肝功能中度异常。因此鹦鹉热衣原体肺炎的确诊需要详细询问病史。当饲养的鸟死亡时尤应怀疑。即使未饲养鸟类,亦常有去家禽市场、宠物店或鸟类观赏机构等接触史。mNGS 病原学宏基因组检测提高了鹦鹉热衣原体早期病原学诊断的准确率,使得越来越多的患者实现了早期目标治疗,极大地降低此类患者的死亡率。

2. 鹦鹉热衣原体肺炎的目标治疗　鹦鹉热衣原体肺炎的治疗用药选择同肺炎支原体或肺炎衣原体感染。红霉素的剂量为 2g/d(0.5g/次,4 次/d)。红霉素耐药者可用四环素类,如多西环素,第 1 天 0.2g,以后每次 0.1g,2 次/d。治疗须持续 10~14 天(肺炎支原体)或 21 天(肺炎衣原体),以免复发。米诺环素因有较高的脂溶性而被用于肺炎支原体感染中枢神经系统并发症的治疗,0.1g/次,2 次/d。新型大环内酯类药物中,克拉霉素用法为 0.5g/次,2 次/

d,疗程 10~14 天(肺炎支原体)或 21 天(肺炎衣原体);阿奇霉素用法为第 1 天 0.5g,后 4 天 0.25g/次,2 次/d。体外试验证实,克拉霉素对肺炎衣原体作用最强,阿奇霉素对肺炎支原体作用最强。呼吸喹诺酮类药物如左氧氟沙星、莫西沙星、加替沙星也是非常有效。

(何赞辉 朱柠 李圣青)

────────── 【参考文献】 ──────────

[1] 中华医学会呼吸病学分会.中国成人社区获得性肺炎诊断和治疗指南(2016 年版)[J].中华结核和呼吸杂志,2016,(4):253-279.

[2] OPOTA O,BROUILLET R,GREUB G,et al.Methods for Real-Time PCR-Based Diagnosis of Chlamydia pneumoniae,Chlamydia psittaci,and Chlamydia abortus Infections in an Opened Molecular Diagnostic Platform[J]. Methods Mol Biol,2017,1616:171-181.

[3] KNITTLER M R,SACHSE K.Chlamydia psittaci:update on an underestimated zoonotic agent[J].Pathog Dis, 2015,73(1):1-15.

第二章 肺结核与非结核分枝杆菌感染

7 粟粒性肺结核合并脑栓塞、肺栓塞及结核性脑膜炎

【病例简介】

患者男性,23 岁,主因"咳嗽、咳痰 1 个月余,发热 1 周"入院。1 个月前无明显诱因出现咳嗽,咳白色稀痰,量较多,伴全身乏力,无胸闷、气促,无恶心、呕吐,无腹痛,无便血,曾有腹泻。1 周前出现发热,体温最高 39℃,全身乏力加重,无畏寒、寒战。至外院就诊查血常规:白细胞:8.47×10⁹/L,中性粒细胞:73.2%,予左氧氟沙星等药物治疗 3 天,疗效欠佳,遂于 2018 年 4 月 4 日至我院急诊就诊。复查血常规:白细胞:7.74×10⁹/L,中性粒细胞:82.4%,D-二聚体:8.01FEUmg/L;血气:pH:7.48,PO₂:8.24kPa、PCO₂:3.43kPa,氧饱和度:93.1%;腹部 CT 示:脂肪肝,右肾结石,余未见异常;头部 CT 示:左侧基底节区及侧脑室旁急性脑梗死(图 2-7-1);行肺动脉 CTA 示:双肺动脉分支多发栓塞可能,双肺多发斑片及粟粒影,纵隔多发肿大淋巴结,双侧胸腔积液(图 2-7-2);双下肢血管超声未见异常。急诊诊断"肺栓塞、肺部感染、脑梗死",予以哌拉西林/他唑巴坦 4.5g/12h 抗感染,低分子肝素钠皮下注射抗凝及对症支持治疗,患者仍有发热,体温在 38.5~39.0℃之间,为进一步诊治收入我科。

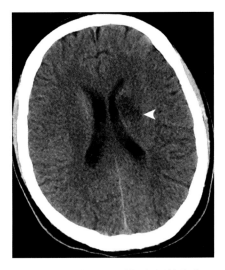

图 2-7-1 头部 CT 扫描:左侧基底节区及侧脑室旁低密度区(白箭头),提示急性脑梗死

入院查体:T 38.5℃,P 111 次/min,R 30 次/min,BP 125/76mmHg。神清,平车推入病房。皮肤黏膜无溃疡和糜烂,全身浅表淋巴结未触及肿大。口唇无发绀,咽不红,扁桃体无肿大。胸廓双侧对称,无畸形,双肺呼吸音粗糙,可闻及粗湿性啰音。心前区无隆起,心界无扩大,心率 111 次/min,律齐,各瓣膜听诊区未闻及杂音。腹软,全腹无压痛及反跳痛,肝、脾肋下未触及,肝、肾区无叩击痛。双下肢无水肿。四肢肌力正常,生理反射存在,病理反射未引出。

既往史及个人史:否认吸烟史;否认结核病人以及疫区接触史;否认食物、药物过敏史;否

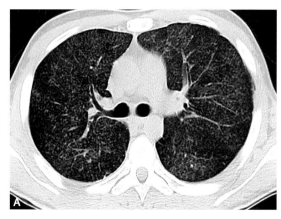
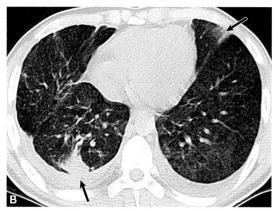

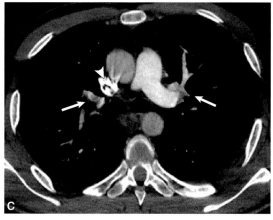

图 2-7-2　肺动脉 CTA

A.双肺弥漫对称性、密度均匀、分布均匀的粟粒影;B.胸膜下多发楔形斑片影(黑箭),
双侧少量胸腔积液;C.上腔静脉腔内条形低密度影(白箭头);双侧肺动脉分支多发充
盈缺损(白箭)

认慢性呼吸道疾病史。有冶游史。

初步诊断:

1. 肺部感染
2. 急性肺栓塞
3. 急性脑梗死

【病例解析】

问题 1:患者肺部感染的诊断与鉴别诊断?

患者病情特点如下:①外地来沪务工青年男性,无慢性基础疾病。②反复咳嗽、咳痰伴发热,乏力明显,急性起病,病程较短。③我院急诊 CT 示两肺斑片影、粟粒结节,纵隔多发肿大淋巴结,双侧胸腔积液;双侧肺动脉多发充盈缺损;头颅 CT 示左侧基底节区及侧脑室旁急性脑梗死。④血气分析提示低氧血症,血常规白细胞总数正常。⑤左氧氟沙星及哌拉西林抗感染治疗无效,且病情进展。综合以上病情特点,该患者首先需考虑肺部感染性疾病的诊断与鉴别诊断。综上,此患者常见病原体导致的社区获得性肺炎可能性不大,应考虑特殊病原体感染的可能,包括结核、曲霉菌、隐球菌等。曲霉菌多见于免疫力低下且存在基础疾病的患者,生活环境阴暗潮湿;部分隐球菌感染者可无基础疾病,但感染者常有鸽子粪接触史;患者胸部 CT 示双肺弥漫对称性、密度均匀、分布均匀的粟粒影,符合急性血源播散性肺结核的影像学特点,加之患者为外地来沪务工青年人员,有高热、乏力等全身结核中毒症状,因此,该患者首先应考虑结核感染。

为明确病原学诊断,进一步行血清学、痰、气管镜病原学及组织学检查。

辅助检查(2018-04-11):

感染指标检测:ESR:22mm/h,PCT:0.03ng/ml,CRP:49.1mg/L。

血常规:白细胞:6.30×10⁹/L,血红蛋白:121g/L,中性粒细胞:85.2%,淋巴细胞:8.6%,血小板:272×10⁹/L,嗜酸性粒细胞:0.3%。

G 实验:31.24pg/ml,正常。

隐球菌乳胶定性试验:阴性。

T-SPOT:阳性↑,抗原 A(ESAT-6)孔:>50,抗原 B(CFP-10)孔:>60。

HIV 抗体:阴性。

EB 病毒、巨细胞病毒、呼吸道病原体 IgM 抗体九联检测:均为阴性。

痰涂片及培养(3 次):均为阴性。

自身抗体系列:抗核抗体:阴性,滴度<1:100;ANCA 等其他免疫标志物:均阴性。RF(IgA/IgG/IgM)、CCP 抗体、ASO 结果均阴性。IgE:163.68ng/ml。

肿瘤标志物:糖类抗原 125 134.3U/ml,余阴性。

支气管灌洗液:沉渣涂片抗酸染色阴性,真菌菌丝及孢子阴性。

经支气管镜活检术(transbronchial lung biopsy,TBLB)病理:(右肺下叶)肉芽肿性炎,干酪样坏死改变,符合结核感染(图 2-7-3)。

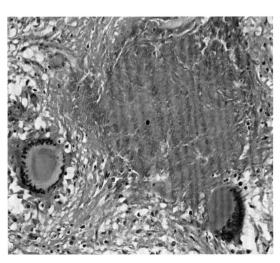

图 2-7-3 右下肺 TBLB 病理(HE,×40):肉芽肿性炎,可见干酪样坏死

综合以上结果,患者肺部结核感染诊断明确,符合临床-影像-病理诊断一致原则:①临床:患者有发热、乏力等全身结核中毒症状,常规抗感染效果不佳,T-SPOT.TB,强阳性;②影像学:肺部 CT 特征符合"急性血行播散型肺结核";③病理:(右肺下叶)肉芽肿性炎,干酪样坏死

改变。

问题 2：患者肺结核的分类诊断及治疗？

患者 3 次痰结核菌涂片及培养均为阴性。根据 2017 年国家卫计委发布的肺结核分类及诊断标准，菌阴肺结核定义为三次痰涂片及一次培养阴性的肺结核。其诊断标准为：①典型肺结核临床症状和胸部 X 线表现；②抗结核治疗有效；③临床可排除其他非结核性肺部疾患；④PPD（5IU）强阳性，血清抗结核抗体阳性；⑤痰结核菌 PCR 和探针检测呈阳性；⑥肺外组织病理证实结核病变；⑦支气管肺泡灌洗（bronchoalveolar lavage，BAL）液中检出抗酸分枝杆菌；⑧支气管或肺部组织病理证实结核病变。具备①~⑥中 3 项或⑦~⑧中任何 1 项可确诊。

本病例在我院 3 次痰涂片及培养均为阴性，根据上述标准，诊断菌阴肺结核。肺结核分为 6 种类型：①原发型肺结核；②血行播散型肺结核；③继发型肺结核；④结核性胸膜炎；⑤肺外结核；⑥菌阴肺结核。根据患者临床与影像学特点，该患者诊断急性血行播散型肺结核涂（-）初治。

抗结核治疗方案：2HRZE/4HRE。同时予以谷胱甘肽保肝治疗。

问题 3：患者急性脑梗死是否与结核感染相关？

患者入院之初乏力明显，追问家属，病程中曾有头痛、意识淡漠、谵妄等表现。尽管患者肌力、肌张力、脑膜刺激征等神经系统定位体征均未见明显异常，颅脑 CT 示左侧基底节区及侧脑室旁急性脑梗死，按照一元论分析，患者可能为结核血行播散至脑部导致颅脑感染。因此，急行头颅 MRI、脑脊液检查及多学科会诊（multi-disciplinary team，MDT），以明确是否存在中枢神经系统结核。

患者头颅 MRI 示：左侧基底节区及左颞叶异常信号灶，软脑膜强化（图 2-7-4）。

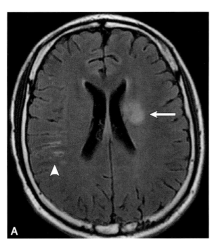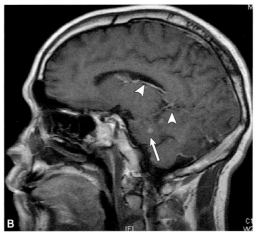

图 2-7-4　头颅 MRI：左侧基底节区及左颞叶异常信号灶（白箭）；软脑膜多发强化（白箭头）

依据《中华结核和呼吸杂志》2015 年发表的《颅内结核影像学分型专家共识》，按照结核病发病部位及临床与影像学特点，将颅内结核影像学分为 3 种基本类型：脑膜结核、脑实质结核和混合型颅内结核。我院多学科讨论（呼吸科、神经内科、感染科、放射科等），临床考虑患者存在混合型颅内结核，诊断依据如下：①患者病程中曾有头痛、意识淡漠、谵妄等临床表现；

②患者确诊急性血行播散性肺结核,存在结核血行播散至脑部导致颅脑感染可能性;③头颅 MRI 示:左侧基底节区及左颞叶异常信号灶,软脑膜强化,脑实质结核和结核性脑膜炎可出现这些影像学表现。拟行腰穿抽取脑脊液送病原微生物高通量测序及培养等相关检查,但患者及家属拒绝进一步诊查并要求同当地结核病医院继续抗结核治疗。

问题 4:患者肺动脉多发栓塞是否与结核感染相关?

肺结核并发肺栓塞的相关研究较少,但既往研究发现肺结核患者存在微循环异常和高凝状态,这是急性肺栓塞重要的危险因素。本例患者为急性血源播散性肺结核,血液高凝状态更加显著。此外,患者亦存在结核菌栓可能,由血源性播散导致。综上,结核感染是患者急性肺栓塞的主要诱因。

当肺结核和肺栓塞共存时,肺结核可掩盖肺栓塞症状。由于肺栓塞常常缺乏典型症状及体征,常规 CT 平扫检查无法明确诊断,因此肺栓塞常常被漏诊。此例患者胸部 CT 示胸膜下多发楔形实变影(见图 2-7-2),提示肺血管病变,进一步的肺动脉 CTA 检查发现双侧肺动脉分支多发充盈缺损,提示肺栓塞诊断。

问题 5:急性肺栓塞的危险分层及治疗?

患者入院查体 P 111 次/min,R 30 次/min,入院后进一步完善相关检查及病情监测,结果如下:

DIC(2018-04-11):国际标准化比率:1.14,凝血酶原时间:13s,部分凝血活酶时间:38.5s,纤维蛋白原定量:3.8g/L,D-二聚体:6.09FEUmg/L,纤维蛋白原降解产物:16.7μg/ml,凝血酶时间:17.8s。

心损指标:肌钙蛋白 T:<0.010ng/ml,肌红蛋白:<21.00ng/ml,CK-MB mass:0.44ng/ml,NT-pro BNP:109.9pg/ml。

心电监护:P 110~120 次/min,R 20~30 次/min,BP 120~140/75~100mmHg,血氧饱和度:正常。

心脏超声:心房、心室未见明显异常,心脏收缩、舒张功能正常。

根据 2014 年 ESC 急性肺栓塞指南及 2018 年我国肺栓塞诊治指南,肺栓塞严重指数(PE-SI)及简化的 sPESI 评分如下:

PESI 评分:23(岁)+10(男性)+0(癌症)+0(慢性心力衰竭)+0(慢性肺病)+20(脉搏大于110 次/min)+0(SBP>110mmHg)+0(R 30 次/min)+0(T 38.5℃)+60(存在淡漠、谵妄等精神状态改变)+0(血气分析动脉血氧饱和度 93.1%),共计 103 分,危险分层为 Ⅲ 级,中等死亡风险;sPESI 评分为 1 分。

由于患者心脏超声和心损指标无异常发现,危险分层为中低危。按照基于危险分层的急性肺栓塞治疗策略,应给予住院抗凝治疗。考虑脑部病灶的出血风险,给予低分子肝素减量抗凝。

【最终诊断】

1. 急性血行播散型肺结核,涂(-)初治

2. 急性肺栓塞,中低危

3. 混合型颅内结核

【治疗】

1. 2HRZE/4HRE 规律抗结核；
2. 依诺肝素钠 0.4ml/12h，皮下注射。

【随访】

患者抗结核及抗凝治疗 2 周后体温正常，咳嗽、乏力及精神症状等临床表现明显好转，于当地医院复查胸部 CT 提示病灶完全吸收。

【病例点评】

1. 急性血行播散型肺结核　结核分枝杆菌一次或反复多次进入血液循环，造成肺部病变以及相应的病理、病理生理学改变和临床表现者称为血行播散型肺结核，造成全身多脏器病变时则称血行播散型结核病。血行播散型肺结核由原发型肺结核发展而来，也可由其他结核干酪样灶破溃到血源引起。该病多见于儿童，成人亦可发生。急性血行播散型肺结核是结核菌引起的败血症，起病急，常有明显的结核中毒症状。常为高热，呈稽留热或弛张热型，部分患者有盗汗、消瘦、乏力、纳差、全身不适等表现；呼吸道症状常有咳嗽、咳痰，部分患者有咯血、胸痛等表现。消化道症状表现为纳差、腹胀、腹泻、便秘等，此外，女性患者尚有闭经等表现。合并结核性脑膜炎时，出现头痛、呕吐等高颅压、脑膜刺激征的表现，严重者可出现嗜睡、昏迷等神志改变。患者高热、咳嗽、咳痰、乏力和神志改变等与急性血行播散型肺结核的临床表现完全符合。

患者入院一般情况差，重症感染，低氧血症，对于有创操作存在较大风险。然而尽早、尽快明确诊断对患者的成功救治极其重要，因此我们立即给予患者电子支气管镜检查及镜下 TBLB 等有创操作，及时明确诊断并给予有效抗结核治疗。

2. 颅内结核影像学特点　患者急性血行播散型肺结核并发急性肺栓塞和颅内结核，临床上相对罕见。依据 2015 年发表的《颅内结核影像学分型专家共识》，将颅内结核影像学分为 3 种基本类型：

（1）脑膜结核（meningeal tuberculosis）：结核病灶累及脑膜，包括硬脑膜、软脑膜、基底池脑膜及室管膜等。病理改变包括结核性脑膜增厚（狭义的结核性脑膜炎）、脑膜结核瘤、硬膜下（外）结核性脓肿等。脑膜结核常出现脑梗死、脑萎缩及脑积水等继发性改变。

（2）脑实质结核（brain parenchymal tuberculosis）：结核病灶累及脑实质，包括结核结节、结核瘤、结核性脑炎和结核性脑脓肿等。

（3）混合型颅内结核（mixed intracranial tuberculosis）：同一病例同时存在脑膜结核和脑实质结核。

此例患者颅脑 CT 和 MRI 影像结果均提示脑实质和脑膜病变共存，因此诊断混合型颅内结核。

（廖永康　张有志　李圣青）

【参考文献】

[1] SUAREZ ORTEGA S，ARTILES VIZCAINO J，BALDA AGUIRRE I，et al. Tuberculosis as risk factor for venous thrombosis[J]. An Med Interna，1993，10（8）：398-400.

［2］GONCLAVES I M,ALVES D C,CARVALHO A,et al. Tuberculosis and Venous Thromboembolism:a case series ［J］. Cases J,2009,2:9333.

［3］中华医学会心血管病学分会肺血管病学组.急性肺栓塞诊断与治疗中国专家共识（2015）［J］.中华心血管杂志,2016,44（3）:197-211.

［4］中华医学会呼吸病学分会肺栓塞与肺血管病学组,中国医师协会呼吸医师分会肺栓塞与肺血管病工作委员会,全国肺栓塞与肺血管病防治协作组.肺血栓栓塞症诊治与预防指南［J］.中华医学杂志,2018,98（14）:1060-1087.

8 肺部非结核分枝杆菌感染

【病例简介】

患者男性,73 岁,退休。以"反复午后低热伴胃纳差 2 年"入院。2015 年 7 月患者无明显诱因出现午后低热,伴乏力,胃纳减少,偶有咳嗽,咳白色痰,晨起体温自行好转,无寒战、胸闷气急、恶心呕吐,在当地医院诊断"结核分枝杆菌肺病",给予 12 个月抗结核治疗（具体不详）,治疗期间胃纳差加重,发热等症状无明显缓解。于 2017 年 3 月停药,服用中药治疗（具体不详）,仍有午后低热。2017 年 6 月 8 日复查胸部 CT 报告:左肺上叶致密影,右上肺部分毁损;两肺下叶多发小结节;两肺局限性肺气肿伴多发肺大疱形成;右侧胸膜增厚;提示两肺病灶较前增多,病情进展。遂就诊于当地医院,查 T-SPOT 阳性,痰培养见:草绿色链球菌 4+,白色念珠菌 1+,给予"头孢西丁、利福布汀、丙硫异烟胺、乙胺丁醇"治疗,午后低热仍无明显好转。为进一步诊治就诊我院。患病以来精神差,胃纳差,睡眠好,大小便正常,体重明显下降约 10kg。

入院查体:T 37.9℃,P 94 次/min,R 20 次/min,BP 108/68mmHg。神清,步入病房。皮肤无皮疹、溃疡和糜烂,全身浅表淋巴结未触及肿大。口唇无发绀,咽不红,扁桃体无肿大。胸廓双侧对称无畸形,胸骨无压痛;触觉语颤双侧减弱,未触及胸膜摩擦感;右肺呼吸音明显减低,未闻及干、湿性啰音,未闻及胸膜摩擦音。心率 94 次/min,律齐,各瓣膜听诊区未闻及杂音。腹软,全腹无压痛及反跳痛,肝、脾肋下未触及,肝肾区无叩击痛。脊柱四肢无畸形,双下肢无水肿。四肢肌力正常。生理反射存在,病理反射未引出。

既往史及个人史:否认结核接触史;2010 年曾行"阑尾炎手术"。个人无烟酒嗜好;否认疫区居留及不良特殊嗜好。家族无类似病史。

初步诊断:

肺部感染:肺结核?

【病例解析】

问题 1:患者外院抗结核疗效欠佳的原因?

患者病情有如下特点:①老年男性,无肺部及其他基础疾病;②反复发热咳嗽伴体重下降 2 年,病程较长;③外院胸部 CT 提示双肺感染,按社区获得性肺炎及肺结核治疗无显效,且病情进展。

综合以上病情特点,考虑患者抗结核疗效欠佳有以下可能性:①抗结核治疗不规范;②耐药结核菌感染;③特殊病原菌感染,如非结核分枝杆菌(NTM)、真菌等。拟行痰、血清学相关检查;气管镜病原学及组织学检查等进一步明确病因。

辅助检查(2017-08-22):

血常规:白细胞:$5.19×10^9/L$,血红蛋白:115g/L,血小板:$237×10^9/L$,中性粒细胞:74.7%,淋巴细胞:14.5%,单核细胞:7.7%,嗜酸性粒细胞:2.7%,嗜碱性粒细胞:0.4%。

血沉:120mm/h。C反应蛋白:57.6mg/L。降钙素原:0.24ng/ml。

呼吸道病原体IgM抗体九联检测:嗜肺军团菌、肺炎支原体、Q热立克次体、肺炎衣原体、腺病毒、呼吸道合胞病毒、甲型流感病毒、乙型流感病毒、副流感1/2/3型:均阴性。

T-SPOT:阳性。抗原A(ESAT-6)孔:>20,抗原B(CFP-10)孔:>20。

G试验、乳胶凝集试验:均阴性。

痰抗酸染色涂片:抗酸杆菌(++)。

痰结核杆菌培养:分枝杆菌培养(+)。

胸部CT报告(2017-08-23):右上肺部分毁损实变,双肺多发斑片影,多发小结节,双肺下叶明显;局限性肺气肿伴多发肺大疱形成;病变局部支气管扩张(图2-8-1)。

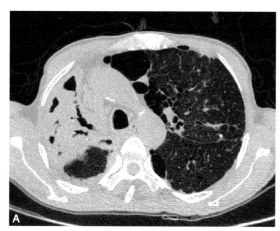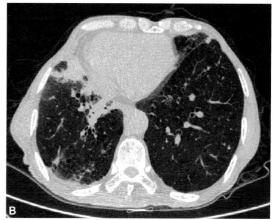

图 2-8-1　胸部 CT 扫描

A.右上肺大部分毁损;胸膜下多发肺大疱形成,局部支气管扩张;B.双肺多发斑片影、实变影和多发结节影

腹部超声:肝、胆、胰、脾、双肾及腹膜后淋巴结未见明显异常。

心脏超声:结构诊断:静息状态下经胸超声心动图未见明显异常;功能诊断:左心收缩功能正常,舒张功能正常。

浅表淋巴结超声:双侧颈部、锁骨上、腋下、腹股沟区未见明显异常肿大淋巴结。

电子支气管镜检查:隆突锐利,各支气管管腔通畅,管壁未见明显异常。

支气管肺泡灌洗液:灌洗液沉渣涂片找到抗酸杆菌(++)。

综合以上检查结果考虑肺部分枝杆菌感染诊断明确。

问题2:患者致病原是TB还是NTM?

患者痰及肺泡灌洗液涂片均见分枝杆菌,培养10天后见分枝杆菌阳性。由于结核分枝杆菌常规方法不易培养,且患者在外院抗结核治疗 1 年余,临床症状及胸部影像学均未见好转且进展,综上考虑患者肺部 NTM 感染可能性大。根据 2012 年我国《非结核分枝杆菌病诊断与治疗专家共识》,NTM 病诊断标准:

1. NTM 肺病   具有呼吸系统症状和/或全身症状,经胸部影像学检查发现有空洞性阴影、多灶性支气管扩张及多发性小结节病变等,已排除其他疾病,在确保标本无外源性污染的前提下,符合以下条件之一者可做出 NTM 肺病的诊断:①痰 NTM 培养 2 次均为同一致病菌;②BALF 中 NTM 培养阳性 1 次,阳性度为++以上;③BALF 中 NTM 培养阳性 1 次,抗酸杆菌涂片阳性度为++以上;④经支气管镜或其他途径的肺活组织检查,发现分枝杆菌病的组织病理学特征性改变(肉芽肿性炎症或抗酸染色阳性),并且 NTM 培养阳性;⑤肺活组织检查发现分枝杆菌病的组织病理学特征性改变(肉芽肿性炎症或抗酸染色阳性),并且痰标本和/或 BALF 中 NTM 培养阳性≥1 次。此患者外院及我院的病理与病原学检查基本满足肺 NTM 病的诊断。

2. 肺外 NTM 病   具有局部和/或全身性症状,经相关检查发现有肺外组织、器官病变,已排除其他疾病,在确保标本无外源性污染的前提下,病变部位组织中 NTM 培养阳性,即可做出肺外 NTM 病的诊断。此患者未发现肺外 NTM 病证据。

3. 播散性 NTM 病   具有相关的临床症状,经相关检查发现有肺或肺外组织与器官病变,血培养 NTM 阳性,和/或骨髓、肝脏、胸内或腹内淋巴结穿刺物培养 NTM 阳性。无论 NTM 肺病还是肺外 NTM 病,或是播散性 NTM 病,均需进行 NTM 菌种鉴定。此患者未发现播散性 NTM 病证据。

患者 BALF 送检 mNGS:细胞内分枝杆菌,鸟型分枝杆菌。

【最终诊断】

肺非结核分枝杆菌感染(NTM),鸟-胞内分枝杆菌(MAC)

问题 3:结合患者 MAC 肺部感染的临床特点,如何制定治疗方案?

MAC 居 NTM 病的病原菌之首。大环内酯类药物是治疗 MAC 病疗效确切的唯一抗菌药物,因此,MAC 病的基础药物必须包括克拉霉素或阿奇霉素。对严重进展性病变或接受过治疗的患者,推荐方案为:克拉霉素 500~1 000mg/d(体重<50kg 者为 500mg),或阿奇霉素 250~300mg/d、利福布汀 150~300mg/d(体重<50kg 者为 150mg),或利福平 450~600mg/d(体重<50kg 者为 450mg)、乙胺丁醇 15mg/(kg·d),治疗开始 2~3 个月应用阿米卡星或链霉素,每周 3 次。国内研究报道,含利奈唑胺药物治疗方案对促进病灶吸收和空洞闭合,加速痰菌阴转,提高 NTM 患者的生活质量较以往的治疗方案更佳。

【治疗】

结合患者既往用药史,制定以下用药方案:

1. 克拉霉素 500mg/d,口服;

2. 乙胺丁醇 75mg/d,口服;

3. 阿米卡星 400mg/d,静脉滴注;

4. 利奈唑胺 600mg/次,2 次/d,静脉滴注。

用药 1 周后体温恢复正常,咳嗽、咳痰等症状明显改善。

【随访】

出院后继续使用上述抗 MAC 药物。患者体温维持正常,胸闷、气促、咳嗽、咳痰明显好转。1 个月后利奈唑胺改为 600mg/次,1 次/d,口服,其余用药不变。总疗程至少 12 个月,每 2~3 个月门诊随访。

【病例点评】

1. NTM 肺病的临床特点　NTM 肺病最为常见,近年来引起肺部病变的 NTM 主要菌种有 MAC、脓肿分枝杆菌和偶发分枝杆菌;次要菌种有堪萨斯分枝杆菌、龟分枝杆菌、戈尔登分枝杆菌、蟾蜍分枝杆菌、猿猴分枝杆菌、苏尔加分枝杆菌、玛尔摩分枝杆菌和嗜血分枝杆菌等。女性患病率明显高于男性,老年人居多,尤其是绝经期妇女最为常见。大多数患者肺部已有基础疾病,如 COPD、支气管扩张症、囊性纤维化、尘肺病、肺结核和肺泡蛋白沉着症等,部分患者原有脊柱侧弯、漏斗胸和二尖瓣脱垂等。

NTM 肺病的临床症状和体征与肺结核极为相似,全身中毒症状等较肺结核轻。患者的临床表现差别较大,部分患者没有明显症状,由体检发现;部分患者发现时已进展到肺空洞,病情严重;多数患者发病缓慢,常表现为慢性肺部疾病的恶化,也可有急性起病;临床症状有咳嗽、咳痰、咯血、胸痛、气急、盗汗、低热、乏力、消瘦和萎靡不振等。此患者的临床经过与 NTM 肺病相符合。

2. NTM 肺病的影像学特点　X 线胸片显示炎性病灶及单发或多发的薄壁空洞,而纤维硬结灶、球形病变及胸膜渗出相对少见。病变多累及上叶尖段和前段。胸部高分辨 CT 可清楚显示 NTM 肺病的肺部病灶,可有结节影、斑片及小斑片样实变影、空洞(尤其是薄壁空洞)影、支气管扩张、树芽征、磨玻璃影、线状及纤维条索影、胸膜肥厚粘连等表现,且通常以多种形态病变混杂存在。由于 NTM 病程较长、肺组织破坏较重及并发症的存在,一般 NTM 肺病患者的肺通气功能减退较肺结核更为明显。此患者胸部 CT 特点符合 NTM 肺病表现。

3. NTM 的治疗　NTM 对一般抗结核药物多数耐药,致使病程迁延多年,成为慢性排菌者或难治病例。NTM 的治疗原则:①由于 NTM 的耐药模式可因菌种不同而有所差异,所以治疗前进行药物敏感试验十分重要。尽可能根据药敏试验结果和用药史,选择 5~6 种药物联合治疗。②NTM 的用药疗程:强化期 6~12 个月,巩固期 12~18 个月,在 NTM 培养结果阴转后继续治疗 12 个月以上。③不同 NTM 病的用药种类和疗程可有所不同。④不建议对疑似 NTM 肺病患者进行试验性治疗。⑤对 NTM 肺病患者应谨慎采用外科手术治疗。

NTM 的有效治疗药物包括:新型大环内酯类药物、利福霉素类药物、乙胺丁醇、氨基糖苷类药物、氟喹诺酮类药物、头孢西丁等。其他药物有四环素类的多西环素和米诺环素等。针对 MAC 的治疗用药,近年来发现大环内酯类、阿米卡星及利奈唑胺等药物有较好的临床效果。

(章鹏　张有志　李圣青)

──────────────【 参考文献 】──────────────

[1] PAMELA J M,JEFFREY G. Pulmonary Disease Due to Nontuberculous Mycobacteria;Current State and New In-

sights[J]. Chest,2015,148(6):1517-1527.

[2] MEHDI M,MAHAM F,GOLNAZ E,*et al*. Management of Nontuberculous Mycobacterial Infection in The Elderly [J]. Eur J Intern Med,2014,25(4):356-363.

[3] 中华医学会结核病学分会《中华结核和呼吸杂志》编辑委员会,《非结核分枝杆菌病诊断与治疗专家共识》[J]. 中华结核和呼吸杂志,2012,35(8):572-580.

第三章　原发性支气管肺癌

9 | 肺炎型肺癌

【病例简介】

患者女性,56岁,家庭主妇。以"间断咳嗽、咳痰1年,痰中带血半年"入院。患者1年前无明显诱因出现咳嗽、咳痰,量不大,无异味,无痰中带血,无发热,无胸闷、气短,无乏力盗汗,自认为感冒,于当地诊所给予对症治疗无好转,一直未在意。半年前自觉咳嗽加重,发现痰中偶带鲜红色血丝,2017年7月7日就诊于当地医院,查血沉:27mm/h,血常规:正常,血T-SPOT:阴性,痰涂片:抗酸杆菌染色阴性;肺部CT示:双肺多发病灶伴空洞,双肾结石。考虑"继发性肺结核并发感染可能";行支气管镜检查:病理报告慢性炎细胞浸润,个别细胞轻度异形;刷检涂片及液基细胞学:轻度核异质细胞。外院诊断肺部感染,给予"头孢美唑、异帕米星"抗感染治疗20余天,症状缓解出院。2个月前患者活动后自觉胸闷、气短,于2017年12月25日再次于当地医院复查肺部CT示肺部空洞较前略有加重,予"亚胺培南西司他丁钠"静脉滴注,2018年1月4日复查肺部CT提示病灶略加重,考虑不除外真菌感染。2018年1月24日患者为求进一步诊治收住我科。

入院查体:T 36.8℃,P 78次/min,R 18次/min,BP 130/70mmHg。神志清楚,步入病房。全身皮肤黏膜未见异常,无肝掌、蜘蛛痣,全身浅表淋巴结无肿大。未见皮下出血点,未见皮疹。结膜无充血,巩膜无黄染。双侧瞳孔等大等圆,对光反射灵敏。鼻中隔无偏曲,鼻旁窦无压痛。颈软,无抵抗,气管居中,甲状腺无肿大。胸廓对称无畸形,双肺呼吸音粗糙,未闻及干、湿性啰音。心率78次/min,律齐,各瓣膜听诊区未闻及杂音。腹平软,全腹无压痛,无肌紧张及反跳痛,肝脾肋下未触及,肝肾无叩击痛,肠鸣音4次/min。关节无红肿,无杵状指(趾),双下肢无水肿。四肢肌力正常,生理反射正常,病理反射未引出。

既往史及个人史:否认结核接触史;否认手术史;否认糖尿病、高血压等慢性病史;20年前发现双肾结石。家族史无特殊。个人无烟酒嗜好;长期居住福建漳州,否认疫区居留及不良特殊嗜好。已绝经,家族无类似病史。

初步诊断:

肺部阴影待查(感染可能性大)

【病例解析】

问题1:患者肺部感染为何经久不愈?

患者病情有如下特点:①老年女性,间断咳嗽、咳痰1年,痰中带血半年,病程较长。②外院胸部CT提示双肺多发病灶伴空洞;外院病理报告慢性炎症,可见轻度核异质细胞。③反复住院抗感染治疗无显效,复查胸部 CT 提示肺部病灶较前进展。④未发现结核、真菌等病原学证据。患者肺部感染治疗失败有可能是以下原因:特殊或少见病原菌感染,药物未覆盖致病菌,抗菌药物使用不规范,合并其他严重疾病或出现并发症或诊断有误。临床需要与肺部感染相鉴别的疾病通常包括:急性肺栓塞、结缔组织病累及肺部、肺血管炎、机化性肺炎或以肺炎为临床表现的肺癌等。综合分析考虑此患者非感染性疾病可能性较大,为明确诊断,我们进一步完善以下检查:

辅助检查:

血常规:白细胞:5.61×10^9/L,血红蛋白:143g/L,血小板:256×10^9/L,中性粒细胞:54.7%,淋巴细胞:31.9%,单核细胞:8.6%,嗜酸性粒细胞:3.6%,嗜碱性粒细胞:1.2%。嗜伊红细胞:198×10^6/L。

血沉:8mm/h。

血糖:7.8mmol/L。

肝、肾功能、电解质:LDH:189U/L,ALT:26U/L,AST:24U/L,总胆红素:7.8μmol/L,结合胆红素:2.0μmol/L,TBA:11.0mmol/L,ALP:132U/L,GGT:26U/L,总蛋白:91g/L,白蛋白:45g/L,前白蛋白:230mg/L,钾:3.9mmol/L,钠:145mmol/L,氯:102mmol/L,钙:2.4mmol/L。

DIC 全套:FDP:2.5μg/ml,PT:10.7s,APTT:26.6s,FIB:3.2g/L,凝血酶时间(TT):19.2s,D-二聚体:0.3FEUmg/L,国际标准化比率:0.9。

降钙素原:0.02ng/ml。

肿瘤标志物:鳞癌相关抗原:1.9ng/ml,癌胚抗原:11.68μg/L,糖类抗原 125:15.43U/ml,糖类抗原 15-3:19.08U/ml,糖类抗原 19-9:856.5U/ml,糖类抗原 72-4:19.87U/ml,细胞角蛋白 19 片段:4.29ng/ml,神经元特异性烯醇酶:<15.70ng/ml。

T.B.NK 细胞:CD3$^+$ T 细胞:58%,CD4$^+$ T 细胞:33%,CD8$^+$ T 细胞:23%,CD4$^+$/CD8$^+$:1.44,CD19$^+$ B 细胞:13%,NK 细胞:25%,T+B+NK 细胞:96%。

G 试验:162.1pg/ml。

T-SPOT:阴性。

血培养项目:阴性。

抗核抗体,ENA 抗体谱,抗中性粒细胞胞浆抗体,核小体定量,双链 DNA 定量:阴性。

痰涂片、培养:阴性。

痰涂片抗酸染色及结核杆菌培养:涂片未见抗酸杆菌,培养阴性。

呼吸道病原体九联抗体检测:阴性。

胸部 CT 检查(图 3-9-1):

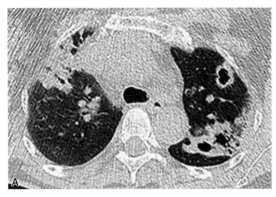
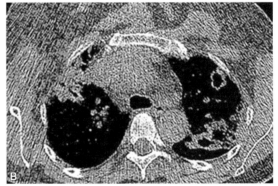

图 3-9-1 胸部 CT 扫描:双肺多发实变影,厚壁空洞影、偏心空洞影和结节影,小叶间隔增厚(A);纵隔窗未见肺实变区钙化及纵隔淋巴结钙化(B)

综合以上检查结果,患者仍未找到病原学依据,无血栓和自身免疫性疾病证据,多项肿瘤标志物升高,考虑肺部恶性肿瘤可能性大。

问题 2:如何明确肺部恶性肿瘤诊断?

患者外院曾行支气管镜检查没有阳性发现,因此于 2018 年 1 月 26 日给予 CT 引导下肺穿刺活检,病理结果为肺黏液腺癌。遂行全身 PET-CT 检查。

肺穿刺病理:肺黏液腺癌(图 3-9-2)。

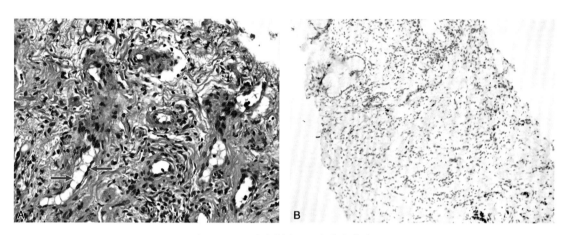

图 3-9-2　肺穿刺病理:肺黏液腺癌

A. HE 染色(×200):肿瘤排列成腺管样结构,胞质内含丰富的黏液,黏液将细胞核挤到一侧胞膜下,形成"半月状",可见癌细胞核异型性明显,核仁大,核分裂象易见(红箭);B. 免疫组化 TTF-1 染色(×100)(−)

全身 PET-CT:两肺多发不规则空洞、结节伴多发支气管扩张,FDG 摄取增高,结合穿刺病理,符合黏液腺癌。双肺门、纵隔多发淋巴结肿大,部分 FDG 轻度摄取增高,建议 CT 随访除外转移。

【最终诊断】

肺黏液腺癌,T4N3M1a,IVA 期

【治疗】

患者评估为肺黏液腺癌,IVA 期,PS 1 分。根据 2018NCCN 指南采用 PC 方案化疗。于 2018 年 2 月 6 日行第 1 次化疗。

1. 卡铂 400mg,静脉滴注,1 次;

2. 培美曲塞二钠 0.7g,静脉滴注,1 次;

3. 地塞米松 10mg/d,静脉滴注,3 天;

4. 护胃止吐;

5. 营养支持及对症治疗。

【随访】

患者一线 PC 方案化疗。建议行 NGS 基因测序,必要时靶向药物治疗。

【病例点评】

1. 中老年患者,慢性咳嗽、咳痰,痰中带血,常规抗感染无效且疾病进展的情况下应考虑肺部感染以外的其他诊断。临床常见与肺部感染相鉴别的疾病包括:急性肺栓塞、结缔组织病累及肺部、肺血管炎、机化性肺炎或以肺炎为临床表现的肺癌等。此例患者最终通过 CT 引导下肺穿刺活检明确诊断。临床多见肺黏液腺癌表现为"肺炎"的临床特征,且多见于老年女性,NGS 基因检测敏感突变阳性率不高。

2. 肺黏液腺癌(mucinous pulmonary adenocarcinoma,MPA)属于肺腺癌的一种特殊亚型,其组织学特点是肿瘤内含有丰富的黏液,具有独特的临床病理特征和免疫表型。MPA 主要包括肺原发性印戒细胞性腺癌(SRCC)、原发性肺腺癌伴黏液分泌(SA)、原发性肺黏液性细支气管肺泡癌(M-BAC)、原发性肺黏液(胶样)腺癌(MCA)等。MPA 多见于中老年患者,一般以女性较多见。MPA 主要的影像学表现有结节影、肺实变影、多囊腔影、空洞影、毛玻璃影、气泡样透亮影、支气管充气征、小叶间隔增宽等。PET/CT 可准确显示病灶、孤立性肺结节及可疑的病变区域,有助于确定临床分期。MPA 的确诊主要依靠病理学检查。现有的 MPA 治疗手段与肺腺癌相同。部分肺黏液腺癌可对靶向药物显示出持久的反应。

(李聪　龚益　李圣青)

【参考文献】
---

[1] TRUINI A,SANTOS PEREIRA P,CAVAZZA A,et al. Classification of different patterns of pulmonary adenocarcinomas[J]. Expert Rev Respir Med,2015,9(5):571-586.

[2] LEE H Y,LEE K S,KWON O J,et al. Reliability of small biopsy or cytology for the diagnosis of pulmonary mucinous adenocarcinoma[J]. J Clin Pathol,2014,67(7):587-591.

[3] SHIM H S,KENUDSON M,ZHENG Z,et al. Unique Genetic and Survival Characteristics of Invasive Mucinous Adenocarcinoma of the Lung[J]. J Thorac Oncol,2015,10(8):1156-1162.

10　ROS1 突变晚期肺腺癌长期生存

【病例简介】

患者男性,60 岁。主因"确诊肺腺癌 3 年,CT 发现病灶增大 6 个月"入院。患者 2013 年 2 月因干咳伴右侧颈部淋巴结肿大在当地医院行右颈部淋巴结穿刺,病理(2013-03-17)提示(右侧颈部淋巴结)腺癌转移,免疫组化支持肺来源。全身 PET-CT 显示左肺下叶结节影,纵隔、锁骨上及全身多处淋巴结肿大,心包积液,均为 FDG 高代谢。诊断"左肺腺癌并淋巴结、心包转移,T1cN3M1a,IVA 期"。2013 年 3 月 21 日基因检测:$EGFR19$、$EGFR20$、$EGFR21$、$K\text{-}ras12$、$K\text{-}ras13$ 均未突变。未检测到 ALK 融合基因。遂于 2013 年 3 月 24 日起行化疗治疗,方案为"培美曲塞+奈达铂"6 次,化疗后病情明显缓解。

2013 年 8 月 7 日给予"培美曲塞"单药维持化疗 9 次,定期外院门诊随访肺部 CT 及血 CEA,病情平稳,肿瘤标志物逐渐恢复正常水平,肺门及纵隔淋巴结较前明显缩小。2016 年 2 月外院查 CEA 较前升高(从 1.78μg/L 升至 10.21μg/L),2016 年 3 月 21 日外院 PET-CT 提示左肺下叶后基底段结节影较前增大,呈 FDG 高代谢,考虑肺癌进展;右侧颌下、胸锁乳突肌内侧、上腔静脉旁、双侧肺门、胸 11 至腰 3 椎体水平腹主动脉周围多个肿大淋巴结,呈 FDG 高代谢,考虑淋巴结转移。临床评估肺癌 PD,外院予"培美曲塞+奈达铂"4 次化疗。2016 年 6 月 2 日外院复查胸部 CT 示:左肺下叶后基底段结节影(大小 2.7cm×1.6cm),2016 年 8 月 9 日复查胸部 CT 见:病灶仍然持续增大,为求进一步治疗收入我院。目前患者偶有咳嗽,无咳痰,无发热、胸闷、胸痛等不适症状。患病以来精神可,胃纳可,睡眠可,大小便正常,无明显体重下降。

入院查体:T 36.9℃,P 86 次/min,R 20 次/min,BP 125/84mmHg。神清,步入病房。全身皮肤、黏膜未见异常,无肝掌,未见瘀点、瘀斑,未见皮疹,巩膜无黄染,睑结膜无充血,右侧颌下可扪及肿大淋巴结,最大直径约 4cm,质地硬,有相互粘连。口唇无发绀。胸廓对称无畸形,胸骨无压痛;双肺呼吸音清,未闻及干湿性啰音。心前区无隆起,心率 86 次/min,律齐,各瓣膜听诊区未闻及杂音。腹软,全腹无压痛及反跳痛,肝、脾肋下未触及,肝肾区无叩击痛;肠鸣音 4 次/min。双下肢无水肿。四肢肌力正常。生理反射正常,病理反射未引出。

既往史及个人史:高血压病史十余年,血压最高达 150/90mmHg,平日服用"卡维地洛、尼群地平"降压,血压控制良好;有糖尿病史 3 年,血糖最高 11mmol/L,口服"二甲双胍、阿卡波糖"等药物,血糖控制良好。否认结核接触史。否认手术外伤史,否认食物、药物过敏史。否认疫区接触史,否认有毒有害物质接触史,吸烟 20 包年,戒烟 3 年,无酗酒史。其妹患"小细胞肺癌",其兄患"肺腺癌",余家族史无特殊。已婚已育,家人体健。

辅助检查:

外院系列胸部 CT 扫描:评估患者培美曲塞联合奈达铂化疗和培美曲塞单药维持的疗效(图 3-10-1)。

全身 PET-CT(2013-03-27):左肺下叶后基底段见 0.9cm×1.1cm 结节状软组织病变,考虑为恶性(肺癌);颈、胸、腹部多个肿大淋巴结,长径介于 0.7~4cm,多考虑为转移性病变;心包轻度增厚,心包积液。

全身 PET-CT(2016-03-21):左肺下叶后基底段结节状软组织病变较前有所增大(3.2cm×1.7cm),呈葡萄糖代谢异常增高,考虑为肺癌较前进展;右侧颌下、胸锁乳突肌内侧、上腔静脉旁、双侧肺门、胸 11 至腰 3 椎体水平腹主动脉周围多个淋巴结,呈葡萄糖代谢异常增高,考虑为转移性病变,双侧胸膜轻度增厚。

初步诊断:

1. 原发性支气管肺癌

   病理诊断:左肺下叶腺癌,*EGFR*、*ALK*(-)

   临床分期:cT1cN3M1a,ⅣA 期

   RECIST 评估:PD

   PS 评分:0 分

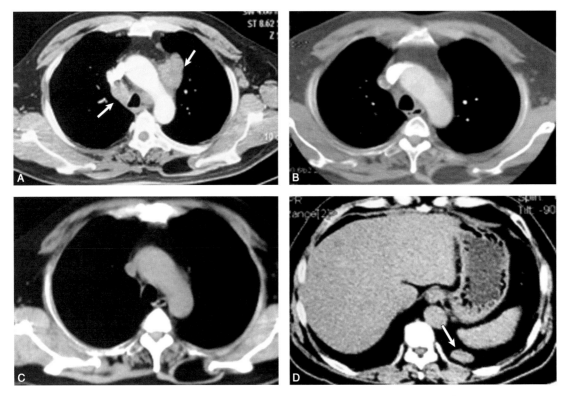

图 3-10-1 系列胸部 CT 扫描评估患者培美曲塞联合奈达铂化疗和培美曲塞单药维持的疗效
A. 2013-03-14 示化疗前患者纵隔 4R 与 6 组淋巴结显著增大(白箭);B. 2013-07-10 示培美曲塞联合奈达铂 6 个周期后纵隔淋巴结显著缩小;C. 2014-02-16 示培美曲塞单药 9 个周期维持治疗后纵隔肿大淋巴结消失;D. 2016-08-09 复查胸部 CT 见示左肺下叶病灶持续增大,直径 2.9cm×1.8cm(白箭),提示病情进展

2. 高血压病
3. 糖尿病

【病例解析】

问题 1:患者肺腺癌进展的原因是什么?

患者病情有如下特点:①老年男性,有肺癌家族史;②病理确诊左肺腺癌晚期,基因检测敏感突变均阴性,给予培美曲塞两药化疗与单药维持,靶病灶维持稳定近 3 年;③近期影像学提示原发病灶增大,RECIST 评估为疾病进展,提示培美曲塞耐药。鉴于 3 年前基因检测技术存在很大局限性,且为颈部转移淋巴结病理明确诊断,为了制定个体化治疗方案,拟行支气管镜下二次活检并送基因检测,同时监测肿瘤标记物变化。

支气管镜检查+EBUS-GS(2016-09-07):气管和各支气管管腔通畅,未见新生物。EBUS 探及 11R 淋巴结不规则回声区,周围被大血管环绕;左肺动脉后方探及 12L 淋巴结。EBUS-GS 探及左下叶 B10 远端近胸膜处不规则回声区,活检部位为左肺下叶 B10×3,并在活检部位刷检 ×2,送病理及 WES 基因检测。

肿瘤标志物(2016-09-07):鳞癌相关抗原:1.2ng/ml,癌胚抗原:20.93μg/L↑,糖类抗原 72-4:31.31U/ml↑。

全身 PET-CT(2016-09-08):肺腺癌治疗后,左下肺肿块(3.2cm×1.7cm),左肺门及纵隔淋巴结、右侧腋窝淋巴结、腹膜后淋巴结、膈肌角淋巴结 FDG 代谢异常增高,结合病史,考虑左肺肿瘤及其转移所致,余全身(包括脑)PET 显像未见 FDG 代谢异常增高灶。

左肺下叶刷检细胞学涂片:见恶性肿瘤细胞,非小细胞癌,可能为腺癌。

组织及分子病理(2016-09-12):(左肺下叶 B10 后基底段)癌,分化差,结合酶标提示腺癌可能大。免疫组化结果:CK(+),Vim(+/−),CgA(个别+),Syn(−),TTF-1(+),WT-1(−),LCA(−),P63(少+),特染 PAS(−),银染(−),抗酸(−)。

活检组织 WES 基因检测(2016-09-20):肿瘤组织样本中单独检测到 ROS1 基因第 33 内含子与 EZR 基因第 10 内含子发生断裂融合,丰度约 6%,具体融合产物由 EZR 基因第 1~10 外显子和 ROS1 基因第 34~43 外显子组成,可引起 ROS1 蛋白激酶持续性激活,并增加克唑替尼的敏感性。

ctDNA 的基因 Panel 检测:样本中未检测到肿瘤特有突变。

综合上述结果,患者为 ROS1-EZR 融合基因驱动的晚期肺腺癌。

【最终诊断】

1. 原发性支气管肺癌

    病理诊断:左肺下叶腺癌

    基因诊断:ROS1-EZR 融合

    临床分期:cT1cN3M1a,IVA 期

    PS 评分:0 分

2. 高血压病

3. 糖尿病

问题 2:EZR-ROS1 融合基因驱动的肺癌如何选择靶向药物?

2015 年 4 月 21 日美国 FDA 批准克唑替尼靶向治疗 ROS1 融合基因驱动的晚期 NSCLC 患者,2016 年 3 月 11 日将其适应证扩大到含 ROS1 突变的 NSCLC 患者。

【治疗】

自 2016 年 9 月开始,患者口服克唑替尼 200mg/次,2 次/d。3 个月后随访 CEA 下降(从 20.93μg/L 下降至 10.5μg/L),复查胸部 CT 示:左下肺原发灶较前显著缩小(图 3-10-2A、B)。患者后续规律随访,2017 年 4 月外院 CEA 检查升高至 15.02μg/L,胸部 CT 示左肺下叶结节较前增大(图 3-10-2C、D),评估肺癌病情进展,出现克唑替尼耐药。

问题 3:EZR-ROS1 融合基因驱动的肺癌克唑替尼耐药后,如何选择药物?

临床研究表明二代 ALK 抑制剂色瑞替尼和三代 ALK 抑制剂劳拉替尼对 EZR-ROS1 融合基因驱动的肺癌具有良好疗效。2017 年 4 月 27 日美国 FDA 批准劳拉替尼用于 ALK/ROS1 融合突变阳性晚期 NSCLC 的靶向治疗。因此选用劳拉替尼 100mg/d 作为患者克唑替尼耐药后的二线靶向治疗,用药 2 个月后复查胸部 CT 示病灶明显缩小(图 3-10-2E、F)。

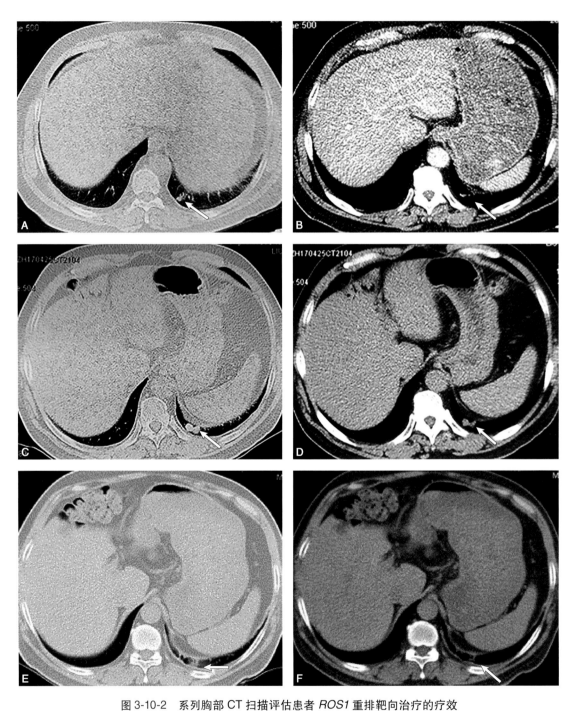

图 3-10-2 系列胸部 CT 扫描评估患者 ROS1 重排靶向治疗的疗效

A、B. 克唑替尼靶向治疗 3 个月后左肺下叶病灶显著缩小（2016-12-27，白箭）；C、D. 克唑替尼治疗 6 个月后靶向病灶进展（2017-04-05，白箭）；E、F. 劳拉替尼治疗 2 个月后靶病灶显著缩小（2017-07-24，白箭），提示三代 ALK 抑制剂有效

【随访】

患者每 3 个月门诊随访,口服劳拉替尼无明显不良反应,至今病情稳定无进展。

【病例点评】

1. 驱动基因阴性的晚期肺腺癌目前主要以培美曲塞为基础的含铂两药方案作为一线及维持治疗。该例患者在 *EGFR*、*ALK* 无敏感突变情况下采用上述化疗方案病情稳定 3 年余。病情进展后二次原发灶活检发现 *ROS1-EZR* 融合突变,使得患者获得靶向治疗机会和长期总生存。此病例给我们三点启示:①*ROS1* 融合突变患者对培美曲塞化疗方案敏感,一线采用含培美曲塞方案化疗可获得超长的 PFS;②肺癌存在时间与空间异质性,原发灶活检送基因检测可以更加全面反映肺癌多个亚克隆的基因突变概貌;③肺癌一线治疗进展后给予二次活检送病理与基因检测可以帮助我们发现耐药基因突变。

2. 克唑替尼是美国 FDA 批准用于 *ROS1* 基因重排驱动的 NSCLC 一线治疗用药。近期有研究表明在伴有 *ROS1* 重排的 NSCLC 的一线化疗和维持治疗中,培美曲塞疗效显著,甚至优于克唑替尼。有病例系列报道患者 PFS 最长可达 42 个月。此例患者达到了 36 个月,远远优于克唑替尼靶向治疗,提示 *ROS1* 重排成为培美曲塞的疗效预测因子。目前培美曲塞治疗可使 *ROS1* 驱动肺癌 PFS 延长的具体分子机制不清。

3. 癌胚抗原(CEA)是一种广谱肿瘤标志物,胃肠道的恶性肿瘤、乳腺癌、肺癌及其他恶性肿瘤的血清中均可升高。血清 CEA 水平可预测非小细胞肺癌的疗效、复发和进展。此例患者血清 CEA 显著升高是疾病进展的标志。因此,肺腺癌患者应常规监测血清 CEA 水平。

(夏敬文 叶相如 李圣青)

——— **【参考文献】** ———

［1］ETTINGER D S,WOOD D E,AISNER D L,et al. Non-Small Cell Lung Cancer,Version 5. 2017,NCCN Clinical Practice Guidelines in Oncology［J］. J Natl Compr Canc Netw,2017,15(4):504-535.

［2］SUN J M,AHN J S,JUNG S H,et al. Pemetrexed Plus Cisplatin Versus Gemcitabine Plus Cisplatin According to Thymidylate Synthase Expression in Nonsquamous Non-Small-Cell Lung Cancer:A Biomarker-Stratified Randomized Phase II Trial［J］. J Clin Oncol,2015,33(22):2450-2456.

［3］TUCKER E R,DANIELSON L S,INNOCENTI P,et al. Tackling Crizotinib Resistance:The Pathway from Drug Discovery to the Pediatric Clinic［J］. Cancer Res,2015,75(14):2770-2774.

［4］GRUNNET M,SORENSEN J B. Carcinoembryonic antigen (CEA) as tumor marker in lung cancer［J］. Lung Cancer,2012,76(2):138-143.

11 晚期肺腺癌 *EGFR* 敏感突变综合治疗长期生存

【病例简介】

患者女性,74 岁,因"确诊肺腺癌 6 年,咳嗽、咳痰加重两周"入院。患者于 2011 年 5 月 26 日为行白内障手术做术前准备,查胸部 CT 示:"右肺多发病灶,右肺门纵隔淋巴结肿大,胸膜多发结节,右侧少量胸腔积液";查 CEA:46.82μg/L↑,CA153:45.72U/ml↑,CY211:3.57ng/ml↑,遂于 2011 年 5 月 30 日收入某专科医院。入院后完善相关检查,排除禁忌后行纤支镜检查并活检,病理结果显示(右中叶)腺癌。诊断明确后予"吉西他滨 1.6g D1,D8+顺铂 120mg D1"方案行 4 次化疗,后改为"吉西他滨 1.8g D1,D8"维持化疗 4 次,患者症状及影像学表现明显改善。2011 年 11 月 15 日外院随访时复查胸部 CT 提示右侧阴影较前增大,行肺癌组织标本 *EGFR* 基因检测示:"*EGFR19* 号外显子非移码缺失突变",开始吉非替尼 250mg/d,口服治疗,之后多次复查胸部 CT 及肿瘤标志物,结果均提示病情好转。2014 年 5 月 30 日外院复查 CEA:13.19μg/L,CY211:6.55ng/ml,2014 年 8 月 4 日复查胸部 CT 提示右肺阴影较前增大,故改用阿法替尼 40mg/d 口服治疗。2014 年 11 月 16 日患者出现咳嗽,吸气时胸部疼痛,胸部 CT 提示:"右腋下淋巴结转移",外院予阿法替尼联合化疗(培美曲塞 800mg D1+卡铂 300mg D1)治疗 4 次,复查胸部 CT 提示病灶缩小,病情评估为 SD,便改为阿法替尼联合培美曲塞单药化疗 2 次。2015 年 3 月患者干咳较前加重,少痰,伴腰背部疼痛,全身乏力,活动后气喘,食欲不振等,2015 年 3 月 17 日复查胸部 CT 示:"较前相比,右肺中叶肿块体积增大,双肺结节影略增多,隆突下肿大淋巴结体积增大",考虑靶向治疗联合化疗疗效不佳,建议二次活检并基因检测,患者拒绝,遂予奥希替尼 80mg/d 口服治疗,一个月后患者不适症状明显好转,复查胸部 CT 示"较前相比,右肺肿块体积缩小,双肺结节明显减少,隆突下肿大淋巴结体积缩小"。之后患者规律用药及随访,胸部 CT 示病灶明显吸收。2016 年 7 月 5 日复查胸部 CT 提示病灶增大,改为奥希替尼 120mg/d 口服。但是患者咳嗽、咳痰症状逐渐加重,多次复查提示病灶增大,肿瘤标志物升高,遂于 2016 年 9 月 14 日入我院。

入院查体:T 36.9℃,P 78 次/min,R 20 次/min,BP 100/70mmHg,神清,步入病房,全身浅表淋巴结未触及肿大。胸廓对称无畸形,胸骨无压痛,右侧语颤、呼吸动度减低,未触及胸膜摩擦感,双肺呼吸音稍粗,未闻及干、湿性啰音及胸膜摩擦音。心率 78 次/min,律齐,各瓣膜听诊区未见杂音。肝脾肋下未及。双下肢无水肿。

既往史及个人史:高血压病史 10 年余,平日服用"氯沙坦氢氯噻嗪、比索洛尔"降压,血压控制良好;萎缩性胃炎 16 年余,不规律服用奥美拉唑,现病情可;40 余年前曾行"阑尾切除术",17 年前曾行"右甲状腺结节切除术",2 年前曾行"脂肪瘤切除术",现恢复可。

辅助检查:

CEA:348.3μg/L↑,CY211:2.8ng/ml↑,血沉:66mm/h↑。

胸腔积液生化:总蛋白:40g/L。

胸腔积液常规:颜色:淡黄色,透明度:浑浊,红细胞:10~15/HP,李凡他试验:+++,有核细胞:10~15/HP,中性粒细胞:81%。备注:结块。

血常规:白细胞:7.22×10⁹/L,红细胞:3.55×10⁹/L↓,血红蛋白:92g/L↓。

肝肾功能、电解质、风湿系列、DIC:均未见明显异常。

胸部 CT:右肺肿块较前增大,左肺尖结节,右肺及左肺上叶多发斑片,条索影,右侧胸膜增厚并局部结节状改变,右侧少量胸腔积液,与前片相仿;肝右叶低密度灶增大,胰尾部低密度灶相仿,均可能为转移灶(图 3-11-1)。

初步诊断:

1. 右肺腺癌(T4N2M1c Ⅳ期,PS1 分,*EGFR* 第 19 外显子非移码缺失突变,*T790M* 突变)

2. 甲状腺功能减退症

3. 高血压病

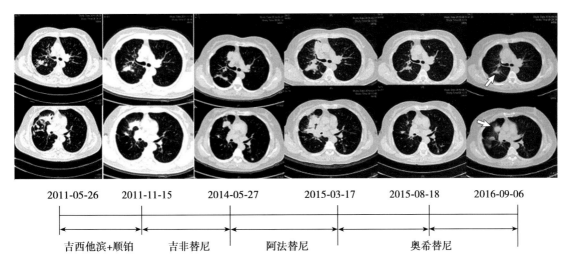

2011-05-26	2011-11-15	2014-05-27	2015-03-17	2015-08-18	2016-09-06
吉西他滨+顺铂	吉非替尼	阿法替尼	奥希替尼		

图 3-11-1　患者自 2011 年 5 月确诊晚期肺腺癌,依次使用吉西他滨+顺铂化疗、吉非替尼、阿法替尼和奥希替尼靶向治疗,均获得长期缓解;复查胸部 CT(2016-09-06)提示右肺上叶后段病灶稳定,右肺中叶病灶较前显著增大(白箭),考虑患者奥希替尼治疗后病情进展

【病例解析】

问题 1:患者奥希替尼耐药的原因是什么?

奥希替尼耐药的原因最常见为 *EGFR C797S* 突变(>25%),旁路突变,*EGFR* 下游突变与 *EGFR* 少见突变等。为了探明患者奥希替尼耐药原因,在患者知情同意下,我们做了二次活检和肺癌组织的基因检测。

肺癌组织与 ctDNA 的 NGS 基因检测结果:*EGFR* 基因:*p. 746_751del* 第 19 外显子非移码缺失敏感突变(血浆和组织样本均有,丰度分别为 4% 和 23%);*T790M* 突变(血浆样本独有,丰度 7%);*L792R* 突变(血浆样本独有,丰度 6%);*L792F* 突变(血浆样本独有,丰度 1%)。

由此推测,奥希替尼耐药原因是 *EGFR* 少见突变 *L792R* 和 *L792F* 突变。

问题 2:患者下一步的治疗药物选择?

根据基因检测结果分析,患者组织样本检测仅发现 *EGFR19del* 敏感突变,而 *T790M*、*L792R* 和 *L792F* 突变仅 ctDNA 独有,组织样本中未检测出。提示患者肺癌在长期治疗过程中已不断演化为高异质性肿瘤。部分肺癌亚克隆对奥希替尼保持敏感,而部分亚克隆由于 *EGFR* 少见突变 *L792R* 和 *L792F* 突变而对奥希替尼产生耐药。综上,联合治疗可能为最佳选择。

【治疗】

1. 奥希替尼 80mg/d 口服;
2. 培美曲塞 800mg D1+贝伐珠单抗 500mg D1。

【随访】

患者上述联合方案用药 3 周期,因出现肝功损害,考虑培美曲塞的副作用,因此停用培美曲塞,改为奥希替尼联合贝伐珠单抗联合治疗。期间患者病情维持稳定约 11 个月(图 3-11-2)。2017 年 8 月,患者因咳嗽、咳痰加重两周再次收住入院。

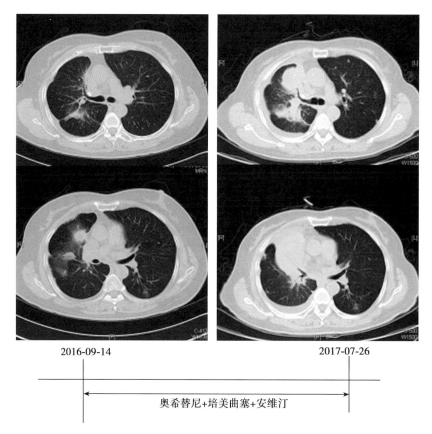

2016-09-14   2017-07-26

奥希替尼+培美曲塞+安维汀

图 3-11-2 患者自 2016 年 9 月口服奥希替尼进展后,改为奥希替尼联合培美曲塞和贝伐单抗治疗方案,获得 PFS 约 11 个月;再次基因检测结果提示 *EGFR 19exon del+T790M+C797S* 三突变

问题 3:患者病情再次进展的原因?

为了探明患者再次进展原因,在患者知情同意下,我们做了三次活检和肺癌组织的基因检测。

肺癌组织的 WES 基因 NGS 检测结果:*EGFR* 基因:*p. 746_751del* 第 19 外显子非移码缺失敏感突变(突变频率 53.86%),*T790M* 突变(突变频率 34.43%)和 *C797S* 突变(突变频率 10.27%)。

目前对于 *EGFR* 三突变患者没有相应的靶向药物。根据 2016 年 9 月的一篇研究报道,西妥昔单抗和布加替尼联合使用可能对 *EGFR* 三突变患者有效。患者使用上述联合治疗方案 2 周期后病情进展,遂转入姑息临终关怀治疗。最终于 2018 年去世。

【病例点评】

患者于 2011 年 5 月确诊肺癌直至 2017 年 12 月去世,总生存约 6 年半。在晚期肺癌中属于长期存活的成功病例。患者长期存活的原因如下:①存在 *EGFR* 敏感突变,且一代和三代 *EGFR-TKIs* 的 PFS 均较长;②三代奥希替尼耐药后及时做基因检测,发现肺癌亚克隆的少见突变,采用奥希替尼与培美曲塞和贝伐单抗联合治疗,给患者争取了 11 个月的 PFS;③患者组织样本检测仅发现 *EGFR19del* 敏感突变,而 *T790M*、*L792R* 和 *L792F* 突变仅 ctDNA 独有,组织样本中未检测出。通常情况下,肿瘤 ctDNA 检测可反映所有亚克隆基因突变的概貌,而组织基因检测仅仅反映部分亚克隆基因突变情况。肺癌组织与 ctDNA 基因检测突变的差异提示患者肺癌的高异质性,而肺癌组织与 ctDNA 的共同检测结果可以彼此互补,帮助我们更好地理解肿瘤的异质性,制定更加合理的肺癌用药方案。

（古丽努尔·吾买尔　夏敬文　李圣青）

————————————— 【参考文献】 —————————————

[1] WU Y L,SAIJO N,THONGPRASERT S,et al. Efficacy according to blind independent central review:Post-hoc analyses from the phase III,randomized,multicenter,IPASS study of first-line gefitinib versus carboplatin/paclitaxel in Asian patients with EGFR mutation-positive advanced NSCLC[J]. Lung Cancer,2017,104:119-125.

[2] MITSUDOMI T,MORITA S,YATABE Y,et al. Gefitinib versus cisplatin plus docetaxel in patients with non-small-cell lung cancer harbouring mutations of the epidermal growth factor receptor (WJTOG3405):an open label,randomised phase 3 trial[J]. Lancet Oncol,2010,11(2):121-128.

[3] BUROTTO M,MANASANCH E E,WILKERSON J,et al. Gefitinib and erlotinib in metastatic non-small cell lung cancer:a meta-analysis of toxicity and efficacy of randomized clinical trials[J]. Oncologist,2015,20(4):400-410.

[4] TANG Z H,JIANG X M,GUO X,et al. Characterization of osimertinib(AZD9291)-resistant non-small cell lung cancer NCI-H1975/OSIR cell line[J]. Oncotarget,2016,7(49):81598-81610.

[5] THRESS K S,PAWELETZ C P,FELIP E,et al. Acquired EGFR C797S mutation mediates resistance to AZD9291 in advanced non-small cell lung cancer harboring EGFR T790M[J]. Nat Med,2015,21(6):560-562.

[6] UCHIBORI K,INASE N,ARAKI M,et al. Brigatinib combined with anti-EGFR antibody overcomes osimertinib resistance in EGFR-mutated non-small-cell lung cancer[J]. Nat Commun,2017,8:14768.

12 纵隔淋巴结早期转移的肺腺癌

【病例简介】

患者男性,31 岁。主因"发现肺部结节 5 个月余"于 2017 年 10 月 25 日入院。患者 2017 年 5 月无明显诱因出现阵发性咳嗽,干咳为主,无明显昼夜规律,偶咳少量白痰,无痰中带血,伴发热,发热无时间规律性,体温最高达 39℃,喜出汗,无寒战、胸痛和气促等。就诊于当地医院,胸部 CT 发现:右肺下叶小结节,予以抗感染、抗病毒等治疗后,体温降至正常,病情好转出院(未复查 CT)。出院后患者仍有咳嗽,久咳后感前胸及后背和肩部胀痛,于 2017 年 7 月 16 日于外院查胸部 CT 示:右下肺多发小结节影,最大直径约 7mm。支气管镜检查示双肺各叶、段未见新生物,支气管刷片未见肿瘤细胞,抗酸染色阴性;2017 年 9 月 17 日再次就诊,复查胸部 CT 示:①右下肺新增病灶,位于右肺下叶外侧段近膈顶处;②原右肺下叶病灶较前大致相仿。自发病以来患者持续咳嗽,无发热,为求进一步诊治来我院,门诊以"肺部阴影待查"收住。起病以来,患者精神、食欲差,睡眠可,二便正常,体重较前下降近 20kg。

体格检查:T 36.2℃,P 76 次/min,R 20 次/min,BP 110/79mmHg。神清,皮肤、黏膜未见

异常,浅表淋巴结未触及肿大,未见出血点及皮疹,口唇无发绀,咽部无充血,颈静脉无怒张,甲状腺无肿大,胸廓对称无畸形,胸骨无压痛,叩诊清音,双肺呼吸音清,未闻及干、湿性啰音,无胸膜摩擦音,心率 76 次/min,律齐,无杂音,腹软,无压痛,肝脾未及,肠鸣音弱,四肢无水肿。

既往史及个人史:有原发性高血压病史 10 余年,血压最高达 160/110mmHg,平日服用"硝苯地平缓释片 30mg/d"降压,血压控制良好,余既往史无特殊。否认吸烟、酗酒史,无冶游史。

辅助检查:

外院系列胸部 CT 检查:2017 年 5 月 28 日(图 3-12-1A、B)首次发现右肺下叶多发小结节;2017 年 7 月 16 日胸部 CT 报告肺部感染;2017 年 9 月 17 日胸部 CT 发现右下肺新增病灶(图 3-12-1C、D)。

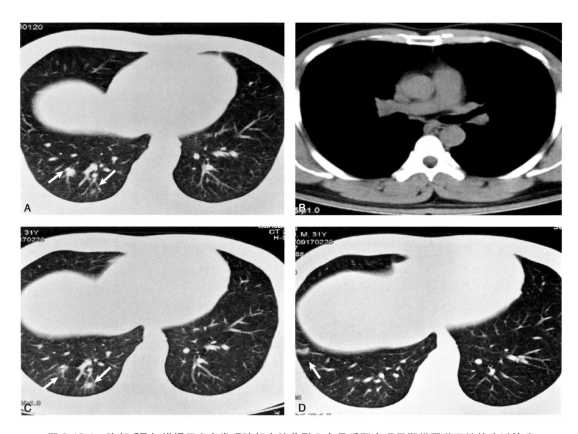

图 3-12-1　胸部 CT 扫描提示患者发现肺部小结节影 5 个月后即出现早期纵隔淋巴结的广泛转移

A. 右肺下叶多发小结节影,最大者直径约 7mm(白箭);B. 纵隔内未见明显肿大淋巴结;C. 右肺下叶多发小结节影同前(白箭);D. 右肺下叶外侧段近膈顶处新发小结节影(白箭)

肺功能检查(2017-07-20):肺通气功能正常,残气、残总比正常,肺弥散功能正常,呼气 NO 浓度:13μg/L,支气管激发试验阴性。

支气管镜检查(2017-07-24):双肺各叶、段管腔通畅,未见新生物,支气管刷片:未见肿瘤细胞,未找到抗酸杆菌。

初步诊断:

1. 肺部阴影待查

2. 高血压病 3 级

【病例解析】

问题 1：肺部多发小结节与患者咳嗽、消瘦之间是否有关联？

患者病情有如下特点：①年轻男性，症状为咳嗽、咳痰伴明显消瘦，慢性病程 5 个月余；②既往有高血压病史，血压控制良好；③体查无明显阳性体征；④外院胸部 CT 示右肺下叶多发小结节影，病程中有新发病灶；⑤外院检查肺功能正常；支气管镜检查无异常发现。综上所述，肺部小结节影伴明显消瘦需考虑以下可能：①慢性感染性：如结核、真菌等；②系统性消耗性疾病：如系统性肉芽肿性疾病、结缔组织病等；③累及肺部的恶性病变：肺癌、淋巴瘤、肺部转移性恶性病变等。为明确诊断做以下进一步检查。

辅助检查：

血常规：白细胞：$8.01×10^9$/L，中性粒细胞：69%，红细胞：$4.95×10^{12}$/L，血红蛋白：129g/L，血小板：$266×10^9$/L；

血生化：降钙素原：0.08ng/ml↑，钾：3.4mmol/L↓，肝肾功能正常；

血气分析：pH：7.435，$PaCO_2$：39.6mmHg，PaO_2：77.7mmHg↓，SpO_2：95.6%；

呼吸道病原体 IgM 抗体九联检测：均阴性，T-SPOT TB：阴性；

乳胶凝集试验(−)，HIV、RPR、TP：均(−)，G 试验、GM 试验：均正常；

肿瘤标志物：癌胚抗原 8.46μg/L，细胞角蛋白 19 片段 29.69ng/ml↑，神经元特异性烯醇酶 17.68ng/ml↑，鳞癌相关抗原 0.9ng/ml；

DIC：纤维蛋白原：4.6g/L↑，D-二聚体：9.56FEUmg/L↑，纤维蛋白原降解产物 22.4μg/ml↑；

免疫系列：IgE 736.8ng/ml↑，C 反应蛋白 51.6mg/L↑，血沉正常；

自身抗体系列：抗核抗体(+)，滴度 1∶3 200，cANCA(−)，pANCA(−)；

肺动脉 CTA（2017-10-26，图 3-12-2）：未见明显栓塞征象，纵隔内多发淋巴结肿大。

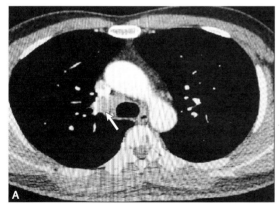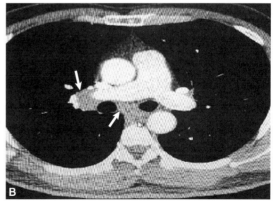

图 3-12-2　胸部 CT 示纵隔 4R 组淋巴结肿大（白箭，A）、纵隔 10R 组（白箭）与 7 组淋巴结肿大（白箭，B）

综上结果，可排除普通细菌感染、肺栓塞，亦不支持真菌感染（G 试验、GM 试验阴性）、肺结核（T-SPOT 阴性、血沉正常）等。为明确诊断仍需进一步检查。

问题 2：以纵隔淋巴结肿大为特征性表现的疾病有哪些？

患者抗核抗体(+)，滴度 1∶3 200，肿瘤标志物升高，肺动脉 CTA 显示多发纵隔淋巴结肿大，需考虑的疾病有：①自身免疫性疾病；②肺癌淋巴结转移；③淋巴瘤等。因此进一步行支气管镜及 EBUS-TBNA 检查。

支气管镜:气管及各级支气管管腔通畅,未见新生物。

支气管灌洗液病原学:可见正常菌群;抗酸染色:未见抗酸杆菌。

EBUS-TBNA:见 7 组淋巴结增大,回声不均匀,血供丰富,行穿刺送细胞涂片和组织病理。

纵隔 7 组淋巴结刷检:见少量恶性肿瘤细胞,倾向低分化非小细胞癌;

分子病理:出血坏死组织内见巢状异形上皮细胞,形态结构倾向腺癌。免疫组化结果:CK(+),VIM(-),CgA(-),Syn(-),TTF-1(-),WT-1(-),LCA(-),P63(部分+),Napsin A(-),P40(个别+);特殊染色结果:抗酸(-),特染 PAS(+),银染(-)。

至此,患者可明确诊断为肺腺癌伴纵隔淋巴结转移。遂行全身评估。

全身 PET-CT 检查:双肺粟粒影、双侧颈部淋巴结(左侧明显)、双侧锁骨区淋巴结、纵隔淋巴结、心膈角淋巴结、右肺门淋巴结、腹膜后淋巴结增大伴 FDG 代谢异常增高;多发骨质破坏(椎体、左侧肱骨、左侧肩胛骨、双侧锁骨、胸骨、肋骨、盆骨、双侧股骨),伴 FDG 代谢异常增高。结合病史,考虑恶性病变及其转移所致。

【最终诊断】

1. 肺腺癌 T1aN3M1c ⅣB 期(全身多处淋巴结、骨转移)
2. 高血压病 3 级

【治疗】

患者系晚期肺腺癌,无手术指征。将病理及血标本送检 WES 和 ctDNA 基因检测,明确是否存在敏感基因突变,从而选择合适的靶向治疗药物。因患者肿瘤进展迅速,基因检测过程需时较长,遂于 2017 年 10 月 28 日予以化疗 1 次。

化疗采用 AP 方案:培美曲塞 800mg D1+卡铂 400mg D1,同时予以抗过敏、止吐、护胃、保肝等治疗。

恶性肿瘤为肺栓塞危险因素之一,因患者 D-二聚体显著升高,因此予以低分子肝素 0.4ml/d 皮下注射,预防性抗凝。

用药次日,患者出现发热,体温最高达 38.4℃,伴全身疼痛不适、恶心、呕吐,但是咳嗽好转。

问题 3:患者化疗后为何出现发热?

化疗药物常见的不良反应包括:①胃肠道反应(最常见);②肝肾功能损害;③骨髓抑制:如血白细胞、血小板减少等;④其他,如:过敏反应、神经毒性、静脉炎和局部组织坏死等。患者复查血常规:白细胞:7.05×10⁹/L,中性粒细胞:93%,红细胞:5.5×10¹²/L,血小板:276×10⁹/L;降钙素原:正常。考虑化疗药物起效,引起大量肿瘤细胞坏死所致的癌性发热。给予患者萘普生 0.1g 口服,3 次/d,嘱多喝温开水,适当物理降温。第 3 天后患者体温恢复正常。

【随访】

患者于 2017 年 11 月 3 日出院,复查血常规:白细胞总数正常,中性粒细胞比值较前下降,为 76%;复查 D-二聚体为 4.48FEUmg/L↑,较前下降。出院后患者基因检测结果回报 EGFR 20 外显子 T790M 突变,故于 2017 年 11 月 10 日加用奥希替尼靶向治疗,并继续联合 AP 方案化疗。

2017 年 12 月 18 日患者完成 2 周期 AP 方案化疗后入院评估,复查血 D-二聚体结果正常,肺 CT 提示肺部结节基本消失,肺门及纵隔淋巴结明显缩小(图 3-12-3);全身骨扫描提示骨质破坏较前好转,全身浅表肿大淋巴结较前缩小。其他全身检查(包括头颅 MRI、腹部 B 超、前列腺 B 超)评估结果提示无新发病灶。

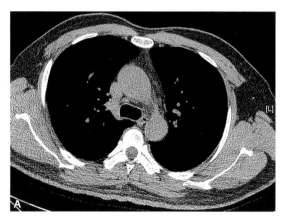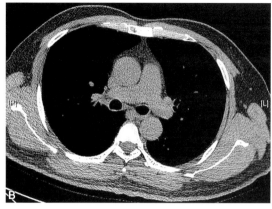

图 3-12-3　复查胸部 CT 扫描示纵隔窗可见 4R 组(A)、10R 组与 7 组(B)肿大淋巴结显著缩小

【病例点评】

1. 患者病情最大特点是肺部原发病灶小,而短期内病情快速进展,出现纵隔及全身淋巴结和骨的多发转移。磨玻璃样结节是肺部非特异性的 CT 影像学征象,常见于肺部良性疾病,如感染渗出早期、机化性肺炎、局灶性纤维化或出血等;而持续性存在的磨玻璃结节应高度怀疑为肺腺癌浸润前病变或早期浸润性肺腺癌的可能。此患者自发病到确诊,仅仅 5 个月时间,且病情进展迅速,短期内出现淋巴道转移,甚至骨转移。因此,肺腺癌发病年龄越轻,恶性程度越高,进展越快,预后越差,需要临床医生诊治过程中提高警惕。

2. 经支气管镜针吸活检(TBNA)主要应用于纵隔及肺门周围淋巴结良恶性病变的诊断、肺癌术前分期诊断及手术方式的选择。纵隔淋巴结由于结构的复杂性和位置的特殊性,一直是呼吸科医生鉴别诊断难点部位。目前主要检查方法有影像学检查(CT、MRI、PET-CT)、纵隔镜检查、针刺活检术(TBNA、EBUS-TBNA)。CT、MRI、PET-CT 作为无创检查,表现出较高的敏感性,但在鉴别诊断纵隔良恶性病变中特异度较低,存在一定的误诊率。纵隔镜检查术作为纵隔疾病诊断的金标准,创伤性较大,而且对肺门区病变无法进行有效检查。随着 TBNA 技术的出现,特别是 EBUS-TBNA 技术的出现,在诊断纵隔淋巴结良恶性和肺癌分期中具有较高的准确性,而且安全性高、操作性好,已越来越多地应用于纵隔和肺门疾病的诊断。

(黄畅宇　章鹏　夏敬文　李圣青)

────────── 【参考文献】 ──────────

1. GARFIELD D H,CADRANEL J L,WISLEZ M,et al. The bronchioloalveolar carcinoma and peripheral adenocarci-noma spectrum of diseases[J]. J Thorac Oncol,2006,1(4):344-359.

2. 侯刚,王玮,胡雪君,等.经支气管针吸活检术在支气管管腔通畅的肺及纵隔病变中的诊断价值[J].中国现代医学杂志,2011,21(29):3669-3671,3675.

3. NAVANI N,NANKIVELL M,WOOLHOUSE I,et al. Endobronchial ultrasound-guided transbronchial needle aspi-ration for the diagnosis of intrathoracic lymphadenopathy in patients with extrathoracic malignancy:a multicenter study[J]. J Thorac Oncol,2011,6(9):1505-1509.

13 *EGFR exon19del* 突变阳性小细胞肺癌

【病例简介】

　　患者女性,77 岁,主因"咳嗽,痰中带血 5 天"入院。患者于 2018 年 1 月 1 日无明显诱因间断出现咳嗽,痰中带鲜血,量不多,无胸闷、气喘,无胸痛、气急,无发热、盗汗和体重下降,于当地医院查血肿瘤标志物 CEA 增高。外院胸部 CT 扫描示右肺下叶可见大小约 4.3cm×4.1cm 的不规则软组织影,边缘毛糙,可见毛刺,分叶及胸膜凹陷征;右肺门淋巴结肿大,隆突下淋巴结增大(图 3-13-1)。骨扫描示左前第 3、6 肋骨局限性浓聚。头颅 MRI 未见明显异常。腹部与浅表淋巴结超声检查未见明显异常。为进一步诊治入我科。患病以来精神好,胃纳可,睡眠好,大小便正常,无体重明显下降。

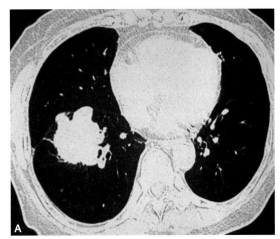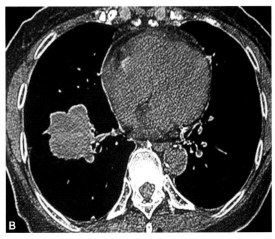

图 3-13-1　外院胸部 CT 扫描(2018-01-01)示右肺下叶大小约 4.3cm×4.1cm 的不规则软组织肿块影,边缘毛糙,可见毛刺征及分叶征

A.肺窗;B.纵隔窗

　　入院查体:T 36.7℃,P 75 次/min,R 15 次/min,BP 130/70mmHg,MEWS 1 分,身高151cm,体重 40kg,指脉氧饱和度:97.1%。神志清楚,发育正常,营养好,步入病房。全身皮肤、黏膜未见异常,全身浅表淋巴结无肿大。头颅无畸形,眼睑正常,睑结膜未见异常,巩膜无黄染。双侧瞳孔等大等圆,对光反射灵敏。耳郭无畸形,外耳道无异常分泌物,无乳突压痛。外鼻无畸形,鼻通气良好,鼻中隔无偏曲,两侧鼻旁窦区无压痛。口唇无发绀。双腮腺区无肿大。颈软,无抵抗,颈静脉无怒张,气管居中,甲状腺无肿大。胸廓对称无畸形,胸骨无压痛。双肺呼吸音清晰,未闻及干、湿性啰音。心率 75 次/min,律齐,各瓣膜听诊区未闻及杂音。腹平软,全腹无压痛及反跳痛,肝脾肋下未触及,肝肾区无叩击痛。脊柱、四肢无畸形,关节无红肿,无杵状指(趾),双下肢无水肿。肌力正常,肌张力正常,生理反射正常,病理反射未引出。

　　既往史及个人史:否认肝炎、结核史。否认手术、外伤史。否认食物、药物过敏史。既往因冠心病于 2017 年 6 月行局麻下冠脉造影及 PCI 术,术中植入支架 3 枚。目前服用"阿司匹林、氯吡格雷和阿托伐他汀"治疗。

初步诊断:

1. 右肺阴影待查:肺癌?
2. 冠心病:冠脉支架植入术后,心功能Ⅰ级

【病例解析】

问题1:如何明确诊断?

患者病情特点如下:①老年女性,有冠心病支架植入术病史;②以咳嗽、痰中带血起病;③外院胸部CT提示右肺占位;骨扫描示左前第3、6肋骨局限性浓聚;④肿瘤标记物CEA增高。综合以上病情特点,考虑周围型肺癌可能性大,拟进一步行支气管镜检查,完善全身评估,明确肺癌分期。

电子支气管镜检查(2018-01-09):镜下未见明显异常。

EBUS-GS检查(2018-01-09):见右下叶前基底段不规则回声区,密度欠均匀,行刷检及活检(图3-13-2)。

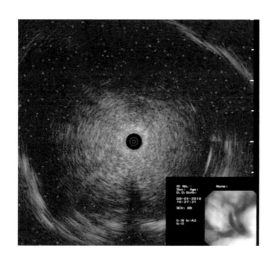

图3-13-2 支气管镜EBUS-GS检查见右下叶前基底段不规则回声区,密度欠均匀

支气管镜刷片细胞学病理(2018-01-10)提示:右肺腺癌。

支气管镜活检组织病理和分子病理(2018-01-12)提示:右肺小细胞肺癌(图3-13-3,图3-13-4)。

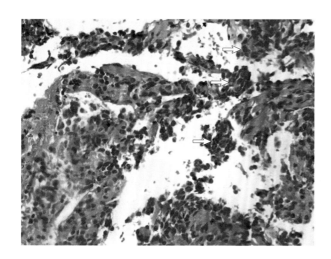

图3-13-3 支气管镜TBLB活检病理(HE,×200):(右下叶前基底段)小细胞癌(白箭)

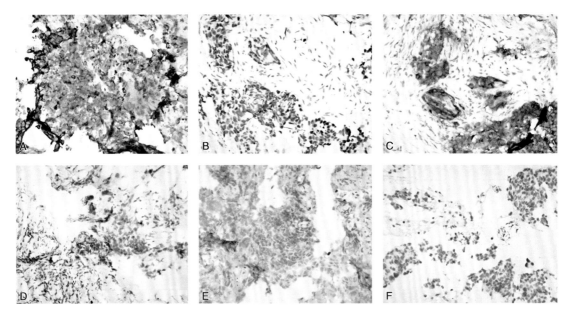

图 3-13-4   免疫组化染色结果(×200)符合小细胞肺癌诊断
A. CK(+);B. TTF-1(+);C. Syn(+);D. Napsin A(−);E. P63(−);F. WT-1(−)

问题 2:患者究竟是肺腺癌还是肺小细胞癌?

国内外肺癌相关指南均将分子病理列为肺癌病理诊断的金标准。该患者分子病理中 CK(+)表明其为上皮来源,TTF-1(+)表明其为甲状腺或肺来源,肺来源者多见于腺癌和小细胞肺癌;神经内分泌标记 Syn(+),提示肿瘤具有神经内分泌活性,通常为小细胞肺癌的特征性标记物,腺癌标记物 NapsinA(−),鳞癌标记物 P63(−),P40(−)。分子病理符合小细胞肺癌的诊断。

问题 3:如何解释细胞病理与组织病理不一致?

晚期肺癌具有显著的空间与时间异质性,在同一时间不同部位的活检与同一部位不同时间的活检组织病理都会有较大差异,这种差异可以表现为组织学类型、分化状态与基因突变类型的差异。已有多篇文献报道肺腺癌在治疗过程中可以向小细胞肺癌转化。肿瘤内部异质性与染色体不稳定及突变有关,不同病理类型肺癌的基因突变有明显差异。患者血 CEA 显著升高,且细胞学病理提示腺癌,表明此患者肺癌存在很大的异质性。由于患者拒绝化疗,故建议该患者行基因检测了解突变情况以判断能否使用靶向药物。该患者 WES 检测结果显示 *EGFR exon19del* 突变(频率 25.91%);*PTEN* 缺失突变(频率 1.31%);*TP53* 错义突变(频率 0.49%),*GNAS* 错义突变(频率 0.52%),*FBXW7* 错义突变(频率 1.01%)。该患者基因检测结果发现非鳞非小细胞肺癌多见的 EGFR 敏感突变,临床极为罕见,推测与肺癌异质性有关。

【最终诊断】

1. 右肺小细胞癌   T2N2M1b,广泛期,PS 1 分,*EGFR exon19del* 阳性
2. 冠心病   冠脉支架植入术后,心功能 Ⅰ 级

问题 4:如何制定治疗方案?

广泛期小细胞肺癌的一线治疗仍然首选依托泊苷联合铂类的双药方案(EP)化疗。患者 WES 检测结果显示 *EGFR exon19del* 高频突变,对于 *EGFR* 靶向药物可能敏感。据既往个案报道小细胞肺癌 *EGFR* 靶向治疗有效,故于 2018 年 1 月 28 日起予以靶向治疗。

【治疗】

吉非替尼 250mg/d,口服。

【随访】

患者用药 1 个月后咳嗽、咳痰明显好转,CEA 降至正常;复查胸部 CT(图 3-13-5)示肿块缩小约 41.6%,按照 RECIST 标准,肺癌部分缓解(PR)。患者口服吉非替尼的 PFS 为 11 个月,总生存期为 15 个月。

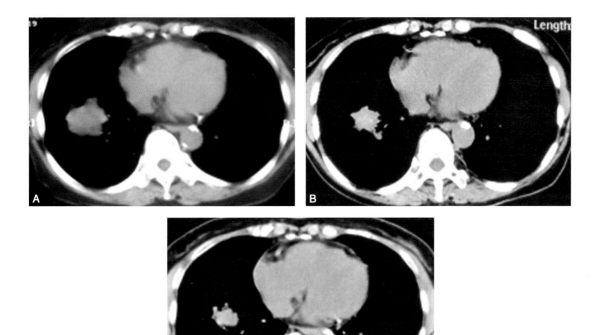

图 3-13-5　吉非替尼治疗前后病灶变化,提示吉非替尼治疗有效,病灶逐渐缩小,部分缓解(PR)

A. 吉非替尼治疗前(2018-01-01)肿块 4.3cm×4.1cm;B. 口服吉非替尼 2 个月后(2018-02-24)肿块 2.7cm×2.9cm;C. 口服吉非替尼 4 个月后(2018-04-03)肿块 2.3cm×2.6cm

【病例点评】

小细胞肺癌(SCLC)恶性程度高,对放疗和化疗均较敏感,局限期 SCLC 首选同步放化疗;广泛期 SCLC 首选 EP 方案全身化疗。基因检测表明不同病理类型肺癌的基因突变谱有差异,小细胞肺癌位于前列的突变基因为 *TP53*,*RB1*,*PTEN* 和 *MYC* 等。常见于非小细胞肺癌的 *EGFR* 敏感突变在小细胞肺癌中也有报道,其 *EGFR* 敏感突变的检出率约为 0~5%。此例患者口服靶向药物吉非替尼治疗 PFS 为 11 个月,与非鳞非小细胞肺癌的 PFS 数据相近,提示对于检出 *EGFR* 敏感突变的肺癌患者,无论是 SCLC 还是 NSCLC 的组织学类型,*EGFR* 靶向治疗的临床疗效相近。

（龚益　周仲文　李圣青）

——————————【参考文献】——————————

[1] de BRUIN E C, MCGRANAHAN N, MITTER R, et al. Spatial and temporal diversity in genomic instability processes defines lung cancer evolution[J]. Science, 2014, 346(6206): 251-256.

[2] FANG L, HE J, XIA J, et al. Resistance to epithelial growth factor receptor tyrosine kinase inhibitors in a patient with transformation from lung adenocarcinoma to small cell lung cancer: A case report[J]. Oncol Lett, 2017, 14(1): 593-598.

[3] BYERS L A, RUDIN C M. Small cell lung cancer: where do we go from here[J]? Cancer, 2015, 121(5): 664-672.

14　小细胞肺癌并发兰伯特-伊顿肌无力综合征

【病例简介】

患者男性,45岁,主因"四肢乏力伴饮水呛咳10个月余"于2015年12月入院。患者2015年1月起无明显诱因下出现突发头晕、四肢乏力、行走不稳,后出现口齿不清、饮水呛咳、吞咽困难,久坐后出现胸闷、呼吸困难。2015年2月,患者于外院行腰椎穿刺脑脊液检查提示蛋白升高,肌电图检查正常。予以丙种球蛋白25g/d静滴,共计5天,并予营养神经等治疗,症状好转后出院。2015年11月,患者外院行腰穿脑脊液检查提示蛋白0.62g/L,肌电图提示肌源性损害,低频重复电刺激波幅递减,高频重复电刺激后电位幅度增大超过100%,新斯的明试验(+)。外院胸部CT提示两侧肺门、纵隔多发肿大淋巴结,诊断为"兰伯特-伊顿肌无力综合征",予以溴比斯的明、泼尼松等药物口服治疗,并建议行纵隔淋巴结活检。患者为进一步求治于我院就诊。

入院查体: T 36.7℃, P 109次/min, R 20次/min, BP 133/103mmHg。轮椅推入病房,神志清楚,精神欠佳,全身浅表淋巴结无明显肿大。口唇无发绀,颈静脉无怒张,双肺呼吸音清晰,未闻及干、湿性啰音。律齐,各瓣膜听诊区未闻及明显杂音;全腹无压痛,无肌紧张及反跳痛。脊柱、四肢无畸形,关节无红肿,无杵状指(趾),双下肢无水肿。肌力减退,双上肢近端肌力4级,远端肌力5级,双下肢近端肌力4-,远端肌力5-,肌张力正常,生理反射正常,病理反射未引出。

既往史及个人史: 吸烟20余年,每日半包,戒烟半年。否认饮酒史。

辅助检查:

血常规:白细胞:5.14×10⁹/L;红细胞:4.32×10¹²/L;中性粒细胞:55.8%;血红蛋白:132g/L。

凝血功能:纤维蛋白原定量:2.50g/L, D-二聚体:0.29FEUmg/L。

肝、肾功能及电解质:无明显异常。

心肌酶谱:肌酸激酶:25U/L↓,乳酸脱氢酶:228U/L↑。

初步诊断:

1. 纵隔阴影待查

2. 兰伯特-伊顿肌无力综合征

【病例解析】

问题1:患者纵隔阴影性质为何?

患者中年男性,入院前查肺部CT提示两侧肺门、纵隔多发肿大淋巴结,结合既往长期吸烟史,需考虑恶性占位可能,但需要与淋巴结结核、纵隔真菌感染、淋巴瘤和结节病等相鉴别。

入院后查肿瘤标志物:鳞癌相关抗原:0.70ng/ml,癌胚抗原:5.32μg/L,糖类抗原125:41U/ml↑,糖类抗原15-3:8.82U/ml,糖类抗原19-9:19.07U/ml,糖类抗原72-4:1.42U/ml,细胞角蛋白19片段:4.26ng/ml↑,神经元特异性烯醇酶:56.02ng/ml↑。

血清T-spot:抗原A:0,抗原B:0。

G试验:阴性;自身抗体系列:阴性。

排除禁忌后行常规支气管镜检查:术中见咽喉正常,左右声带活动对称、开闭良好,主气管通畅,隆突增宽,右主支气管黏膜增厚,右上下叶间嵴增宽,右主支气管管腔狭窄,于右主支气管开口处活检送细胞与组织病理。

EBUS检查:纵隔4R、7组淋巴结增大,血供丰富,行EBUS-TBNA活检送细胞与组织病理。

病理报告:见恶性肿瘤细胞,小圆细胞恶性肿瘤,为小细胞癌(图3-14-1)。

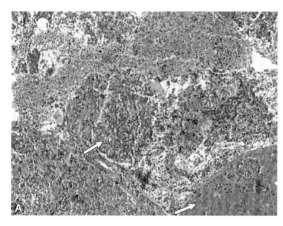
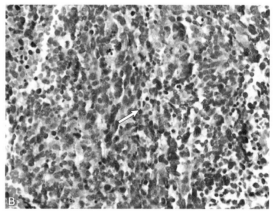

图3-14-1　纵隔4R淋巴结穿刺病理(2015-12-13)

A.镜下见大量成团的体积较小的异形细胞,周围见出血及少量淋巴细胞(白箭)(HE,×100);B.高倍镜下见局部结构紊乱,细胞较小,呈燕麦状(白箭),核深染,核仁不清,胞质稀少,呈嗜碱性,符合小细胞癌表现(HE,×400)

问题2:如何解释患者四肢乏力等临床表现?是否与小细胞肺癌相关?

结合患者入院前肌电图提示肌源性损害,低频重复电刺激波幅递减表现,高频重复电刺激后电位幅度增大超过100%,考虑患者罹患小细胞肺癌的副癌综合征之一——兰伯特-伊顿肌无力综合征(LEMS),又称肌无力综合征。这是一种累及神经-肌肉接头突触前膜的自身免疫性疾病。致病的自身抗体直接抑制了神经末梢突触前的压力门控钙通道(VGCC)从而导致了LEMS肌无力症状。临床根据症状、体征、电生理检查和抗体检测诊断LEMS。临床典型的三联征包括近端肌无力、自主神经症状和反射消失。中老年男性肺癌患者亚急性发病,出现肢体近端对称性无力或易疲劳;患肌用力收缩后肌力短暂增强,持续收缩后呈病态疲劳;口干、括约肌功能障碍、肌痛和腱反射减弱。LEMS分为小细胞肺癌相关性LEMS(SCLC-LEMS,占50%~

87%)和非肿瘤性 LEMS(NT-LEMS,约占 13%~50%)两大类,后者多伴有其他自身免疫性疾病。至此,患者诊断明确。

【最终诊断】

1. 小细胞肺癌(局限期)
2. 副癌综合征 兰伯特-伊顿肌无力综合征

问题3:兰伯特-伊顿肌无力综合征的治疗原则如何?

治疗原则为治疗原发病,针对小细胞肺癌的治疗可以使神经系统症状获得改善。姑息性手术切除肺癌组织,减轻瘤负荷,也可改善肌无力症状。若无合并肿瘤证据,应随访 3 年以上,定期复查,同时给予泼尼松 1mg/(kg·d)口服,硫唑嘌呤 2~3mg/(kg·d)口服,症状好转或缓解后泼尼松和硫唑嘌呤应逐渐减量。非肿瘤患者也可采用反复血浆置换、泼尼松与硫唑嘌呤联合应用,取得很好疗效。溴吡斯的明等药物能改善部分患者的无力症状,临床上可尝试用于对症治疗。

【治疗】

患者系局限期小细胞肺癌,应采用同步放化疗,经反复沟通,患者及家属要求先行化疗。具体治疗方案如下:

1. EP 化疗方案 依托铂苷 150mg(D1~3)+奈达铂 125mg(D1),21 天为 1 个周期。
2. 溴吡斯的明片 60mg/次,3 次/d,口服。

【随访】

患者于我院完成三周期化疗后复查胸部 CT 示纵隔、肺部病灶显著缩小,疗效评估为 PR,肌无力症状较前明显改善,日常生活可基本自理。后于当地医院继续完成后续治疗。

【病例点评】

1. 兰伯特-伊顿肌无力综合征是突触前膜 Ach 释放异常引起的神经-肌肉接头病。约 2/3 的患者伴发肿瘤,其中 80% 为小细胞肺癌,在肺癌确诊前后均可出现。因此,诊断兰伯特-伊顿肌无力综合征即意味着潜在肿瘤,尤其小细胞肺癌的可能性很大,需要对此类患者进行全面的肿瘤筛查,争取早诊断、早治疗。

2. 兰伯特-伊顿肌无力综合征的诊断主要依靠临床表现和电生理检查。目前认为高频重复电刺激增幅在 100% 以上对于诊断 LEMS 具有特异性。

3. 兰伯特-伊顿肌无力综合征的治疗应按照是否合并肿瘤而采用不同的治疗原则,明确伴有恶性肿瘤者,应首选有效的抗肿瘤治疗;未发现肿瘤证据者,应随访 3 年以上,进一步排除肿瘤可能。可采用血浆置换、激素和免疫抑制剂等联合治疗。对于肌无力症状严重者,可采用胆碱酶抑制剂改善症状。

(巨默涵 夏敬文 李圣青)

──────────── 【参考文献】 ────────────

[1] 周磊,赵重波,乔凯,等. Lambert-Eaton 综合征(LEMS)20 例临床特点分析[J]. 复旦学报(医学版),2014,41(3):348-351.

[2] SCHOSER B,EYMARD B,DATT J,et al. Lambert-Eaton myasthenic syndrome(LEMS):a rare autoimmune pre-synaptic disorder often associated with cancer[J]. J Neurol,2017,264(9):1854-1863.

15 奥希替尼长期维持肺腺癌 *EGFR L858R/ V834L* 突变患者稳定

【病例简介】

患者女性,61 岁,因"确诊肺腺癌 1 年余,腹胀半个月"入院。患者于 2015 年 7 月出现乏力,无发热、咳嗽、咳痰、胸闷、胸痛和咯血。于外院体检行胸部 CT 检查发现左肺部占位伴胸腔积液。胸腔积液查见腺癌细胞,确诊为左肺腺癌 T2N2M1a Ⅳ 期,PS 0 分,排除禁忌后于外院以培美曲塞联合铂类方案进行 9 次化疗。2016 年 6 月患者于外院行腹部 MR 示肝脏多发转移灶,胸腔积液肿瘤细胞行基因检测示 21 号外显子 L858R 错义突变,遂于 2016 年 6 月 30 日予以盐酸埃克替尼 125mg/次,3 次/d 口服靶向治疗,服药后患者病情较前好转。2016 年 12 月患者出现头晕,至外院就诊,行头颅 CT 示颅内多发转移灶,遂于 2016 年 12 月 28 日至 2017 年 1 月 10 日予以头颅放射治疗 10 次,辅以甘露醇、地塞米松对症治疗,治疗后患者头晕等症状明显缓解。2017 年 1 月初患者出现胸闷、腹胀,呈进行性加重,伴胃纳差、便秘,行胸部 CT 示:左肺大量胸腔积液,左肺膨胀不全,腹部 CT 示腹腔积液。为进一步诊治收住入院(图 3-15-1)。

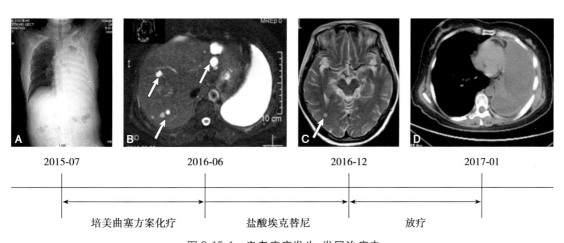

| 2015-07 | 2016-06 | 2016-12 | 2017-01 |

培美曲塞方案化疗　　　　盐酸埃克替尼　　　　　放疗

图 3-15-1　患者疾病发生、发展治疗史

患者 2015 年 7 月以左侧胸腔积液起病(A),确诊肺腺癌伴胸膜转移,给予培美曲塞方案化疗;2016 年 6 月,病情进展发现腹水和肝脏转移灶(白箭)(B),基因检测提示 *EGFR exon21 L858R* 突变,给予盐酸埃克替尼口服;2016 年 12 月发现颅脑多发转移灶(白箭)(C),给予颅脑放疗后病情缓解;2017 年 1 月胸腔积液(D)和腹水加重,入我院治疗

入院查体: T 36.5℃,P 82 次/min,R 25 次/min,BP 110/60mmHg。推入病房,精神委靡,颜面水肿,全身浅表淋巴结未触及肿大;颈软,无抵抗,气管居中,左侧胸廓塌陷,语颤减弱,呼吸动度减弱,未触及胸膜摩擦感,叩诊实音;右肺呼吸音粗,未闻及干、湿性啰音,左肺呼吸音低。心率 82 次/min,律齐,腹软,脐周有压痛,无肌紧张及反跳痛,肝肋下三横指,脾肋下未触及,双肾无叩击痛,移动性浊音阳性,肠鸣音 4 次/min。双下肢凹陷性水肿。生理反射正常,病理反射未引出。

既往史及个人史: 帕金森病史 10 年,多巴丝肼治疗中。

辅助检查：

肿瘤标志物：CEA：8.1μg/L，CA125：151.6U/ml↑，CA724：56.52U/ml↑，NSE：25.33ng/ml，CA153、CA199、CY211 和 AFP 未见异常升高。

肝功能：ALT：29U/L，AST：41U/L，白蛋白：34g/L。

血常规、肾功能、电解质未见明显异常。

胸腹部 B 超：大量腹水，盆腔较深约 80mm；左侧胸腔大量积液，右侧未见明显胸腔积液。

初步诊断：

1. 左肺腺癌 T2N2M1c IVB 期，PS 4 分，*EGFR exon21 L858R* 突变

2. 帕金森病

【病例解析】

问题 1：患者使用盐酸埃克替尼后疾病快速进展的原因？

研究表明肺癌患者一线使用一代 EGFR-TKI 类药物，平均 9~14 个月出现耐药。耐药原因有多种，其中 *T790M* 突变达 60%，除此之外还有 PI3K 持续活化、MET 扩增、其他罕见突变和小细胞肺癌转化等。此患者使用埃克替尼不足 5 个月即出现脑转移，与患者二线使用靶向药有关。因此，为最大限度地提高 EGFR-TKI 的疗效，肺癌患者应在初诊时即做基因检测，争取 EGFR-TKI 一线使用，争取更长的 PFS。

问题 2：患者一代 EGFR-TKI 耐药原因是什么？

肺癌靶向治疗耐药后的最佳诊疗方案为二次活检和再次基因检测，以明确患者 EGFR-TKI 耐药的原因。由于患者处于衰竭状态，不能耐受任何有创检查，因此，我们将患者胸腔积液送检细胞学检查，送血 ctDNA 基因检测。

胸腔积液细胞学检查：查见腺癌细胞。

血 ctDNA 基因检测：EGFR exon21 L858R 突变，突变频率 0.48%。

胸腔积液肿瘤细胞基因检测：EGFR exon21 L858R 突变，突变频率 0.98%；EGFR exon21 V834L 突变，突变频率 0.68%。肿瘤突变负荷（MTB）：21.35mut/Mb。

综合分析，患者仍为 EGFR L858R 突变，合并同样 21 外显子的 V834L 突变，未发现 EGFR T790M 突变、其他耐药突变和肺癌组织类型的转变。综合分析 EGFR 21 外显子的 V834L 突变有可能是患者耐药的原因。

问题 3：如何选择用药？

患者一代盐酸埃克替尼已耐药，PS 评分 4 分，不能耐受任何化疗。患者肿瘤突变负荷较高，可选择免疫治疗，因经济负担较重，患者及家属暂不考虑。二代 EGFR-TKI 阿法替尼由于是与 EGFR 不可逆性的结合，文献报道对很多少见突变有比较好的疗效，但是患者有腹水，消化道症状较严重，家属担心患者不能耐受。我们文献复习发现 2017 年发表的一篇研究表明对于 EGFR 敏感突变阳性的患者将三代 EGFR-TKI 奥希替尼作为一线用药，中位无进展生存期达到 22.1 个月，客观缓解率达到 66.7%。该项研究中包括 5 例 EGFR 罕见突变（G719X、G719X/S7681、L861Q）阳性患者，予奥希替尼治疗后有 3 例可部分或完全缓解。我们推测该患者合并的 V834L 突变可能对奥希替尼与 EGFR 结合的影响较小，结合患者存在脑转移，奥希替尼对颅脑病灶控制率高，可试用观察。

【治疗】

1. 奥希替尼 80mg/d，口服；

2. 抽胸腔积液、腹水,缓解症状,胸、腹腔注射 IL-2,200 万单位,2 次/周,共计 2 次。

【随访】

患者口服奥希替尼后,一般状况明显改善,无特殊不适主诉。PS 评分 1 分,日常生活可以自理。2017 年 12 月 11 日复查胸部 CT 示病情稳定(SD)(图 3-15-2)。

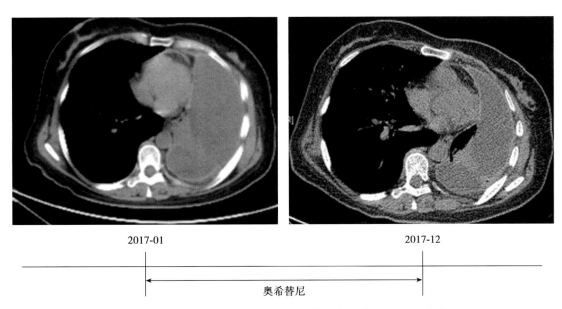

图 3-15-2　复查胸部 CT 提示:胸腔积液较前减少,病情基本稳定

【病例点评】

1. 本次入院后行 ctDNA 和胸腔积液肿瘤细胞基因检测结果不完全一致,胸腔积液发现 EGFR V834L 突变,而 ctDNA 基因检测未发现。可能有以下原因:①肿瘤的异质性。晚期肺癌由多个亚克隆组成,不同亚克隆的基因突变组成差异明显,带来肿瘤细胞增殖与侵袭能力的差异。此患者的检测情况可理解为胸膜转移的亚克隆与其他亚克隆的基因突变差异。②二代基因检测技术差异。胸腔积液肿瘤细胞基因检测无需较高测序深度即可检测出低频突变;ctD-NA 由于含量低,需要很高的测序深度,即使如此,很多低频突变也很难测出,这也是 ctDNA 基因检测未发现 EGFR V834L 突变的一个重要原因。

2. EGFR 少见突变是部分患者一代 EGFR-TKI 耐药的原因。奥希替尼作为三代 TKI 主要针对 EGFR T790M 突变患者。此例患者的临床实用经验告诉我们对于 EGFR L858R/V834L 突变患者,奥希替尼可长期维持患者病情稳定。

(古丽努尔·吾买尔　夏敬文　李圣青)

━━━━━━━━━━━━ 【参考文献】 ━━━━━━━━━━━━

[1] WU Y L,SAIJO N,THONGPRASERT S,et al. Efficacy according to blind independent central review:Post-hoc analyses from the phase III, randomized, multicenter, IPASS study of first-line gefitinib versus carboplatin/paclitaxel in Asian patients with EGFR mutation-positive advanced NSCLC[J]. Lung Cancer, 2017, 104:119-125.

[2] SHI Y K,WANG L,HAN B H,et al. First-line icotinib versus cisplatin/pemetrexed plus pemetrexed mainte-

nance therapy for patients with advanced EGFR mutation-positive lung adenocarcinoma (CONVINCE): a phase 3, open-label, randomized study[J]. Ann Oncol, 2017, 28(10): 2443-2450.

[3] WU S G, SHIH J Y. Management of acquired resistance to EGFR TKI-targeted therapy in advanced non-small cell lung cancer[J]. Mol Cancer, 2018, 17(1): 38.

[4] RAMALINGAM S S, YANG J C, LEE C K, et al. Osimertinib As First-Line Treatment of EGFR Mutation-Positive Advanced Non-Small-Cell Lung Cancer[J]. J Clin Oncol, 2018, 36(9): 841-849.

16 变应性支气管肺曲霉菌病合并早期肺癌

【病例简介】

患者女性,51 岁,家庭主妇。主因"咳嗽、咳痰 1 年余"就诊。患者 2016 年 8 月无明显诱因下出现间断性咳嗽、咳痰,多为白色泡沫样痰,偶有黄脓痰,晨起为著,无明显季节性,无咯血、胸痛、胸闷、气急、声音嘶哑,无长期低热、午后盗汗、消瘦,无鼻塞、流涕、咽痛、咽痒、反酸、嗳气、胸骨后烧灼感等其他不适。自述外院痰培养阴性。2017 年 9 月 7 日外院行肺 CT 报告"左肺门占位伴左上肺阻塞性肺不张及炎症,右肺下叶磨玻璃结节"。为进一步治疗收入院。追问病史,患者幼年时有"哮喘病史",自述已治愈。近 10 年无药物治疗,无憋喘发作,活动耐力无明显下降。患病以来精神可,胃纳可,睡眠可,大小便正常,体重无明显下降。

入院查体:T 37℃,P 69 次/min,R 13 次/min,BP 124/71mmHg,身高 163cm,体重 55kg。神清,步入病房。全身皮肤黏膜未见异常,无肝掌,未见瘀点、瘀斑,未见皮疹,巩膜无黄染,睑结膜无充血,全身浅表淋巴结未触及肿大。口唇无发绀,咽部无充血,扁桃体无肿大。胸廓对称无畸形,胸骨无压痛;双肺呼吸音稍粗,左肺上叶可闻及湿性啰音。心前区无隆起,心界无扩大,心率 69 次/min,律齐,各瓣膜听诊区未闻及杂音。腹软,全腹无压痛及反跳痛,肝、脾肋下未触及,肝肾无叩痛,肠鸣音 4 次/min。双下肢无水肿。四肢肌力正常,生理反射正常,病理反射未引出。

既往史、个人史、家族史、婚育史:否认肝炎、结核等传染病史,否认结核接触史。否认手术外伤史。否认食物药物过敏史。否认疫区接触史。否认有毒有害物质接触史。无吸烟、酗酒史。家族史无特殊。已婚已育,家人体健。

辅助检查:暂无。

初步诊断:

1. 左肺门占位,性质待查

2. 肺部结节,性质待查

【病例解析】

问题 1:患者初步诊断左肺占位,如何进一步检查明确诊断?

患者病史有如下特点:①中年女性;②既往有哮喘病史,否认吸烟、ACEI 类降压药物应用史;③咳嗽咳痰 1 年余,慢性起病;④外院行肺 CT "左肺门占位伴左上肺阻塞性肺不张及炎症,左肺上叶炎症,右肺下叶磨玻璃结节",综合以上病情特点,患者长期慢性咳嗽咳痰与左上肺病灶关系较大,拟根据症状体征复查胸部 CT 评估疗效,行血清学相关检查、气管镜等病原学及组织学检查明确诊断及鉴别诊断。

实验室检查:

血常规(2018-04-17):白细胞:5.25×10⁹/L,中性粒细胞:54.3%,淋巴细胞:33.1%,嗜酸性粒细胞:4.8%,血红蛋白:134g/L,血小板:311×10⁹/L;CRP:6.89mg/L,ESR:7mm/h,PCT:0.09ng/ml↑。

肿瘤标志物(2018-04-17):CA125:36.84ng/ml↑,余无异常增高。

T-spot(2018-04-17):阳性,抗原 A(ESAT-6):19,抗原 B(CFP-10):10。

血免疫球蛋白 IgE(2018-04-17):1 137.6ng/ml↑。

支气管镜检查(2018-04-18):左上叶固有段被较多脓性分泌物堵塞管口,吸除后管腔通畅,未见新生物。

胸部 CT 增强(2018-04-19):左肺上叶前段支扩伴感染,右肺下叶背段 8mm 磨玻璃结节(图 3-16-1)。

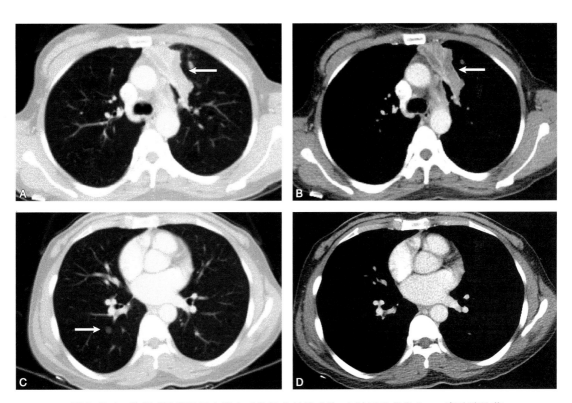

图 3-16-1　胸部 CT 增强示左肺上叶前段支扩伴感染,右肺下叶背段 8mm 磨玻璃结节

A、B. 白箭示支气管扩张,腔内见液性暗区;C. 白箭示磨玻璃影;D. C 图的纵隔窗表现

肝功能、肾功能、电解质、血脂全套、DIC、细胞体液免疫、自身免疫抗体、乳胶凝集实验、G实验、HIV 抗体:均阴性。

综合以上检查结果患者慢性咳嗽咳痰考虑左肺上叶支气管扩导致的分泌物引流不畅所致,而左上肺反复不张及炎性病变也考虑与此相关。患者经支气管镜吸除脓性分泌物后症状明显好转。

问题 2：患者右肺下叶背段磨玻璃结节如何明确其性质？

患者肺部 CT 示：右肺下叶背段 8mm 磨玻璃结节，从肺部 CT 来看属于纯磨玻璃结节，需考虑肺癌可能。2017 年 4 月 27 日转胸外科行胸腔镜下肺段切除术 VAST 右下叶背段切除，术后病理示（右下肺）微浸润性腺癌，以贴壁型生长为主，肿瘤浸润胸膜，切缘未见肿瘤累及，送检 4 组淋巴结 3 枚，7 组淋巴结 1 枚，9 组淋巴结 1 枚，10 组淋巴结 1 枚，12 组淋巴结 2 枚，均未见肿瘤转移（0/8+）。手术过程顺利。至此肺部结节诊断明确。

问题 3：患者支气管扩张症的原因是什么？

患者入院后肺部 CT 明确为支气管扩张症，入院后予以左氧氟沙星 0.5g，1 次/d 联合头孢哌酮/舒巴坦 3.0g，2 次/d，经验抗感染，同时复查支气管镜，随访血常规、血沉、CRP、PCT、曲霉特异 IgE 等检查。

血常规（2018-05-02）：白细胞：10.08×10^9/L ↑，中性粒细胞：76.7%，嗜酸性粒细胞：3.2%；ESR：52mm/h ↑，CRP：14.2mg/L ↑，PCT：0.03ng/ml。

T-spot（2018-05-02）：阴性，抗原 A（ESAT-6）：0，抗原 B（CFP-10）：0。

曲霉特异 IgE（2018-05-04）：0.65ng/ml ↑。

支气管镜（2018-05-03）：左上叶尖段支气管可见脓性分泌物堵塞，吸除坏死分泌物，局部生理盐水灌洗送检病原学，真菌直接镜检阳性，见丝状真菌生长。

肺功能（2018-05-03）：总呼吸道阻力增高，轻度混合型肺通气功能障碍，小气道闭陷，FEV_1/FVC：83.8%，吸气肌肌力减退，呼吸肌肌力正常，呼吸中枢驱动力增高，肺弥散功能中度减退。

鼻窦 CT（2018-05-07）：鼻窦黏膜增厚，鼻旁窦无殊。

患者既往有哮喘病史，临床表现为反复咳嗽咳痰，影像学示反复左肺上叶支气管扩张伴感染，指套征（+），黏液栓（+），肺功能提示混合型肺通气功能，血免疫球蛋白 IgE 及曲霉特异 IgE 升高，支气管肺泡灌洗液真菌镜检丝状真菌阳性，综上根据诊断标准临床诊断为变应性支气管肺曲霉菌病（ABPA）。

【最终诊断】

1. 变应性支气管肺曲霉菌病
2. 右肺癌（微浸润性腺癌）

【治疗过程】

甲泼尼龙 20mg，1 次/d；伊曲康唑口服液 20ml，2 次/d，口服；碳酸钙 D_3 1 片，1 次/d，奥美拉唑胶囊 20mg，1 次/d 支持。

用药后患者咳嗽、咳痰症状明显缓解。

【随访】

出院后甲泼尼龙片 20mg，1 次/d 联合伊曲康唑 20ml，2 次/d，口服，同时护胃、补钙对症治疗。4 周后门诊随访，定期复查血常规、肝肾功能电解质，调整甲泼尼龙片用量。2018 年 6 月 5 日复查肺部 CT 显示：两肺纹理增多，左肺上叶前段支气管扩张，腔内液性分泌物吸收。双肺散在条索影（图 3-16-2）。

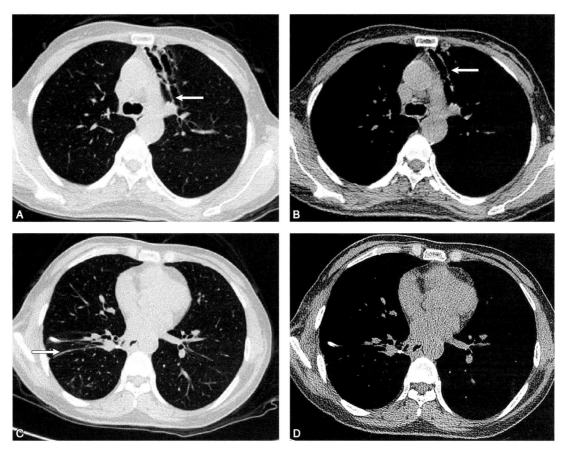

图 3-16-2 肺部 CT 示两肺纹理增多,左肺上叶前段支气管扩张,腔内液性分泌物吸收,双肺散在条索影

A、B. 白箭示支气管扩张,腔内未见液性暗区;C. 白箭示纤维条索影;D. C 图的纵隔窗表现

【病例点评】

1. 变应性支气管肺曲霉菌病(allergic bronchopulmonary aspergillosis,ABPA)是烟曲霉致敏引起的一种变应性肺部疾病,表现为慢性支气管哮喘和反复出现的肺部阴影,可伴有支气管扩张。ABPA 临床表现多种多样,缺乏特异性,主要表现为咳嗽、咳痰、喘息,还可见低热、消瘦、乏力、胸痛等。咳棕褐色黏冻样痰栓为特征表现,体检时肺部可闻及湿啰音或哮鸣音,晚期可有杵状指或发绀,由于黏液嵌塞可引起肺不张而出现呼吸音减弱或管状呼吸音。实验室检查中针对烟曲霉速发型皮肤反应阳性,血清总 IgE、特异性 IgE 及烟曲霉血清沉淀素或特异 IgG 及血嗜酸性粒细胞可升高。ABPA 常见的影像表现为肺部浸润影或实变,特征为一过性、反复性及游走性。黏液嵌塞、支气管扩张、小叶中心性结节、树芽征较有特征性。ABPA 的肺功能检查急性期表现为可逆性阻塞性通气功能障碍,慢性期可表现为混合型通气功能障碍及弥散功能降低。其诊断标准须具备以下第 1、2 项,同时具备第 3 项中至少 2 条:

(1) 相关疾病:①哮喘;②其他:支气管扩张、慢性阻塞性肺病、肺囊性纤维化等。

(2) 必需条件:①烟曲霉特异性 IgE 水平升高(ABPA 界值>0.35kUA/L)或烟曲霉皮试速发反应阳性;②血清总 IgE 水平升高(>1 000U/ml)。

(3) 其他条件:①血嗜酸性粒细胞计数>0.5×10^9/L;②影像学与 ABPA 一致的肺部阴影;

③血清烟曲霉特异 IgG 抗体或沉淀素阳性。

结合患者的病史及辅助检查,ABPA 诊断明确。ABPA 的治疗目标包括控制症状、预防急性加重、防止或减轻肺功能受损,治疗药物在抑制机体曲霉变态反应的同时,清除气道内曲霉定植,防止支气管及肺组织出现不可逆损伤。口服激素是治疗 ABPA 的基础用药,不仅可减轻曲霉引起的炎症损伤,早期应用可减轻支气管扩张及肺纤维化造成的慢性损伤起始剂量 0.5mg/(kg·d),2 周后继以 0.25mg/(kg·d)用 4~6 周,据病情试行减量,一般每 2 周减 5~10mg,疗程因疾病严重程度而有所差异,总疗程一般在 6 个月以上。而抗真菌药可通过减少真菌定植、减轻炎症反应而发挥作用,常可选用的药物有伊曲康唑 200ml,2 次/d 及伏立康唑 200mg/12h(体质量≥40kg,如体质量<40kg 则用 100mg/12h)。ABPA 如能早期诊断、规范治疗,病情可缓解并长期控制,预后较好,ABPA 远期并发症包括严重气流受限、肺不张、侵袭性肺曲霉菌病及肺纤维化。本例患者激素治疗后短期效果明显,肺内病灶吸收较好,治疗效果良好。

2. 肺部磨玻璃结节的处理 根据 Fleischner 学会肺磨玻璃密度结节处理指南所示肺内直径大于 5mm 的纯磨玻璃结节(GGO),3 个月后复查,以观察病变是否消失。如持续存在,则每年复查,至少持续 3 年。病理上为不典型腺瘤样增生(AAH)、原位腺癌和一少部分微浸润腺癌。不建议使用抗生素。PET 检查价值不大。CT 引导穿刺不推荐,阳性率较低。如果病变增大或病变密度增高,可采取手术治疗,术式推荐胸腔镜楔形手术、肺段或亚段切除。本例患者肺部结节属于 pGGO,随访 1 年结节有增大趋势,故手术治疗。手术病理明确为微浸润腺癌。因此提高对肺部 GGO 的早期诊断水平十分重要。

(夏敬文 叶相如 李圣青)

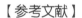

【参考文献】

[1] 中华医学会呼吸病学分会哮喘学组. 变应性支气管肺曲霉菌病诊治专家共识[J]. 中华医学杂志,2017,97(34):2650-2656.

[2] MACMAHON H,NAIDICH DP,GOO JM,et al. Guidelines for management of incidental pulmonary nodules detected on CT images:from the fleischner society 2017[J]. Radiology,284(1):228-243.

17 以重症肺炎为表现的黏液腺癌

【病例简介】

患者男性,27 岁,因“发热、咳嗽、咳痰 8 个月余”入院。患者 2018 年 6 月泰国旅游淋雨后出现高热,最高体温 39.3℃,伴咳嗽、咳黄脓痰,无畏寒、寒战、大汗淋漓等伴随症状,自服退热药物(具体不详),效果欠佳,后出现胸闷、胸痛、呼吸急促。遂于外院就诊,多次查痰及血培养阴性,T-SPOT 阴性;胸部 CT 示:左下肺实变影伴空洞形成,多发结节影,囊性变。诊断“肺脓肿”,行肺脓肿引流术,引流液为脓血性液体,并予“利奈唑胺、亚胺培南西司他丁钠"治疗 2 周后体温好转,遂将抗感染方案降级为"头孢曲松、左氧氟沙星",但患者仍有咳嗽、咳黄脓痰,复查胸部 CT 示:左下肺高密度实变影。2018 年 9 月 26 日行 CT 引导下肺穿刺活检,穿刺液培养无细菌生长,病理示:增生的纤维组织中见淋巴细胞、浆细胞浸润,考虑炎性病变,给予"莫西沙星、复方磺胺甲噁唑片"抗感染,患者咳嗽症状无好转,且体温有反复。遂于 2018 年 12 月 17 日再次入院,行胸部 CT 示:双肺散在多发病灶伴左侧胸腔积液;行纤维支气管镜,肺泡灌洗液送病原菌培养及二代测序,结果均回报口腔放线菌,后予"青霉素、阿米卡星、多西环素"抗感染 1 周后体温恢复正常,咳嗽、咳痰稍有改善。2018 年 12 月 25 日出现间断发热,最高体温 38.5℃,仍有咳嗽,咳黄白稀痰,后逐渐出现胸闷、气促。2019 年 1 月 8 日再次入院查胸部 CT 示:双肺散在多发实变影、结节影伴空洞形成,左侧胸腔积液,左肺上叶病变较前(2018-12-18)加重,血气分析示:pH 7.43、二氧化碳分压5.36kPa、氧分压 7.38kPa↓、氧饱和度 89%↓,考虑患者病情加重,感染控制不佳,不排除混合感染可能,遂再次复查气管镜。肺泡灌洗液细菌培养及二代测序结果回报肺炎克雷伯菌,根据药敏,于 2019 年 1 月 21 日给予"美罗培南、阿米卡星"抗感染 1 周,体温平稳,胸闷、气促改善,指脉氧监测在 95%~98%,但仍有明显咳嗽、咳痰,以白稀痰为主,两肺听诊可闻及少许散在湿性啰音,复查胸部 CT:双肺炎症可能大,左肺下叶脓肿。病灶较前(2019-01-17)进展,故再次行床旁气管镜,BALF 送细胞学检查报告:可见少量形态疑似原虫样物,灌洗液阿米巴特异性抗原检测阳性,外送 BALF 标本至中国疾病预防控制中心寄生虫病预防控制所报告:找到阿米巴包囊,诊断为"原发性阿米巴肺脓肿、阿米巴肺炎"。于 2019 年 1 月 31 日给予"甲硝唑"抗感染,2019 年 2 月 12 日复查胸部 CT:左下肺病灶较前吸收好转。患者咳嗽、咳大量粉红色泡沫痰,腥臭味,胸闷、气短加重,高流量吸氧不能缓解。遂于 2019 年 3 月 13 日收住我科。

入院查体:T 36.9℃,P 80 次/min,R 15 次/min,BP 110/68mmHg,SpO₂(未吸氧状态下)93%~95%,MEWS 评分 1 分。神志清,精神可,双侧颈部可触及约 1cm 多个肿大淋巴结,口唇轻度发绀,咽不红,双侧扁桃体无肿大。气管居中,甲状腺无肿大。胸廓双侧对称无畸形;双侧呼吸动度对称,双下肺语颤增强;双下肺叩诊呈浊音和实音;双上肺呼吸音粗,可闻及少许湿性啰音,双下肺呼吸音减低。心律齐,各瓣膜听诊区未闻及病理性杂音及额外心音,腹软,无压痛、反跳痛,肝脾肋下未触及,肝肾区无叩击痛。四肢活动可,双下肢无水肿,生理反射存在;病理反射未引出。

既往史及个人史:各系统回顾无特殊。否认家族遗传病史、家族肿瘤史。

初步诊断:

肺部阴影待查

【病例分析】

问题 1:患者为何反复抗感染治疗无效?

系统复习患者外院诊疗经过,总结病情特点如下:①青年男性急性起病,以发热、咳嗽、咳大量白稀痰和进行性气短为主诉。②依据各种病原学检查结果,给予多种抗生素治疗,病情仍不断进展。考虑感染为继发性而非肺部原发病。③胸部 CT 以双肺多发结节影为特点;随着结节增大出现空洞或囊性变;多个结节和囊性变融合后形成大面积肺实变伴空洞形成。④病程迁延 8 个月余,不断进展,直至呼吸衰竭面临呼吸机辅助通气治疗。综上,患者以肺部多发

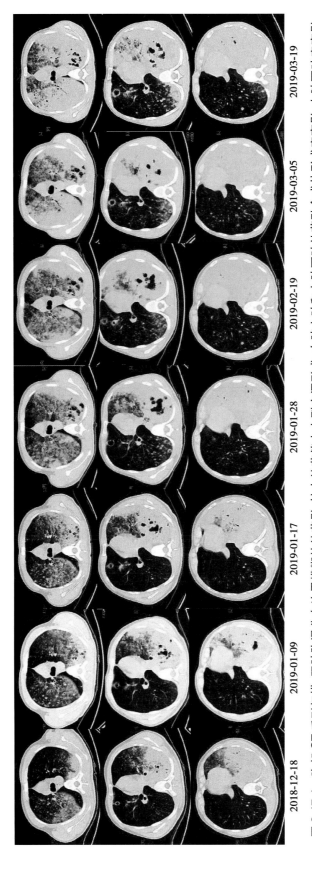

图 3-17-1　胸部 CT 系列扫描：双肺弥漫分布边界模糊的结节影，较大结节伴中央型空洞形成；右肺上叶和左肺下叶结节融合成片形成实变影；左肺下叶实变影伴多个大小不等的空洞影。自 2018 年 12 月 18 日系列胸部 CT 随访，在多种抗生素使用过程中，肺部病灶在不断进展

小结节起病,咳嗽、咳入量白稀痰,各种抗感染治疗无显效,病情不断进展,符合炎症性肺癌的临床表现,既往的各种感染考虑为肺癌进展所致的继发感染。考虑患者肺癌目前广泛进展,首先予以贝伐珠单抗 7.5mg/kg 抗血管生成治疗,阻断肺癌组织的营养供应,改善氧合,为明确诊断和实现肺癌的个体化治疗赢得时间。患者入院后迅速完善以下检查。

辅助检查:

血常规:白细胞:6.6×10⁹/L,中性粒细胞:54.7%,淋巴细胞:31.2%,单核细胞:10.8%↑,血红蛋白:154g/L,血小板:317×10⁹/L。

CRP:<3.13mg/L,PCT:0.05ng/ml,血沉:25mm/h↑。

G 试验:42.58pg/ml,GM 试验:0.27,均阴性。

DIC:INR 1.17↑,PT 13.3s↑,APTT 28.5s,FIB 3.9g/L↑。

肿瘤标志物:CY211 19.5ng/ml↑,CA724 11.6ng/ml↑,余指标正常。

多次粪便及呕吐物阿米巴检查:未找到。

胸部 CT 扫描(2019-03-13):双肺弥漫分布结节影伴空洞形成,结节融合呈大片实变影伴不规则空洞和囊腔形成;左侧少量胸腔积液。与入院前的系列 CT 扫描比较,总体评估病情较前进一步加重(图 3-17-1)。

电子/超声支气管镜检查(2019-03-13):镜下可见较多泡沫样痰。EBUS-GS 见左肺下叶基底段不规则回声区,密度欠均匀,行肺活检及肺泡灌洗。

肺泡灌洗液病原学送检:细菌、结核、真菌、阿米巴滋养体等均为阴性。

肺泡灌洗液脱落细胞学检查结果回报:见散在核异型细胞。

病理结果回报(图 3-17-2):(左肺下叶基底段)黏液腺癌。免疫组化结果:CK(+)、VIM(−)、CgA(−)、Syn(−)、TTF-1(−)、WT-1(−)、LCA(−)、P63(+)、Napsin A(−)、P40(+),特殊染色结果:特染 PAS(−)、银染(−)、抗酸(−)。

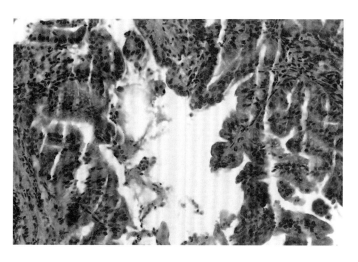

图 3-17-2 EBUS-GS-TBLB 肺活检(HE,×40):(左肺下叶基底段)黏液上皮增生,部分呈乳头状,可见核分裂,考虑黏液腺癌

RTFQ-PCR:*ALK* 基因融合基因 *EML4-ALK* 检测:阴性。

ARMS-PCR:*EGFR* 基因敏感突变检测:野生型。

外院病理会诊意见(2019-03-19):免疫组化:CK7(+)、CK20(-)、P40(-)、Ki-67(+20%~30%)、CEA(少+)、TTF1(-)。(左肺下叶基底段)黏液上皮增生,部分呈乳头状,可找见核分裂,黏液腺癌不能除外。

【最终诊断】

1. 肺癌(双肺黏液腺癌 cT4NxMx;EGFR/ALK 野生型;PS 评分 4 分)

2. 肺部继发感染

问题 2:如何制定个体化治疗方案?

临床对于 EGFR/ALK 野生型的初诊、初治晚期非鳞非小细胞肺癌(NSCLC)患者,两项临床研究证据为我们制定个体化治疗方案提供了参考依据。基于 KEYNOTE-021 研究 G1 队列的数据,帕姆单抗联合培美曲塞/卡铂一线治疗转移性非鳞非小细胞肺癌的临床疗效数据显著优于培美曲塞/卡铂两药化疗方案:客观缓解率 57% vs 32%;PFS 19 个月 vs 8.9 个月;3~5 级不良事件发生率 41% vs 29%。据此,2019 年 3 月,美国 FDA 批准帕姆单抗联合培美曲塞/卡铂一线治疗转移性非鳞非小细胞肺癌,无论患者 PD-L1 表达情况如何。IMpower150 的 Ⅲ 期临床研究结果显示,对于既往未接受过化疗的转移性非鳞非小细胞肺癌(NSQ-NSCLC)患者,与贝伐珠单抗+化疗相比,阿特珠单抗+贝伐珠单抗+化疗能显著延长患者的生存期,死亡风险下降 22%(*HR*=0.78,*P*=0.016),中位总生存期提高 4.5 个月(19.2 个月 vs 14.7 个月),且与 PD-L1 的表达水平无关。基于 IMpower150 的 Ⅲ 期临床研究结果,美国 FDA 于 2018 年 12 月 6 日批准 PD-L1 抑制剂阿特珠单抗与贝伐珠单抗联合紫杉醇和卡铂(化疗),一线治疗 EGFR/ALK 阴性的转移性非鳞非小细胞肺癌,无论 PD-L1 表达状态。因此,综合 IMpower150 研究和 KEYNOTE-021 研究,根据患者初期对贝伐珠单抗反应良好,我们制定了帕姆单抗联合贝伐珠单抗联合培美曲塞/卡铂的三联方案。按照帕姆单抗、贝伐珠单抗、培美曲塞和卡铂的依次用药方案顺序给药。

【治疗】

1. 抗感染方案 亚胺培南西司他丁钠、环丙沙星联合氟康唑抗感染治疗。

2. 抗肿瘤治疗 依次使用帕姆单抗 150mg,贝伐珠单抗 300mg,培美曲塞 400mg+卡铂 400mg 化疗。

用药后患者咳嗽、咳痰明显减少;胸闷、气促等症状明显改善。准予出院。

【随访】

患者完成上述方案 3 周期后,咳嗽、咳痰较前频繁,复查胸部 CT 及肿瘤标志物提示病情较前进展,遂调整联合治疗方案:帕姆单抗+白蛋白紫杉醇+安罗替尼 12mg/d,口服×14 天方案治疗。用药 3 周期后评估,患者相关症状明显改善,胸部 CT 扫描示肺部病灶较前显著缩小(图 3-17-3)。

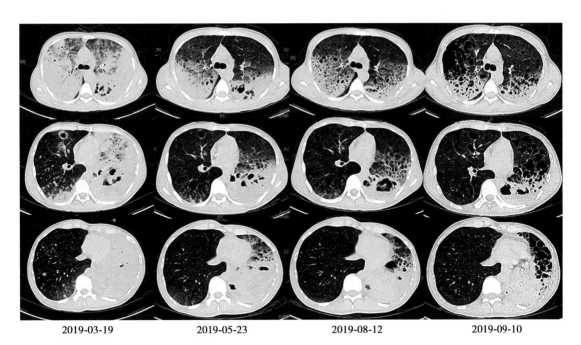

| 2019-03-19 | 2019-05-23 | 2019-08-12 | 2019-09-10 |

图 3-17-3　患者经免疫+抗血管+化疗三联方案治疗后,胸部 CT 系列扫描示:双肺弥漫性细小结节影大部吸收消散;部分较大结节影囊性变且呈融合趋势;双肺上叶和左肺下叶实变区域较前显著减小,呈多发囊性变和不规则厚壁空洞形成

【病例点评】

1. 肺黏液腺癌(mucin-producing adenocarcinoma of the lung,MPA)的临床特征　MPA 属于肺腺癌的一种特殊亚型,其组织学特点是肿瘤内含有丰富的黏液,具有独特的临床病理特征和免疫表型。MPA 主要包括肺原发性印戒细胞性腺癌(SRCC)、原发性腺癌伴黏液分泌(SA)、原发性肺黏液性细支气管肺泡癌(M-BAC)、原发性肺黏液(胶样)腺癌(MCA)等。MPA 是一组临床上较少见的肺部原发性恶性肿瘤,至今没有确切的发病率统计。

MPA 的临床症状和影像学表现与肺腺癌的其他亚型相似,缺乏特异性表现。常见的临床症状有咳嗽、咳大量清痰等,因早期无特异性症状和体征,容易误诊和漏诊,确诊时大多已属中晚期。

MPA 的主要影像学表现有边缘模糊的结节影、肺实变影、多发囊腔影、空洞影、毛玻璃影、气泡样透亮影、支气管充气征、小叶间隔增宽等。其中 SRCC 和 SA 易形成实性的癌巢,CT 上多表现为结节影;M-BAC 多表现为边缘不清的低密度灶,常累及整个肺叶,常伴有支气管充气征和毛玻璃影;MCA 多表现为边界不清、密度略低的结节团块影,内含丰富的胶质黏液物质。

MPA 的确诊主要依靠病理学检查。SRCC 示胞内含丰富的黏液,黏液将细胞核挤到一侧胞膜下,形成"半月状",核的偏位使细胞呈现出印戒样外观;SA 由片状的多角形细胞组成实性癌巢,缺乏腺泡、腺管和乳头状结构,但常有黏液出现,至少每 2 个高倍镜视野下有 5 个或更多的组织化学黏液染色阳性细胞(>5 个细胞/10HPF);M-BAC 由细胞质淡染的、细胞质含有丰富黏液、细胞核位于基底的高柱状细胞构成,沿肺泡壁生长,且没有间质侵袭;MCA 癌组织呈界限不清的褐色或灰褐色、柔软、半透明似胶冻的瘤体组织,癌细胞产生的细胞外黏液在细胞外形成大小不等的黏液池(黏液湖),周围衬覆高柱状细胞。

2. 肺癌继发肺部感染的易感性分析 肺部感染是晚期肺癌患者最常见的并发症,主要表现为阻塞性肺炎和肺不张,是导致患者病情恶化,甚至死亡的常见原因之一。肺癌合并肺部感染临床表现复杂,症状常不典型,有时与肺癌症状重叠,半数以上起病缓慢,表现为低热或无发热,少部分突然高热起病,有时以消化道、精神系统症状为首发表现,呼吸道症状咳嗽、咳痰不明显,肺部体征不典型,肺部啰音少。肺部阴影、肺实变或肺脓肿抗感染疗效不明显或病情反复时,原发性肺癌是重要的鉴别诊断之一。

肺癌继发肺部感染的易感因素包括:①肺与外界相通,是进行气体交换的器官,通常被感染的机会较多;且肺癌发生于支气管上皮,并浸润于支气管黏膜,易形成糜烂和溃疡而引起感染。②肿瘤进展压迫使得管腔阻塞,痰液排出受阻,引流不畅,导致阻塞性肺炎;癌组织缺血、坏死、形成空洞,进而继发感染,乃至形成肺脓肿;部分病人为喉返神经受压进食呛咳直接引起吸入性感染。③晚期肿瘤患者厌食、营养不良,出现低蛋白血症、水电解质失衡以及贫血等恶病质表现,进一步降低机体免疫力,导致感染。④患者病程较长,反复住院导致院内交叉感染机会增多;医源性不合理及长期应用抗生素致耐药菌增加也易导致感染。

(古丽努尔·吾买尔 朱柠 李圣青)

【参考文献】

[1] 徐小雄,姜格宁.肺黏液性腺癌的研究进展[J].中华胸心血管血管外科杂志,2012,28(10):632-634.

[2] CHU H H,PARK S Y,CHA E J. Ciliated Muconodular Papillary Tumor of the Lung:The Risk of false-positive diagnosis in frozen section[J]. Hum Pathol,2017,7:8-10.

[3] CHUANG H W,LIAO J B,CHANG H C,et al. Ciliated Muconodular Papillary Tumor of the Lung:a newly defined peripheral pulmonary tumor with conspicuous mucin pool mimicking colloid adenocarcinoma:a case report and review of literature[J]. Pathol Int,2014,64(7):352-357.

第四章 间质性肺疾病

18 肺和心脏同时累及的结节病

【病例简介】

患者女性,67岁,农民。主因"阵发性心慌不适1年余"入院。2017年8月首次出现阵发性心慌不适于当地医院就诊,查心电图示"期前收缩",胸部增强CT扫描(2017-08-24)发现"双侧肺门增大,中央间质增生,弥漫细小结节影,纵隔及双侧肺门可见肿大淋巴结",考虑"结节病可能、肿瘤不除外"(图4-18-1)。于当地医院行支气管镜检查,术中未见明显异常,建议患者定期随访,必要时转上级医院行淋巴结活检明确诊断。病程中无明显咳嗽、咳痰、胸闷、胸痛和活动后气急,否认发热、盗汗、视物模糊、头痛、头晕、关节疼痛等系统症状。为明确诊断入我院呼吸科。患病以来精神好,胃纳可,睡眠好,大小便正常,无体重明显下降。

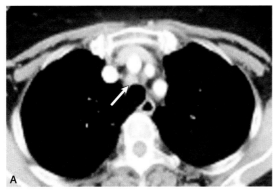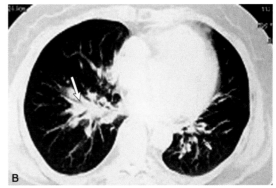

图4-18-1 胸部CT增强扫描

A.气管旁淋巴结肿大(白箭);B.沿双侧肺门向外周延伸的中央间质增生,支气管腔受压狭窄(白箭)

入院查体:T 37℃,P 60次/min,R 20次/min,BP 147/85mmHg,MEWS 1分,身高162cm,体重56kg。神志清楚,发育正常,营养好,步入病房,全身皮肤、黏膜未见异常,全身浅表淋巴结无肿大。头颅无畸形,眼睑正常,睑结膜未见异常,巩膜无黄染。双侧瞳孔等大等圆,对光反射灵敏。耳郭无畸形,外耳道无异常分泌物,无乳突压痛。外鼻无畸形,鼻通气良好,鼻中隔无偏曲,鼻翼无扇动,两侧鼻旁窦区无压痛。口唇无发绀。双腮腺区无肿大。颈软,无抵抗,颈静脉无怒张,气管居中,甲状腺无肿大。胸廓对称无畸形,胸骨无压痛。双肺呼吸音清晰,未闻及干、湿性啰音。心率 60 次/min,律不齐,各瓣膜听诊区未闻及杂音。腹平软,全腹无压痛及反跳痛,肝脾肋下未触及,肝肾区无叩击痛。脊柱、四肢无畸形,关节无红肿,无杵状指(趾),双下肢无水肿。肌力正常,肌张力正常,生理反射正常,病理反射未引出。

既往史及个人史:否认结核病史或结核接触史。否认粉尘、刺激性物质吸入史。否认手术史;否认传染病史;否认食物、药物过敏史;否认中毒、输血史;否认吸烟、酗酒史。已绝经,否认直系亲属肿瘤病史及其他家族遗传性疾病史。

初步诊断:

肺结节病Ⅲ期?

【病例解析】

问题 1:结节病有哪些临床表现? 如何明确诊断?

结节病是一种病因未明的,以非干酪性肉芽肿为病理特征的系统性疾病,可以侵犯肺、皮肤、关节、心血管、眼部、中枢神经系统等多个器官(相应的症状及体征,表 4-18-1),其中又以肺部和淋巴结受累最为常见。结节病起病较缓,约 90% 的患者表现为无症状的双侧肺门及纵隔对称性淋巴结肿大,往往在常规影像学检查中被发现。

表 4-18-1 结节病累及全身不同器官的临床表现

累及器官	比例	临床表现
肺	90%~95%	咳嗽、咳痰、气短、胸痛
皮肤	20%~25%	结节性红斑、冻疮样狼疮、斑疹、丘疹
淋巴结肿大	20%~30%	肺门、气管旁为主,锁骨上及颈部淋巴结
眼部	12%~25%	视物模糊,畏光,结膜充血(累及眼底,眶周,结膜)
肝脾	10%~20%	肝脾肿大,肝功能异常
神经系统	5%~10%	脑神经麻痹、神经肌病、脑肿瘤、脑膜炎
外分泌腺	5%~10%	腮腺、唾液腺无痛性肿大,口干,眼干
造血系统	5%~10%	贫血,白细胞减少
耳鼻喉	<5%	声嘶、吞咽困难(累及声门);鼻窦炎
心脏	<5%	心律失常、心衰、心肌病
肾脏	<2%	间质性肾炎,高钙血症,肾钙质沉着,肾结石,肾功能衰竭
骨/关节/肌肉	<2%	急性多关节炎,慢性关节炎伴骨吸收,多发性肌炎

肺结节病的诊断标准:①胸部影像学检查显示双侧肺门及纵隔淋巴结对称肿大,伴或不伴有肺内网格、结节状或片状阴影;②组织学活检证实有非干酪性坏死性肉芽肿,且抗酸染色阴性;③SACE 活性增高;④血清或 BALF 中 sIL-2R 高;⑤旧结核菌素(OT)或 PPD 试验阴性或弱阳性;⑥BALF 中淋巴细胞>10%,且 $CD4^+/CD8^+$ 比值≥3;⑦高血钙、高尿钙症;⑧除外结核病或其他肉芽肿性疾病。

以上 8 条中,①②③为主要条件,其他为次要条件。

依据此患者临床慢性起病和双侧对称性中央间质增生和气管旁淋巴结肿大的特点,临床诊断肺结节病Ⅲ期。为明确诊断需要通过一系列实验室检查和淋巴结或肺组织活检获得非干酪性肉芽肿的病理学依据；同时排除其他肉芽肿性病变的可能。

辅助检查：

血常规：白细胞：$5.01×10^9$/L，红细胞：$3.61×10^{12}$/L↓，血红蛋白：108g/L↓，血细胞比容：32.6%↓，中性粒细胞：64.1%，淋巴细胞：26.3%，单核细胞：7.6%，嗜酸性粒细胞：1.2%，血小板计数：$171×10^9$/L。

尿常规、粪常规、肝肾功能、电解质、凝血功能、心肌标志物及心肌酶谱：均正常。

抗核抗体、抗中性粒细胞胞浆抗体、抗心磷脂抗体：均阴性。

肿瘤标志物：均阴性。

血沉、降钙素原、CRP：均正常。

T-SPOT、G 试验、隐球菌乳胶凝集试验：均阴性。

B 超：双侧颈根部-锁骨上见肿大淋巴结。甲状腺两叶滤泡结节，TI-RADS 2 类。肝脏、胆囊、胰腺、脾脏、双肾未见明显异常。双侧腋窝、腹股沟及后腹膜未见明显异常肿大淋巴结。双侧肾上腺区扫查未见明显边界肿块。

肺功能：肺通气功能正常，小气道功能正常，弥散功能正常。

复查胸部薄层 CT 扫描（2018-08-04）：双肺多发微小结节灶，沿支气管血管束分布，考虑结节病（图 4-18-2）。

拟行超声内镜引导下的经支气管肺活检（EBUS-TBLB）。完善术前准备时，心电图检查发现Ⅲ度房室传导阻滞（图 4-18-3）。

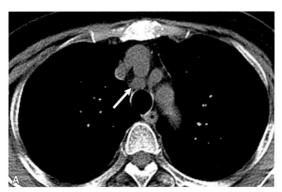

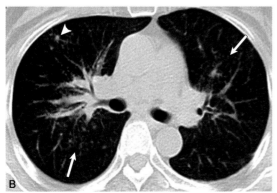
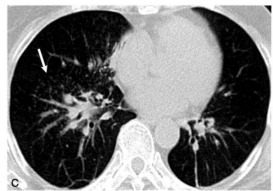

图 4-18-2　胸部薄层 CT 平扫

A. 气管旁淋巴结较前增大；B，C. 沿双侧肺门向外周延伸的中央间质增生，沿支气管血管束分布的细小结节影，由肺门向外周分布逐渐稀少（白箭），右肺上叶前段可见较大结节影（白箭头）

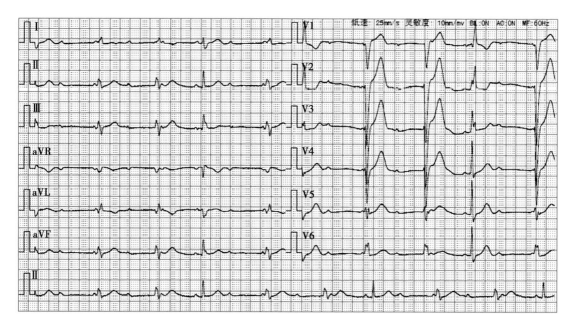

图 4-18-3　心电图示：窦性心律；完全性右束支阻滞；高度房室传导阻滞；频发房室连接处逸搏伴完全性左束支阻滞；心率：58 次/min

问题 2：患者Ⅲ度房室传导阻滞的原因是什么？ 与结节病相关吗？

结节病累及心脏相对罕见，约 5% 的患者心脏受累表现为心律失常、心衰和心肌病等（见表 4-18-1）。结节病作为一种系统性疾病，可累及心肌、瓣膜及冠脉，导致局部炎症和瘢痕形成。其中，最常见的临床表现为房室传导阻滞，并且往往起病隐匿，患者从 PR 间期延长开始逐渐进展至Ⅲ度房室传导阻滞，最终可能导致晕厥甚至心源性猝死。因此，国外指南建议，对于临床或病理诊断结节病的患者，无论有无心血管症状，均应评估有无心律不齐、传导异常及心功能损害。明确诊断结节病的心脏累及需要心肌活检的病理依据，但在实际临床工作中，无创的影像学检查如心脏 MRI 和 FDG-PET 有助于发现心肌炎症反应，提示结节病的心脏累及。根据 2014 年 HRS 专家共识意见，对于存在心外结节病组织学或临床表现的患者，合并以下心律失常时，可认为符合结节病累及心脏的表现：完全性束支传导阻滞、不能解释的多导联病理性 Q 波、持续性的房室传导阻滞及室速。此患者有肺结节病的临床特征，同时合并有完全性右束支阻滞，高度房室传导阻滞，以及频发房室连接处逸搏伴完全性左束支阻滞，符合心脏结节病的临床诊断。

问题 3：如何治疗Ⅲ度房室传导阻滞？

心律失常的处理原则：首先评估患者有无电解质紊乱及服药史（如肾上腺素、阿托品、洋地黄等）。排除继发因素后，根据患者有无头晕、黑矇症状及心室率快慢决定是否需要临时起搏及静脉给药（阿托品、异丙肾上腺素），择期行永久性心脏起搏治疗。本例患者查血电解质正常，既往无特殊服药史；结合胸部 CT 表现，考虑Ⅲ度房室传导阻滞符合心脏结节病的表现。因此，首选起搏器植入术，在保证心脏节律正常的前提下行支气管镜检查，明确结节病的诊断与鉴别诊断。

心内科行起搏器植入术：于 2018 年 8 月 6 日在局麻下行心脏起搏器植入术，术后房室传导功能复原，心率 70 次/min。

排除禁忌后于 2018 年 8 月 10 日行支气管镜检查：于右肺上叶后段、右肺中叶内侧段和右肺下叶后基底段行 TBLB,送病理。

组织病理回报:(肺活检)送检为支气管黏膜组织及少量肺组织,支气管黏膜见大量分泌黏液的上皮,未见肿瘤性病变。抗酸染色阴性。

送检血清 ACE 活性:正常。

问题 4:患者可否诊断结节病?

本例患者 TBLB 未能取得组织病理学依据,但符合临床诊断结节病的三条主要标准:①X 线胸片示双侧肺门及纵隔对称性淋巴结肿大,伴或不伴有肺内阴影;②经支气管肺活检或支气管肺泡灌洗液检查不支持其他疾病的诊断;③临床表现不符合结核病、淋巴系统肿瘤或其他类似肉芽肿病的特点。次要标准中,患者血清 ACE 活性及血钙水平正常,T-SPOT 阴性,仍需要 PET/CT 及支气管灌洗液 T 淋巴细胞比例的结果提供更多诊断依据。

然而,患者病程中肺部影像学淋巴结肿大的自发缓解,及出现沿支气管血管束分布的结节灶,符合结节病自Ⅱ期向Ⅲ期(仅见肺部浸润或纤维化,而无肺门淋巴结肿大)转变的趋势。结合患者近 1 年来心慌不适,此次发现Ⅲ度房室传导阻滞,考虑为结节病累及心脏。

【最终诊断】

结节病:肺结节病Ⅲ期

心脏结节病:完全性右束支阻滞、高度房室传导阻滞、频发房室连接处逸搏伴完全性左束支阻滞

【治疗】

胸部影像学分期Ⅱ期及以上的肺结节病和累及心脏的结节病均需要积极治疗。国内外指南与共识均首选推荐系统应用糖皮质激素治疗,推荐泼尼松 30~50mg/d 口服,症状及病灶改善后逐渐减量至 10~15mg/d,维持 8~12 个月,再递减至停药。当糖皮质激素无效或耐受不佳时,可选择氨甲蝶呤、硫唑嘌呤等细胞毒性药物及免疫抑制剂。TNF-α 抑制剂对结节病亦有效。此例患者具体治疗方案如下:

1. 泼尼松 0.5mg/(kg·d),晨服;
2. 保护胃黏膜,补钙等对症治疗。

【随访】

患者口服激素治疗 2 个月,自觉症状明显改善。复查胸部 CT(2018-09-27,图 4-18-4)示原有纵隔内气管旁肿大淋巴结较前明显缩小;双肺中央间质增生和弥漫性细小结节影显著改善。

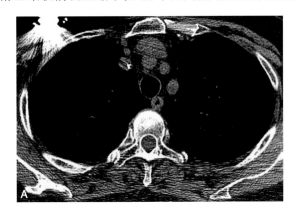

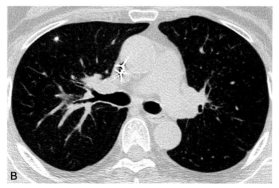
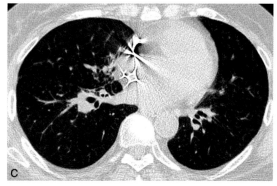

图 4-18-4 患者口服激素治疗近 2 个月,复查胸部 CT

A.纵隔内气管旁肿大淋巴结较前明显缩小;B、C.双肺中央间质增生和弥漫性细小结节影显著改善

【病例点评】

1. 肺结节病 HRCT 典型和不典型特点 临床疑诊肺结节病通常最先源于胸部 CT 检查,尤其是 HRCT 的表现。肺结节病 HRCT 典型特点:①淋巴结肿大:常见于肺门、纵隔,呈双侧对称性分布,边缘清楚。②结节:微结节,直径 2~4mm;边缘清楚,呈双侧弥漫性分布;大结节,直径≥5mm,有融合现象。③沿淋巴管扩散:支气管血管周围、胸膜下和小叶间隔。④纤维化改变:网状致密影,肺部结构扭曲变形,牵拉性支气管扩张,细支气管扩张,肺容积减小。⑤双侧肺门周围高密度影。⑥肺实质异常改变以上肺和中肺为著。

肺结节病 HRCT 不典型特点:①淋巴结肿大:单侧、孤立、位于前、后纵隔;②肺泡实变:肿块样高密度影、团块和孤立性肺结节;③毛玻璃影;④线状影:小叶间隔增厚、小叶内线状影;⑤纤维囊性改变:囊肿、肺大疱、肺气肿、蜂窝肺改变,以上肺和中肺为著;⑥粟粒样高密度影;⑦气道受累:马赛克征、气管支气管异常和肺膨胀不全;⑧胸膜病变:积液、乳糜胸、血胸、气胸、胸膜肥厚和钙化;⑨胸膜斑块样高密度影。

结节病经激素和免疫抑制剂治疗,部分病变可逆而部分病变不可逆。HRCT 可逆性肺实质病变:①微结节、大结节;②肺泡实变:融合的肺实变影;③毛玻璃样高密度影;④小叶间隔增厚;⑤小叶内线状高密度影。

HRCT 不可逆性肺实质病变:①蜂窝状高密度影、囊肿、肺大疱和肺气肿;②结构扭曲变形;③牵拉性支气管扩张、细支气管扩张;④肺上叶容积减小,肺门回缩;⑤曲菌球:见于 10% 的终末期结节病和先前存在的囊腔。

在结合临床的情况下,对结节病典型胸部 HRCT 影像学特点即双侧肺门和纵隔淋巴结肿大、淋巴脉管系统周围微结节和病变的解剖分布以上中叶为著等,可以明确指向肺结节病的临床诊断;但是不典型的影像学表现必须增加鉴别诊断的范围,包括与结核病和其他肉芽肿性炎症、硅沉着病、恶性病变和肺尘埃沉着病等相鉴别。

2. 结节病的诊断 结节病是一种原因不明的多系统受累的肉芽肿性疾病,在 20~60 岁人群中均有发病,在我国好发于 40 岁以上人群。结节病最常累及肺部,30% 的患者可合并肺外表现。肺部病变主要表现为双侧肺门淋巴结增大和肺部浸润,可进展至肺纤维化,导致肺动脉高压。常见的呼吸道症状包括咳嗽、气短、胸痛等;可伴皮肤、眼及其他多脏器损害。

结节病的诊断通常建立在临床和放射学所见,以及存在一个或多个器官非干酪样坏死性肉芽肿的组织学证据和没有致病微生物或颗粒的基础之上;已知病因的肉芽肿和局部结节样反应必须排除在外。肉芽肿性病变见于很多疾病,如结核病、铍中毒、麻风病、过敏性肺炎、Crohn 病、原发性胆管硬化和霉菌病等;局部结节样反应可见于肿瘤或慢性炎症引流区域的肿大淋巴结;也可见于经过放化疗的患者。因此,全面细致的鉴别诊断是确诊结节病的必要条件。

(刘子琪　龚益　李圣青)

【参考文献】

[1] YOUSSEF G,BEANLANDS R S,BIRNIE D H,et al. Cardiac sarcoidosis:applications of imaging in diagnosis and directing treatment[J]. Heart,2011,97(24):2078-2087.

[2] BIRNIE D H,SAUER W H,BOGUN F,et al. HRS expert consensus statement on the diagnosis and management of arrhythmias associated with cardiac sarcoidosis[J]. Heart Rhythm,2014,11(7):1305-1323.

[3] 张海琴,程齐俭,万欢英.结节病的诊治进展[J].临床肺科杂志,2015(4):732-734.

[4] 王宇,曹悦鞍,彭朝胜,等.结节病患者 155 例临床分析[J].临床肺科杂志,2012,17(9):1577-1578.

19 胸部 CT 表现为反晕征的隐源性机化性肺炎

【病例简介】

患者男性,67 岁。主因"咳嗽 1 个月,发热 1 天"入院。患者 1 个月前无明显诱因出现阵发性干咳,无明显昼夜节律,偶伴少许白色泡沫痰。无发热、咯血、呼吸困难等不适,当时未予重视。2 周前患者咳嗽加重,快走时出现气急,休息可缓解。遂至当地医院就诊,查血常规:白细胞:10.1×10^9/L,中性粒细胞:6.9×10^9/L,CRP:66.9mg/L。胸片示:两下肺野感染性病变。初步诊断为"肺炎",予以"阿奇霉素 0.5g/d,静脉滴注"联合"头孢替安 2.0g,2 次/d,静脉滴注"抗感染治疗。1 周后复诊,胸部 CT 示:双下肺多发斑片、实变影,较前无好转。予以更换抗生素方案为"左氧氟沙星"0.5g/d,静脉滴注,联合"哌拉西林/他唑巴坦"4.5g,每 8 小时一次,静脉滴注,继续抗感染治疗 1 周,患者咳嗽、气急症状未见好转。入院 1 天前患者出现发热,体温 38.8℃,无畏寒、寒战,自服退热药后热退,今日门诊就诊,为进一步诊断和治疗收入我科。自患病以来,患者精神可,胃纳稍差,睡眠正常,大小便正常,近 2 个月体重下降 3kg。

入院查体:T 36.5℃,P 83 次/min,R 18 次/min,BP 102/80mmHg,步入病房,精神可。全身浅表淋巴结未触及肿大,口唇无发绀。气管居中,颈静脉无怒张,甲状腺无肿大。胸廓对称无畸形,无桶状胸,肋间隙无增宽或狭窄,胸壁静脉无曲张。胸壁无压痛,无皮下捻发音,胸骨无压痛。呼吸动度双侧对称,无胸膜摩擦感,双侧语音震颤正常,双肺叩诊呈清音。左肺呼吸音低,未闻及干湿性啰音;右下肺可闻及少许湿性啰音,偶闻爆裂音。心率 83 次/min,律齐,各瓣膜听诊区未闻及病理性杂音。腹平软,无压痛、反跳痛,肝脾肋下未触及,肝肾区无叩击痛,移动性浊音阴性。双下肢无水肿。四肢肌力正常,病理反射未引出。

既往史及个人史:5 年前行"阑尾切除术",否认高血压、糖尿病等慢性病史,否认吸烟饮酒史。否认肝炎、结核、伤寒、血吸虫等传染病史。否认食物药物过敏史。预防接种史不详。个人无烟酒嗜好。长期居住上海,否认疫区居留及不良特殊嗜好。家族史无特殊。

辅助检查:

血常规(外院,入院 2 周前):白细胞:$10.1×10^9/L$,中性粒细胞:$6.9×10^9/L$,CRP:66.9mg/L。

胸部 CT 平扫(外院,入院 1 周前):双下肺多发斑片、实变影,右下肺为著(图 4-19-1)。

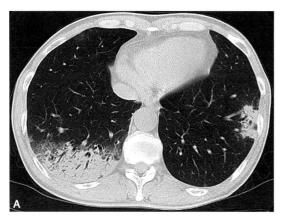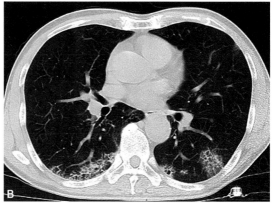

图 4-19-1　胸部 CT 表现:两肺多发斑片高密度影,两下肺为著,伴支气管充气征(A),部分呈网格状改变(B)

初步诊断:

肺部阴影原因待查:感染性? 免疫性? 肿瘤性?

【病例解析】

问题 1:患者病情特点及下一步诊疗方案?

患者系老年男性,亚急性起病。阵发性干咳为主要症状,结合影像学双下肺实变影,血象提示白细胞升高,首先考虑感染性病变。患者经抗生素治疗无好转,需考虑:①是否抗感染方案未针对致病病原体或者剂量不足。②如果是非感染性疾病,67 岁男性伴有纳差、体重减轻,需考虑肿瘤性疾病,如肺炎型肺癌等。③抗感染治疗无效的肺部阴影还需考虑免疫性疾病的可能。因此,为进一步明确诊断需要病原学检查、肿瘤指标和免疫指标检查,必要时需有创检查以明确病原学和病理学诊断。

入院后完善上述检查,结果如下:

血常规:白细胞:$9.56×10^9/L$,血红蛋白:120g/L,血小板:$462×10^9/L$,中性粒细胞:75.6%,淋巴细胞:12.9%,单核细胞:7.2%,嗜酸性粒细胞:4.0%,嗜碱性粒细胞:0.3%。

血沉:109mm/h,CRP:74mg/L,PCT:0.33ng/ml。

痰涂片:①查见 G^+ 球菌链状排列;②查见 G^- 杆菌。

痰培养:正常菌群生长。

痰结核涂片:涂片未见抗酸杆菌。

痰真菌涂片及培养:阴性。

呼吸道病原体九联抗体检测:阴性。

隐球菌荚膜抗原检测:阴性。

肿瘤标志物组套:阴性。

电子支气管镜检查:各管腔通畅,未见明显异常。对右肺下叶后基段进行灌洗,送检脱落细胞学及病原学检查(结果均阴性)。

支气管肺泡灌洗液常规:镜下所见:淋巴细胞、单核组织巨噬细胞增生伴嗜酸性粒细胞增多;细胞计数:有核细胞:500×10^6/L,纤毛柱状上皮细胞:5%,嗜酸性粒细胞:25%,淋巴细胞:30%,巨噬细胞:25%,中性粒细胞:15%。

分析:目前病原学未找到感染的相关证据,肺泡灌洗液中嗜酸性粒细胞明显增高,需进一步分析可能原因。

问题2:肺泡灌洗液中大量嗜酸性粒细胞如何分析?

BALF中嗜酸性粒细胞比例增高为主的疾病,见于嗜酸性粒细胞肺炎、支气管哮喘或变应性支气管肺曲霉菌病等。隐源性机化性肺炎肺泡灌洗液以淋巴细胞总数和比例增加为主,也有中性粒细胞(特别在早期)和嗜酸粒细胞比例增加。针对该患者进行鉴别分析:①哮喘:既往无哮喘病史,本次发病有活动后气急表现,但肺部听诊未闻及哮鸣音。肺功能未提示舒张实验阳性等支持诊断,故暂不考虑哮喘。②嗜酸性粒细胞肺炎:患者以咳嗽、咳痰、气急表现为主,嗜酸性粒细胞肺炎需考虑,但外周血嗜酸性粒细胞比例为4%,在正常范围内,需进一步病理学检查协助鉴别。③隐源性机化性肺炎:患者咳嗽、咳痰、发热,肺部影像学以双下肺实变影为主要表现,外周病变为主,部分病灶呈现磨玻璃结节、网格影,BALF细胞学分类符合隐源性机化性肺炎(cryptogenic organizing pneumonia,COP)表现。为进一步与嗜酸性粒细胞肺炎相鉴别仍需要组织病理学协助鉴别诊断。

目前患者经验性"哌拉西林/他唑巴坦"联合"左氧氟沙星"足量抗感染治疗已2周,予以复查胸部CT示:两肺多发斑片高密度影,比较前片进展,可见"反晕环征"(图4-19-2)。

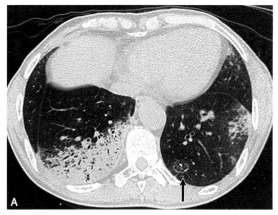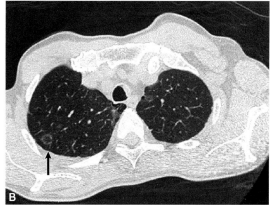

图4-19-2 复查胸部CT表现:两肺多发斑片高密度影,比较前片进展(A),可见"反晕环征"(A、B黑箭所示)

综合考虑,患者肺部感染可能性小,需进一步行肺穿刺病理检查以明确诊断。排除禁忌后予以CT引导下肺穿刺,病理诊断为:(右下肺)肺泡上皮轻度增生,间隔增宽,炎症细胞浸润,间质性肺炎,局灶区机化性改变(图4-19-3)。

结合患者临床特点、影像学表现、病理结果,诊断已明确。

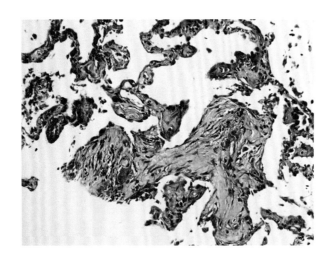

图 4-19-3 肺穿刺病理(×200):
(右下肺)肺泡上皮轻度增生,间
隔增宽,炎症细胞浸润,间质性肺
炎,局灶区机化性改变

【最终诊断】

隐源性机化性肺炎

【治疗过程】

考虑患者病情为轻中度,尚不需要静脉激素冲击治疗,故根据体重计算泼尼松 0.75mg/
(kg·d)口服治疗。具体如下:

1. 醋酸泼尼松片 50mg/d,口服;

2. 奥美拉唑肠溶胶囊 20mg/d,口服;

3. 碳酸钙片 0.75g/d,口服;

用药 3 天后患者未再发热,自觉咳嗽、咳痰症状改善,予以带药出院继续口服治疗,嘱门诊
随访调整药物剂量。

【随访】

出院后继续口服激素治疗,出院 2 周后复查胸部 CT 示病灶大部分吸收(图 4-19-4A),4 周
后复查胸部 CT 病灶完全吸收(图 4-19-4B),激素逐渐减量至 6 个月后完全停药。其后定期胸
部 CT 随访至今未再复发。

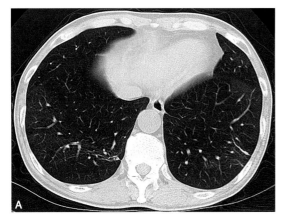
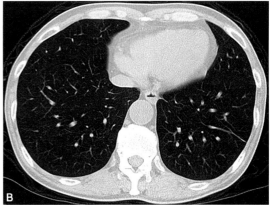

图 4-19-4 口服糖皮质激素治疗后复查胸部 CT:2 周后病灶大部分吸收(A);4 周后全部吸收,仅留
少许纤维条索影(B)

【病例点评】

1. 对于常规抗感染病灶不吸收,甚至出现新病灶的患者,需考虑免疫性肺病的可能。其中肺泡灌洗液嗜酸性粒细胞明显升高的需要考虑隐源性机化性肺炎和嗜酸性粒细胞肺炎的可能,如鉴别困难需病理学检查协助鉴别。

2. COP 是一种原因不明的少见疾病。其相应的临床-放射-病理学定义是指没有明确的致病原(如感染)或其他临床伴随疾病(如结缔组织疾病)情况下出现的机化性肺炎。COP 发病率男女基本相等,年龄在 50~60 岁之间,亚急性起病,病程多在 3 个月以内。临床表现缺乏特异性,最常见的临床症状为程度不同的干咳和呼吸困难。胸部 CT 特点常见:磨玻璃影,片状、带状实变多分布于支气管周围或胸膜下,可见支气管充气征;"反晕环征"的出现更有助于诊断该病。治疗以糖皮质激素为主,有复发风险,复发后进行糖皮质激素治疗仍有效。

(张霞　董樑　李圣青)

─────────── 【参考文献】 ───────────

[1] ATS. An Official American Thoracic Society Clinical Practice Guideline:The Clinical Utility of Bronchoalveolar Lavage Cellular Analysis in Interstitial Lung Disease[J]. Am J Respir Crit Care Med, 2012, 185(9): 1004-1014.

[2] TRAVIS W D,COSTABEL U,HANSELL D M,et al. An official American thoracic society/European respiratory society statement:update of the International multidisciplinary classification of the idiopathic interstitial pneumonias[J]. Am J Respir Crit Care Med,2013,188:733-748.

[3] YASUTAKA O,TETSUJI K,YASUHARU N,et al. Factors associated with the relapse of cryptogenic and secondary organizing pneumonia[J]. Respir Investig,2017,55(1):10-15.

20　复发性隐源性机化性肺炎

【病例简介】

患者女性,62 岁,退休。以"干咳、低热伴气促 20 余天"入院。患者于 2017 年 3 月初开始无明显诱因出现咳嗽,干咳为主,偶有咳痰,为白色泡沫样痰,量少易咳出,伴有气促、盗汗、乏力、纳差,无发热、流涕、咽痛、胸痛、咯血等不适。2017 年 3 月 22 日至当地医院行肺 CT 检查提示"左肺下叶炎症",遂以"社区获得性肺炎"收住入院。入院后查血常规:白细胞:7.77× 10^9/L,中性粒细胞:71.1%,CRP:14.9mg/L,ESR 正常,呼吸道病原体抗体:阴性。予"头孢美唑、阿奇霉素"抗感染,"氨溴索、厄多司坦、痰热清"化痰,"多索茶碱"平喘,"胸腺法新"增强免疫力治疗等,患者咳嗽、咳痰、气促症状较前明显好转出院。1 个月后于 2017 年 5 月 3 日复查肺 CT 示"左肺感染,较前(2017-03-22)左下部分病灶稍吸收,另见新发病灶"。为进一步诊治,门诊以"肺部阴影待查"收入病房。患病以来精神好,胃纳可,睡眠好,大小便正常,无体重明显下降。

入院查体:T 36.8℃,P 102 次/min,R 18 次/min,BP 124/71mmHg。神志清楚,步入病房。回答切题,自动体位,查体合作。全身皮肤黏膜未见异常,无肝掌、蜘蛛痣。全身浅表淋巴结无肿大。眼睑正常,睑结膜无充血水肿,巩膜无黄染。双侧瞳孔等大等圆,对光反射灵敏;外鼻无畸形,鼻通气良好,鼻中隔无偏曲,鼻翼无扇动,两侧鼻窦区无压痛,口唇无发绀。颈软,无抵抗,颈静脉无怒张,气管居中,甲状腺无肿大。胸廓对称无畸形,胸骨无压痛;触觉语颤对称,未触及胸膜摩擦感,双肺呼吸音清晰,未闻及干、湿性啰音,未闻及胸膜摩擦音。心率 102 次/min,律齐;腹平坦,腹壁软,全腹无压痛,无肌紧张及反跳痛,肝脾肋下未触及,肝肾区无叩击痛,肠鸣音 3 次/min。关节无红肿,无杵状指(趾),双下肢无水肿。肌力正常,肌张力正常,生理反射正常,病理反射未引出。

既往史及个人史:否认结核接触史;否认肝炎史;否认手术、外伤史;有"高血压"病史 2 年,血压最高达 150/100mmHg,平日服用"厄贝沙坦氢氯噻嗪"降压,血压控制良好;患"冠心病"4 年,平时规律服用"麝香保心丸",2017 年 2 月发作心绞痛 1 次,自服"硝酸甘油"5 分钟后缓解;2017 年 5 月 2 日再次发作"心绞痛"1 次,伴有意识丧失,自服"硝酸甘油"5 分钟后缓解。家族史无特殊。个人无烟酒嗜好;长期居住上海,否认疫区居留及不良特殊嗜好。已绝经,家族无类似病史。

初步诊断:

1. 肺部阴影,感染可能
2. 冠心病
3. 高血压病

【病例解析】

问题 1:患者肺部感染疗效不佳的原因?

患者病情特点如下:①老年女性;②咳嗽、咳痰伴气促 1 个月余,病程较长;③外院胸部 CT(2017-03-22)提示左肺下叶炎症,CRP 升高,血象不高;④按社区获得性肺炎治疗有好转,但复查肺 CT(2017-05-03)示:左肺感染病灶稍有吸收,另见新发病灶。综合分析患者肺炎疗效不佳可能存在以下原因:特殊病原体感染;抗生素未覆盖致病原或致病原存在耐药情况;以肺部阴影为表现的其他疾病如:急性肺栓塞、间质性肺病、机化性肺炎、结缔组织病累及肺部、肺血管炎或结节病等。为明确诊断和治疗,我们进一步完善以下检查:

辅助检查:

血常规:白细胞:$7.95×10^9$/L,血红蛋白:113g/L,血小板:$279×10^9$/L,中性细胞:74.0%,淋巴细胞:17.0%,单核细胞:8.6%,嗜酸性粒细胞:0.3%,嗜碱性粒细胞:0.1%。

血沉:50mm/h↑;C 反应蛋白:54.5mg/L↑。

降钙素原:0.02ng/ml。

T-SPOT:阴性。

G 试验、隐球菌乳胶定性试验:阴性。

肿瘤标志物:阴性。

寄生虫系列筛查:阴性。

自身抗体系列:阴性。

抗中性粒细胞胞浆抗体:PR3:8RU/ml,MPO:2.3RU/ml,cANCA:阴性,pANCA:阴性。

呼吸道病原体 IgM 抗体九联检测:嗜肺军团菌、肺炎支原体、Q 热立克次体、肺炎衣原体、腺病毒、呼吸道合胞病毒、甲型流感病毒、乙型流感病毒和副流感 1/2/3 型:均为阴性。

胸部 CT 扫描(2017-05-12):左肺下叶基底段磨玻璃影、实变影伴空泡征(图 4-20-1)。

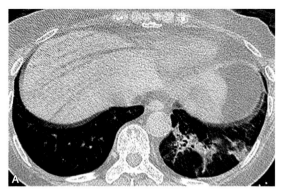
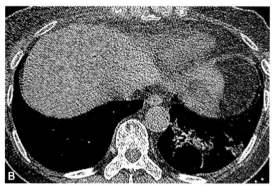

图 4-20-1　胸部 CT 示左肺下叶基底段近膈顶处磨玻璃渗出影、实变影伴空泡征（A）；纵隔窗相应部位可见软组织影（B）

电子支气管镜检查（2017-05-08）：左右声带活动良好、开闭良好，主气管通畅，隆突锐利，未见出血、新生物。左、右各叶、段支气管管腔通畅，未见出血、新生物。于左肺下叶内基底段予以 NS 40ml 灌洗，送病原学检查。

支气管肺泡灌洗液送细菌、真菌、结核检查和病理细胞学检查：均阴性。

肺功能：肺通气功能正常，小气道功能正常。

CT 引导下经皮肺穿刺活检送病理（2017-05-12）：（左肺）送检组织内肺泡腔机化性改变，肺泡间隔增宽，伴纤维化，见少量淋巴细胞和嗜酸性粒细胞浸润，肺泡结构完整，符合间质性肺炎改变（图 4-20-2）。

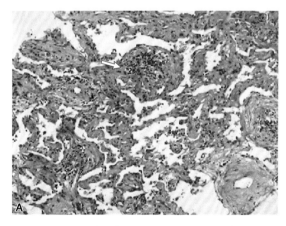
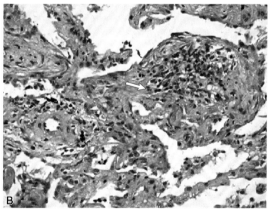

图 4-20-2　肺穿刺病理（A：×100；B：×200）：（左肺）送检组织 HE 染色可见肺泡间隔增宽，伴纤维化，见少量炎症细胞浸润，部分肺泡腔可见机化性改变（白箭），符合间质性肺炎

综合分析患者病情特点：①老年女性，以咳嗽、气短入院；②血象、PCT 正常，血沉、CRP 升高，未发现任何病原学感染证据，追问病史无任何有毒有害物质接触史；③胸部 CT 示肺部病灶既有毛玻璃影也有实变影，沿支气管血管束和胸膜下分布，抗感染治疗无效，且呈游走性；④肺穿刺病理提示间质性改变，肺泡间隔增宽。综合考虑符合隐源性机化性肺炎表现。

【最终诊断】

1. 隐源性机化性肺炎（COP）

2. 冠心病

3. 高血压病

【治疗】

隐源性机化性肺炎对糖皮质激素治疗的反应良好,是目前治疗的主要药物。常在用药后几天或几周内,临床症状和胸部影像学表现迅速改善,最后病变完全吸收不留任何后遗症。治疗原则是早期、足量、足疗程,以减少并发症,降低复发率和病死率。

1. 泼尼松 30mg/d,口服 2 个月,之后逐渐减量口服,至 2017 年 12 月底完全减量至停用;

2. 钙尔奇 D 2 粒/次,1 次/d,口服;

3. 奥美拉唑肠溶胶囊 1 粒/d,口服。

【随访】

患者口服糖皮质激素 30mg/d,1 个月后复查胸部 CT 提示左下肺病灶明显吸收,残留少许条索影;激素减量口服治疗半年,2017 年 11 月 2 日复查胸部 CT 提示左肺下叶病灶完全吸收(图 4-20-3)。遂停药观察。

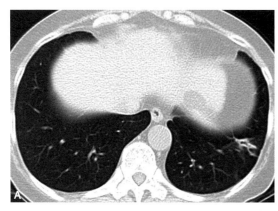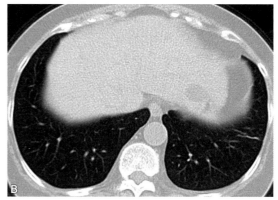

图 4-20-3 复查胸部 CT

A. 口服糖皮质激素 30mg/d,1 个月后复查胸部 CT(2017-6-23)提示左下肺病灶明显吸收,残留少许条索影;B. 激素减量口服治疗半年,复查胸部 CT(2017-11-2)提示左肺下叶病灶完全吸收

2018 年 1 月初患者无明显诱因下开始出现干咳、流清涕,伴低热,最高达 37.9℃。2018 年 1 月 18 日患者就诊于社区医院,给予氨麻美敏片、蛇胆川贝液口服后咳嗽、发热症状不缓解。2018 年 2 月 7 日患者就诊于我院呼吸科,复查胸部 CT(图 4-20-4A、B):右肺上叶模糊影,部分致密,建议治疗后复查;左肺下叶纤维条索。给予对乙酰氨基酚退热,头孢克洛抗感染后,患者咳嗽、发热症状仍不缓解。遂再次收入院进一步治疗。

问题 2:患者此次为社区获得性肺炎还是隐源性机化性肺炎复发?

患者外院及我院门诊均按照社区获得性肺炎治疗,无任何改善。由于应用糖皮质激素治疗隐源性机化性肺炎的一个特点是停药或减量过程中容易复发,常发生在激素停用或减量后 3 个月内,此例患者停药 1 个月后再次出现胸闷、气促症状。复发病例再次给予糖皮质激素治疗仍然有效,延迟治疗和治疗维持时间过短是隐源性机化性肺炎复发的常见原因。为鉴别隐源性机化性肺炎复发和社区获得性肺炎,我们进一步完善以下检查:

辅助检查(2018-02-11)：

CRP：67.2mg/L；血沉：50mm/h。

降钙素原：0.03ng/ml。

血常规、肝、肾功能、电解质、血糖、糖化血红蛋白：均正常。

DIC 全套、心肌标志物，肌钙蛋白 T：均正常。

肿瘤标志物：均阴性。

呼吸道病原体 IgM 抗体九联检测：阴性。

隐球菌乳胶定性试验：阴性；血 T-SPOT：阴性。

肺泡灌洗液病原学系列检查：阴性。

综合以上检查结果考虑隐源性机化性肺炎复发。再次给予泼尼松 30mg/d 口服，1 个月后门诊复查，患者症状消失，胸部 CT 显示病灶明显吸收消散(图 4-20-4C)；随后根据患者症状和胸部 CT 表现逐渐减量，最后小剂量 5mg 长期维持，每 2~3 个月门诊随访，2018 年 7 月 16 日复查胸部 CT 示：右肺上叶病灶完全吸收(图 4-20-4D)。

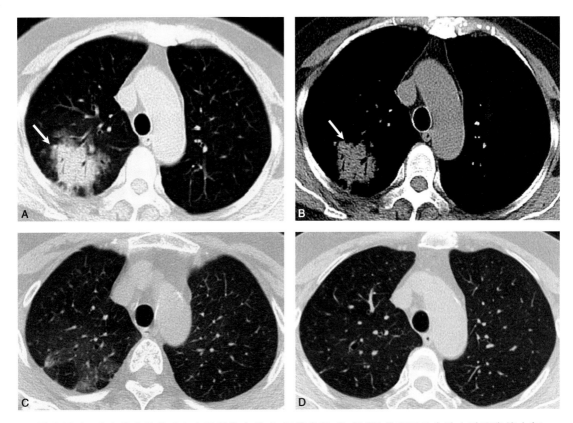

图 4-20-4　患者激素停药后 2 个月新发咳嗽、气短伴发热，胸部 CT 检查可见右肺上叶实变伴支气管充气征，周围有磨玻璃影(A、B 白箭)；再次使用激素 30mg 治疗 1 个月余，复查胸部 CT 提示右上肺病灶明显吸收，残留少许磨玻璃影(C)；激素减量口服 5 个月，复查胸部 CT 示右肺上叶病灶完全吸收(D)

【病例点评】

1. 隐源性机化性肺炎影像学表现主要有以下 3 种　①最典型的影像学表现：斑片状肺泡实变影，通常为两侧、靠近胸膜周边分布，多有迁徙性或游走性。②较为典型的表现：单发的病灶,呈结节样或团块状,常出现在上叶,HRCT上可见团块中出现空泡征。③肺间质浸润影:起初多为胸膜下的网状影,后期出现蜂窝肺。此型容易与NSIP和UIP混淆,主要依靠病理活检帮助鉴别。了解COP的影像学特点,可以对有肺部阴影,而临床抗感染治疗无效的患者起到很好的提示作用。

2. COP的诊断前提是要除外可以导致OP的继发病因。常见继发性OP的原因:

(1)感染性疾病:包括细菌、病毒、真菌、原虫等。

(2)与药物或其他治疗相关的OP:包括各种药物反应、博来霉素、氨甲蝶呤、可卡因、干扰素等;放射性损伤,如乳腺癌术后放疗少数患者可发生OP。

(3)各种原因所致的吸入性损伤:如胃内容物吸入、毒性气体吸入等。

(4)其他不明原因所致OP:①胶原血管系统疾病:如多发性肌炎和皮肌炎、类风湿关节炎、系统性红斑狼疮、系统性硬化症等;②骨髓移植和其他移植后排异反应:如肺移植、肝移植后;③肿瘤或骨髓增殖性疾病:如白血病、肺癌等;④自身免疫性疾病:慢性甲状腺炎、溃疡性结肠炎、各种免疫缺陷综合征、冷球蛋白血症等;⑤其他情况:急性呼吸窘迫综合征(ARDS)、过敏性肺炎、慢性嗜酸性细胞性肺炎、肉芽肿性多血管炎、结节病、慢性心脏/肾脏功能衰竭等。

通常情况下,提示COP诊断的第一线索来源于COP特征性的影像学表现,经过抗感染等治疗效果不佳,结合特征性的病理机化性改变,同时排除其他可导致继发OP的疾病后,方可诊断为COP。

(李聪　龚益　李圣青)

【参考文献】

[1] ANTONIOU K M,MARGARITOPOULOS G A,TOMASSETTI S,et al. Interstitial lung disease[J]. Eur Respir Rev,2014,23(131):40-54.

[2] 李惠萍.隐源性机化性肺炎研究进展[C].贵阳:中华医学会第四届全国间质性肺疾病学术会议,2015.

[3] WELLS A U,DENTON C P. Interstitial lung disease in connective tissue disease—mechanisms and management [J]. Nat Rev Rheumatol,2014,10(12):728-739.

 # 21　干燥综合征相关性间质性肺疾病

【病例简介】

患者女性,38岁,安徽芜湖人。主因"胸闷、气急2个月余"于2018年11月6日入院。患者2018年9月出现胸闷、气急症状,咳嗽,偶咳少量白色泡沫痰;伴吞咽困难;晨起可出现面部红肿,以两颊为重,伴双手远端关节及双侧腕部红肿、双手乏力,下午面部红肿消失,指间关节及桡腕关节红肿略减轻,无发热、胸痛、呕吐、腹泻、肢体麻木等。患者遂于2018年9月中旬至当地医院门诊,胸片检查报告"肺炎",故予抗感染治疗,具体诊疗过程不详。患者自觉胸闷、气急症状无明显改善,于2018年10月至安徽当地医院住院,胸部CT平扫报告"肺炎",痰培养示"正常菌群",再次诊断为"肺炎",予抗感染治疗,具体诊疗过程不详,胸闷气急症状较前略有改善。患者为求进一步诊治,于 2018 年 11 月 1 日就诊我院呼吸科,门诊行胸部 CT 示:双肺炎症,建议治疗后复查(图 4-21-1)。门诊以"肺部感染(原因不明)"收入病房。患病以来精神好,胃纳可,因吞咽困难饮食受影响;睡眠好,大小便正常;近 2 个月来体重下降约 2.5kg。

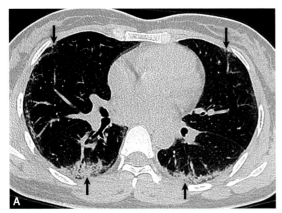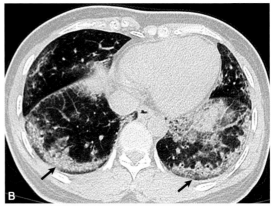

图 4-21-1　胸部 CT 扫描示双肺胸膜下多发斑片影、网格影和磨玻璃影;以双下肺基底段病变明显(黑箭)

入院查体:T 36.7℃,P 82 次/min,R 12 次/min,BP 97/62mmHg,身高 160cm,体重 55kg,指脉氧饱和度 98%。神志清楚,步入病房,发育正常,营养好,回答切题,自动体位,查体合作。全身皮肤黏膜未见异常,全身浅表淋巴结无肿大。头颅无畸形,巩膜无黄染,双侧瞳孔等大等圆,对光反射灵敏。耳郭无畸形,外耳道无异常分泌物,乳突无压痛。外鼻无畸形,鼻通气良好,鼻中隔无偏曲,两侧鼻旁窦区无压痛,口唇无发绀。颈软,无抵抗,颈静脉无怒张,气管居中,甲状腺无肿大。胸廓对称无畸形,胸骨无压痛;触觉语颤双侧对称,未触及胸膜摩擦感;双肺叩诊清音;双肺呼吸音粗糙,双下肺可闻及细湿性啰音,未闻及胸膜摩擦音。心率 82 次/min,律齐,各瓣膜听诊区未闻及病理性杂音;腹平坦,腹壁软,全腹无压痛,无肌紧张及反跳痛;肝脾肋下未触及,肝肾区无叩击痛;肠鸣音 4 次/min。肛门及外生殖器未见异常。脊柱、四肢无畸形;关节无明显红肿,无杵状指(趾),双下肢无水肿。肌力、肌张力正常,生理反射正常,病理反射未引出。

既往史及个人史:20 余年前曾患"甲型肝炎",已治愈;否认乙肝、结核病史;否认高血压、糖尿病等系统性疾病及其他慢性呼吸系统疾病史。否认吸毒史、吸烟史、酗酒史。月经初潮 15 岁,4~5 天/28 天,末次月经时间:2018 年 11 月 3 日。

初步诊断:
肺部感染(原因不明)

【病例解析】
问题 1:原因不明肺部感染的诊断与鉴别诊断?

综合分析患者病情,有如下特点:①中青年女性,有胸闷气急、咳嗽、皮肤关节红肿、肢体乏力、吞咽困难症状,病程 2 个月;②双肺呼吸音粗糙,双下肺可闻及细湿啰音;③门诊胸部 CT 平扫示双肺胸膜下多发斑片影、网格影,以双下肺基底段明显;④外院多次门诊和住院抗感染治疗无显效。综上所述,患者需考虑以下可能性:①特殊病原所致肺部感染:包括各种耐药菌、结核杆菌、真菌、病毒及其他非典型病原体造成的感染;②非感染性肺炎:包括各种理化因素、过敏源、药物、自身免疫性疾病、间质性肺病、肿瘤等导致的肺部炎症性疾病。为明确诊断,我们首先行以下检查除外感染相关性疾病：

辅助检查：

血常规：红细胞：$4×10^{12}$/L，血红蛋白：122g/L；白细胞：$6.62×10^9$/L，中性粒细胞：69.6%，淋巴细胞：16.8%，单核细胞：8.6%，嗜酸性粒细胞：4.4%，嗜碱性粒细胞：0.6%，血小板：$299×10^9$/L。嗜伊红细胞：正常。

血沉：30mm/h。

心肌标志物：肌钙蛋白 T：0.11ng/ml，肌红蛋白：195.8ng/ml，CK-MB mass：19.16ng/ml，NT-pro BNP：196.8pg/ml。

肝功能：白蛋白：34g/L，前白蛋白：89mg/L，余无明显异常。

电解质：钾：3.8mmol/L，钠：138mmol/L，氯化物：103mmol/L，二氧化碳结合力：20.4mmol/L，血钙：2.01mmol/L，无机磷：1.5mmol/L，血镁：0.75mmol/L。

心肌酶谱：肌酸激酶：823U/L，乳酸脱氢酶：333U/L，α 羟丁酸脱氢酶：222U/L。

肾功能、脂代谢：均正常。

铁蛋白：79.15ng/ml。

肿瘤标志物：细胞角蛋白 19 片段：3.92ng/ml，余阴性。

吸入物/食入物应变原筛查：均阴性。

肝炎标志物：乙肝、丙肝病毒标志物均阴性。

甲状腺功能：无明显异常。

呼吸道病原体 IgM 抗体九联检测：肺炎支原体：阳性；Q 热立克次体、肺炎衣原体、副流感 1/2/3 型、呼吸道合胞病毒、甲型流感病毒、嗜肺军团菌、腺病毒、乙型流感病毒：均阴性。

G 试验：阴性。

血 HIV、RPR、TPPA：阴性。

血隐球菌乳胶凝集试验：阴性。

降钙素原：<0.02ng/ml。

T-SPOT：阴性。

糖化血红蛋白：5.5%。

DIC：国际标准化比率：1.27，凝血酶原时间：14.3s，部分凝血活酶时间：36.5s，纤维蛋白原定量：3.6g/L，D-二聚体：0.31FEUmg/L，纤维蛋白原降解产物：0.8μg/ml，凝血酶时间：17.8s。

心电图：正常心电图。

腹部超声：肝脏、胆囊、胰腺、脾脏、双肾、腹膜后淋巴结未见明显异常。

浅表淋巴结超声：双侧颈部、锁骨上、腋下、腹股沟区未见明显异常肿大淋巴结。

超声心动图：结构诊断：静息状态下经胸超声心动图未见明显异常；功能诊断：左心收缩功能正常，舒张功能正常。

支气管镜检查：左右各叶、段、亚段支气管管腔通畅，黏膜光滑，未见出血、新生物。于右下叶基底段及背段支气管分别予以 NS 20ml 冲洗送病原学。EBUS-GS 下见右下叶后基底段不规则回声区，密度欠均匀，此处行肺活检送病理检查。

支气管灌洗液常规：颜色：无色，透明度：浑浊，李凡他试验：阴性，红细胞：$220×10^6$/L，有核细胞：$43×10^6$/L，中性粒细胞：30.2%，淋巴细胞：69.8%。

支气管灌洗液：真菌涂片检查：荧光染色检查未见真菌菌体；抗酸染色涂片：未找到抗酸杆菌；革兰氏染色涂片：正常菌群。

肺穿刺活检(图 4-21-2)：(右下肺组织)少量肺组织，示慢性炎症。

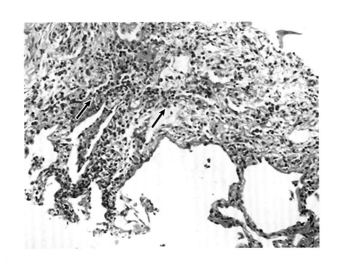

图 4-21-2　肺穿刺病理(×400):肺泡壁见炎症细胞浸润,肺泡腔内纤维素性渗出,提示慢性炎症(黑箭)

问题 2:患者可安全除外肺部感染性疾病,考虑非感染性疾病吗?

综合分析上述检查结果,患者血象正常,PCT 正常;多种病原微生物检查结果均阴性,肺组织活检病理结果提示慢性炎症;此前院外多次抗感染治疗病情无好转。因此,可基本除外肺部感染性疾病。由于患者无肿瘤相关证据,无各种理化因素、过敏源和药物接触史,因此,非感染性疾病主要考虑自身免疫相关性疾病或特发性间质性肺病等。病史中患者有明显的吞咽困难,补充询问病史,患者诉口干明显,需喝水帮助吞咽食物,因此下一步检查需重点除外干燥综合征:

自身抗体谱:抗核抗体:阳性(+),滴度:1:320,核型:颗粒,细胞质;余自身抗体均阴性。

补体:C3:0.93g/L,C4:0.19g/L。

风湿:类风湿因子:56.8IU/ml,抗链球菌溶菌素"O":149IU/ml,C 反应蛋白:7.75mg/L。

免疫球蛋白:血免疫球蛋白 A:2.69g/L,血免疫球蛋白 E:95.76ng/ml,血免疫球蛋白 G:17.4g/L,血免疫球蛋白 M:1.65g/L。

眼科检查:符合干眼症。

腮腺超声:双侧腮腺未见明显异常。双侧颌下见数枚较大淋巴结 13mm×8mm,边界清,皮质增厚,内见少量血流信号,反应性增生可能。

腮腺显像:双侧摄取受限,分泌功能减退。

腮腺活检(图 4-21-3):(下唇)符合干燥综合征改变。

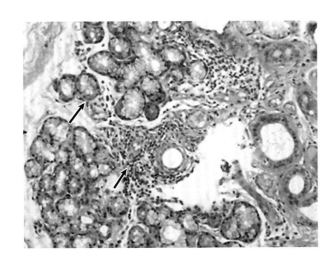

图 4-21-3　唇腺活检病理(×400):小涎腺导管扩张,导管周围有炎症细胞浸润,每个浸润灶有 50 个细胞以上,符合干燥综合征表现(黑箭)

至此,患者确诊干燥综合征,肺部病变考虑干燥综合征相关间质性肺病。

CTD-ILD 治疗原则以治疗 CTD 为主,因此患者由我科转至风湿科进一步诊治。为明确诊断,继续完善以下检查:

血生化(2018-12-24):LDH 279U/L↑,肌酸激酶同工酶 MB 35U/L↑,肌酸激酶 99U/L。

免疫标志物(201-12-24):肌炎抗体示抗 Ro-52 抗体:++,KL-6:847U/ml。

肌电图:部分肌(肱二头肌)见肌源性损害肌电改变,颏肌、胸锁乳突肌等未见明显异常。

【最终诊断】

1. 未分化结缔组织病:多肌炎倾向,干燥综合征倾向
2. 结缔组织病相关间质性肺病

【治疗】

鉴于患者肌酶持续升高,治疗方案为甲泼尼龙抗炎联合环磷酰胺(CTX)冲击治疗。

1. 甲泼尼龙口服起始剂量为每日早 16mg,晚 16mg;
2. 环磷酰胺 0.8g 静脉滴注(每四周一次)冲击治疗。

【随访】

经治疗后患者病情改善,复查血生化(2019-02-28)示乳酸脱氢酶:257U/L↑,肌酸激酶同工酶 MB:26U/L↑,肌酸激酶:31U/L↓;复查肺 CT 提示双肺病灶较前明显吸收(图 4-21-4)。随后甲泼尼龙规律减量至每日早 12mg,晚 8mg。风湿科门诊长期随访。

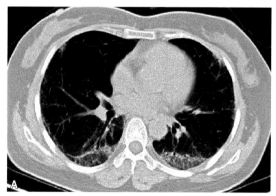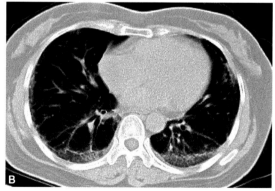

图 4-21-4　胸部 CT 扫描(2019-03-01)示:经治疗后双下肺斑片影及网格影范围有所缩小

【病例点评】

结缔组织病相关间质性肺病(CTD-ILD)的临床特点:所有结缔组织病(CTD)均可有间质性肺病表现,ILD 可以是 CTD 的唯一临床表现,甚至有可能 ILD 出现数年后才出现 CTD 的肺外表现。CTD-ILD 早期可无任何症状,影像学改变可先于症状出现,可以隐匿起病,亦可突然暴发起病。临床上 CTD-ILD 最常见于类风湿关节炎、系统性硬化症、多发性肌炎/皮肌炎、系统性红斑狼疮、干燥综合征这几种 CTD。现将各种 CTD-ILD 的临床特点简述如下:

1. 类风湿关节炎（RA）　是一种慢性、侵袭性关节炎为主要表现的自身免疫病。关节病变常表现为持续性、对称性、多发性小关节受累，血清中可检出类风湿因子（RF）、抗环瓜氨酸肽抗体（CCP）等自身抗体。关节外表现包括皮肤类风湿结节、间质性肺病、肺类风湿结节、胸膜病变、血管炎、肾炎、眼部炎症等。间质性肺病常见病理类型为寻常型间质性肺炎（UIP）和非特异性间质性肺炎（NSIP），常合并有牵拉性支气管扩张、胸膜病变等表现。

2. 系统性硬化症（SSc）　又称硬皮病，是一种以皮肤增厚硬化、纤维化、雷诺现象、肢端溃疡为典型特征的自身免疫性疾病。血清中抗核抗体（ANA）、抗着丝点抗体或抗 ScL-70 抗体升高。若病变广泛累及内脏，可表现为间质性肺病、肺动脉高压、胃肠道蠕动减弱、心包积液、心肌炎和肾炎等，其中系统性硬化症相关间质性肺病常见病理类型为 NSIP。

3. 多发性肌炎/皮肌炎（PM/DM）　是一组以骨骼肌受累为主要表现的自身免疫疾病。骨骼肌受累以对称性四肢近端肌无力为主要表现；PM 与 DM 区别在于 DM 具有向阳性皮疹、Gottron 征、甲周病变、技工手等皮肤病变；PM/DM 患者血清中常见肌酶升高，自身抗体升高包括抗 ARS 抗体、抗 SRP 抗体、抗 Mi-2 抗体等；PM/DM 可累及多系统肌肉，累及喉部肌肉可导致声嘶，累及膈肌可导致呼吸困难，累及消化道肌肉可导致吞咽困难、呛咳、胃食管反流等；PM/DM 患者肺部常表现为 ILD、肺纤维化、胸膜炎等，ILD 常见病理类型为 NSIP 和机化性肺炎（OP）。

4. 系统性红斑狼疮（SLE）　是累及全身多系统、多器官的一种自身免疫性疾病，病情异质性很大。SLE 可表现为盘状或蝶形红斑、光过敏、口腔溃疡、非侵蚀性关节炎、肺炎、间质性肺病、胸膜炎、心包炎、肾脏病变和神经病变等；实验室检查可有贫血、白细胞减少、血小板减少和补体降低等；自身抗体升高包括 ANA、抗 ds-DNA 抗体、抗 Sm 抗体、抗磷脂抗体，梅毒血清试验可假阳性；间质性肺病常见病理类型为 NSIP。

5. 干燥综合征　是以外分泌腺淋巴细胞浸润为特征的自身免疫性疾病。可继发于其他 CTD，也可为原发性疾病，最易受累腺体包括泪腺和涎腺，可发生眼干症、口干症，临床上表现为眼部干燥、异物感，频繁饮水，吞咽困难，猖獗齿等；全身表现可有皮肤黏膜干燥、紫癜性皮疹、刺激性干咳、间质性肺病等；辅助检查包括自身抗体 ANA、SSA、SSB 升高，眼科 Schimer 试验、角膜染色试验、腮腺造影、唾液流率、涎腺核素检查均阳性；唇腺活检见淋巴细胞灶；ILD 常见病理类型为 NSIP 与淋巴细胞性间质性肺病（LIP）。

（陈愉恺　章鹏　李圣青）

─────────────────　【参考文献】　─────────────────

［1］WELLS A U，DENTON C P. Interstitial lung disease in connective tissue disease—mechanisms and management［J］. Nat Rev Rheumatol，2014，10（12）：728-739.

［2］DOYLE T J，DELLARIPA P F. Lung Manifestations in the Rheumatic Diseases［J］. Chest，2017，152（6）：1283-1295.

［3］FISCHER A，du BOIS R. Interstitial lung disease in connective tissue disorders［J］. Lancet，2012，380（9842）：689-698.

22 类风湿关节炎相关性间质性肺疾病

【病例简介】

患者男性,60岁,私企老板。因"咳嗽、咳痰、气急半年余"入院。患者于2017年12月初开始出现咳嗽、咳痰,咳白色黏液痰,时有少许痰中带血丝,伴活动后气急、发热,体温在37~38℃之间,口服抗生素(具体不详)治疗后无好转。2017年12月16日于当地医院查胸部CT(图4-22-1A、B)示:"右肺中叶占位,两肺下叶结节,右肺中下叶及左肺下叶支气管扩张伴感染"。后在当地市中医院诊治,予抗感染、祛痰等治疗一周后体温正常,咯血止,但仍有咳嗽、咳痰。2017年12月24日再次于当地医院住院治疗,查胸部增强CT(图4-22-1C、D)报告"两肺弥漫性病变,较前片对比进展"。后转至上海某肿瘤医院,2018年1月3日行PET/CT示"右肺中叶及两肺下叶多发斑片致密影,结节影,条索影,FDG代谢略高"。予以"头孢类+左氧氟沙星"规律抗感染治疗4周,于2018年2月2日复查胸部CT提示双肺病灶无吸收。继续给予"哌拉西林/舒巴坦+阿奇霉素"抗感染治疗2周,仍有咳嗽、咳痰,且活动后气急明显。于2018年2月19日复查CT(图4-22-1E、F)报告"两肺炎症伴结节,两侧胸膜增厚,右肺中叶病灶较前有所吸收,双下肺病灶无吸收"。为进一步诊治,于2018年3月2日入我科。

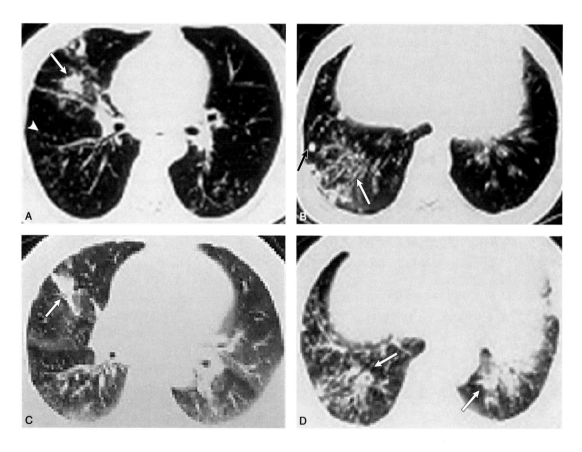

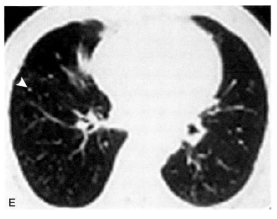
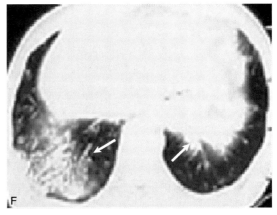

图 4-22-1 外院不同时间点胸部 CT 扫描提示：双肺弥漫性细小结节影（白箭头），斑片影、实变影呈一定的游走性（白箭），并牵拉性支气管扩张和管壁增厚（白箭），近胸膜下多发实性结节影（黑箭）外院胸部 CT 平扫时间：2017-12-16（A、B）；2017-12-24（C、D）；2018-02-19（E、F）

入院查体：T 37℃，P 78 次/min，R 20 次/min，BP 120/70mmHg，MEWS 评分 1 分，身高 176cm，体重 73.5kg，指脉氧饱和度 99%。全身皮肤、黏膜未见异常，无肝掌，全身浅表淋巴结无肿大。胸廓对称无畸形，胸骨无压痛；触觉语颤对称，未触及胸膜摩擦感，双肺叩诊清音，呼吸音粗糙，未闻及干、湿性啰音，未闻及胸膜摩擦音。心率 78 次/min，律齐，A2>P2，各瓣膜听诊区未闻及杂音。腹平坦，腹壁软，全腹无压痛及反跳痛。双下肢无水肿，四肢肌力正常。指（趾）间关节呈梭形肿胀及天鹅颈样畸形（图 4-22-2）。

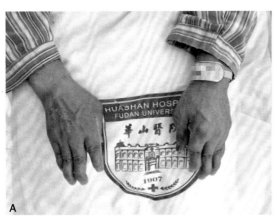
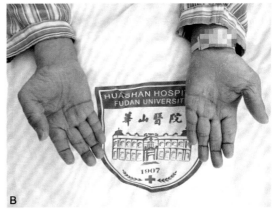

图 4-22-2 双手指间关节呈梭形肿胀及天鹅颈样畸形
A. 手背；B. 手掌

既往史及个人史：有糖尿病史 2 年，平日空腹血糖 7~8mmol/L，服用"格列吡嗪"，血糖控制理想。有类风湿关节炎 10 余年，未规律服用药物治疗，近年停药。否认吸烟史及毒物接触史。否认粉尘接触史。无食物、药物过敏史。

初步诊断：
1. 肺部阴影待查
2. 类风湿关节炎
3. 糖尿病

【病例解析】

问题1:患者双肺多发阴影是否为感染性病变?

患者病情有如下特点:①中老年男性。②慢性起病,以咳嗽、咳痰伴气促为主要表现,起病时有发热,外院予抗感染治疗后体温正常,但肺部病灶无明显吸收。③外院多次查肺CT及PET/CT提示右肺中叶斑片影,两肺下叶多发结节影、条索影、斑片影,局部支气管扩张。④有类风湿关节炎及糖尿病病史。对于发热伴肺部阴影的患者,首先需要鉴别感染性疾病和非感染性疾病,而感染性疾病又包括原发肺部感染和肺外感染累及肺部。入院后详细的病史采集及体格检查发现,患者无肺外器官感染以及脓毒症的表现。因此如果考虑感染性疾病,则需要进一步排查原发肺部感染的可能性,其中明确何种病原体感染至关重要。该患者病程较长,因此普通细菌感染可能性小,而一些特殊病原体、缓慢生长的真菌、结核与非结核分枝杆菌等感染尚不能排除。非感染性疾病主要应考虑肺癌、肺淋巴瘤或类风湿关节炎的肺部累及等。为明确诊断,入院后完善以下检查:

辅助检查:

动脉血气分析:pH:7.41,PaO_2:68.6mmHg,$PaCO_2$:38mmHg,SaO_2:93.9%。

ESR:4mm/h,PCT:0.02ng/ml,CRP:<3.13mg/L。

血常规:白细胞:$4.37×10^9/L$,血红蛋白:147g/L,中性粒细胞:48.3%,淋巴细胞:36.4%,血小板:$115×10^9/L$,嗜酸性粒细胞:$176×10^6/L$。

吸入物、食入物变应原筛查结果:均阴性。

自身免疫系列:抗核抗体:阳性+,滴度1:100,核型:颗粒型;抗中性粒细胞胞浆抗体等其他免疫标志物结果:阴性。

呼吸道病原体IgM抗体九联检测、T-SPOT.TB、G试验:均阴性。

RF(IgA/IgG/IgM)、CCP抗体、ASO结果:均阴性。

肿瘤标志物:糖类抗原125:65.73U/ml,余阴性。

HIV抗体、RPR结果:阴性。

IgE:1 716ng/ml,IgA:5.39g/L。

肺泡灌洗液(BALF)病原学检测:细菌、真菌、结核涂片+培养结果:均为阴性;BALF涂片:见大量中性粒细胞。

胸部增强CT(本院,2018-03-05,图4-22-3):右肺中叶条索影,支气管扩张;两肺下叶多发结节影、条索影、斑片影并牵拉性支气管扩张。

肺功能:FEV_1/FVC:65.77%,FEV_1/pre:56.6%,FVC/pre:69.2%,DLCO/pre:66%。

FENO:8μg/L。

心电图:窦性心律,Ⅰ度房室传导阻滞。

超声心动图:静息状态下经胸超声心动图未见明显异常,左心收缩功能正常,左心舒张功能正常。

支气管镜:右中叶、下叶及左下叶均见较多脓性分泌物,予以吸除并灌洗,送检病原学检查;右中叶管腔狭窄,黏膜肥厚粗糙,予以活检,送组织学检查。

EBUS-GS未探及明显异常超声信号。

鼻窦CT扫描:双侧上颌窦炎症,右侧下鼻甲黏膜增厚,鼻中隔左侧偏曲。

支气管镜活检病理(本院,2018-03-08,图4-22-4):(右中叶支气管)黏膜慢性炎症。

综合分析上述检查结果及临床特征,需要重点考虑嗜酸性粒细胞增多相关疾病。嗜酸性

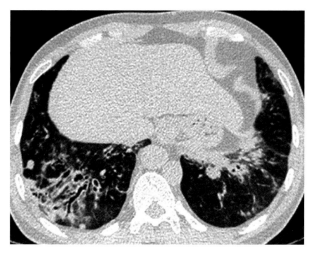

图 4-22-3　胸部增强 CT 示两肺下叶多发结节影、条索影、斑片影,并牵拉性支气管扩张

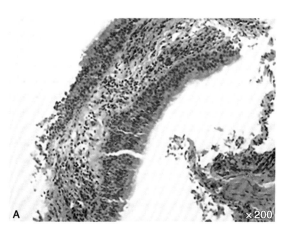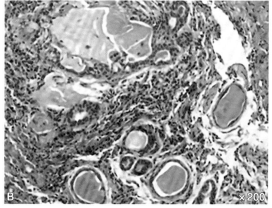

图 4-22-4　支气管镜活检病理(×200):(右中叶支气管)黏膜慢性炎症伴大量嗜酸性粒细胞浸润(A),黏液腺增生、高分泌及黏液潴留(B)

粒细胞增多相关疾病可分为反应性、克隆性和特发性三大类。由于该患者外周血中嗜酸性粒细胞正常,因此反应性(继发性)嗜酸性粒细胞增多可能性大,克隆性或特发性嗜酸性粒细胞增多可能性小。继发性嗜酸性粒细胞增多的感染性疾病主要有寄生虫、曲霉菌、HIV、分枝杆菌感染等。为此进一步完善了以下检查:

辅助检查:

GM 试验、寄生虫抗体、曲霉特异性 IgE 抗体结果:均阴性。

CT 引导下经皮肺穿刺活检病理(本院,2018-03-15,图 4-22-5):(右肺下叶)慢性炎症,伴纤维组织增生。

检查结果提示寄生虫、曲霉菌、HIV 特异性感染指标结果阴性。气管镜活检及肺穿刺病理均未见干酪样坏死,未见特异性菌丝及真菌孢子,故不支持感染性疾病,也未发现恶性病变证据。此外,患者相关炎症指标如 ESR、CRP、PCT 结果均正常。综合分析检查结果及病史特点,

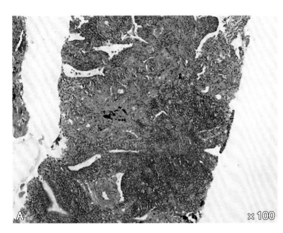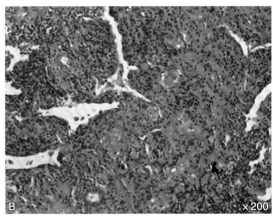

图 4-22-5　CT 引导下经皮肺穿刺活检病理（A：×100，B：×200）：（右肺下叶）慢性炎症，伴纤维组织增生，炎细胞以淋巴细胞为主，见少量嗜酸性粒细胞

考虑感染性疾病和恶性病变可能性小，非感染性疾病可能性大，尤其要重点考虑类风湿关节炎的肺部累及。

问题 2：如何确诊类风湿关节炎的肺部累及？

进一步分析患者疾病特点：①慢性起病，以咳嗽、咳痰伴气急为主要表现；②影像学表现为双肺多发结节影、条索影、斑片影并牵拉性支气管扩张；③病理提示慢性炎症，伴纤维组织增生，无坏死性炎症；④有类风湿关节炎病史十余年，指（趾）间关节呈梭形肿胀及天鹅颈样畸形。追问病史，患者既往有手指晨僵，且目前全部指（趾）间关节对称性肿胀及畸形，根据 2018 中国类风湿关节炎诊疗指南，类风湿关节炎诊断明确。近期未使用类风湿关节炎治疗药物导致病情控制不佳。根据以上病史特点，考虑患者为类风湿关节炎肺受累可能性大。该患者 RA 相关的血清学指标均为阴性，而血清阴性的 RA 患者肺部受累更为少见。为此我们需要进一步排除是否合并其他疾病，尤其是肿瘤性疾病。为此我们再次行 CT 引导下经皮肺穿刺取右下肺结节活检。

病理（图 4-22-6）示（右下肺结节）间质内急、慢性炎细胞浸润及少量嗜酸性粒细胞。

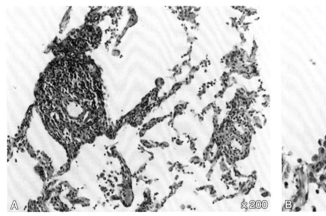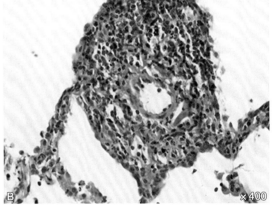

图 4-22-6　CT 引导下经皮肺穿刺活检病理（A：×200，B：×400）：（右下肺结节）间质内急、慢性炎细胞浸润及少量嗜酸性粒细胞

间质性肺病病理会诊中心会诊结论:形态学表现为小气道慢性炎症和间质性肺炎,腺上皮增生、鳞化,结合临床,符合结缔组织病肺损伤。至此,结合上述病理结果、影像学表现、病史特点,可排除肿瘤性疾病,诊断类风湿关节炎相关性间质性肺病。

【最终诊断】

1. 类风湿关节炎相关性间质性肺病(RA-ILD)

2. 类风湿关节炎

3. 2 型糖尿病

问题 3:如何评估患者间质性肺病?

RA-ILD 患者总体预后不佳,目前主要通过症状、血气分析、肺功能及 HRCT 来评估病情。RA-ILD 患者早期可出现肺弥散功能减退,DLCO/pre 的下降程度可以反应 RA-ILD 肺损害的严重程度。研究表明,FVC 小于 60%预计值且 DLCO 小于 40%预计值的患者预后较差,6～12个月内 FVC 下降≥10%或 DLCO 下降≥15%的 RA-ILD 患者死亡风险增加。此外,HRCT 提示20%以上肺受累或者表现为 UIP 的患者预后较差,氧饱和度在 88%以下的患者预后亦较差。尽管患者肺功能及氧饱和度并未明显减退,但肺部受累范围较大,综合分析患者病情及辅助检查结果考虑其病情较重、预后欠佳。

问题 4:如何确定治疗方案?

RA-ILD 的治疗是临床上的难点,目前国内外尚无统一的治疗指南。由于 RA-ILD 患者存在机会感染的可能性,此外部分抗风湿药物长期使用后本身也会导致肺纤维化,因此在治疗前应详细评估病情,制订个体化的治疗策略。目前,大多数观点认为应根据患者肺部的病理组织类型和 RA 的基础情况来选择治疗方案。治疗上以控制病情、延缓进展为目标。RA-ILD 的药物主要包括激素、生物制剂和非生物制剂的抗风湿病情药物(DMARDs),后者包括氨甲蝶呤(MTX)和肿瘤坏死因子-α(TNF-α)抑制剂、来氟米特等。由于本例患者肺部受累范围较大,使用生物制剂出现机会感染风险较大,而 MTX 又可导致肺纤维化,故最终选择小剂量激素联合来氟米特进行治疗。

【治疗】

1. 醋酸泼尼松片,20mg/d,口服;

2. 来氟米特片,10mg/d,每晚口服;

3. 积极控制血糖。

【随访】

患者明确诊断后院外口服药物治疗,咳嗽、咳痰、气急症状较前好转,2018 年 4 月 26 日复查肺功能提示 DLCO/pre 65.2%,较前相仿;动脉血气分析提示 SaO₂ 95.8%,较前好转;胸部 CT 平扫:病灶较前有所吸收(图 4-22-7)。

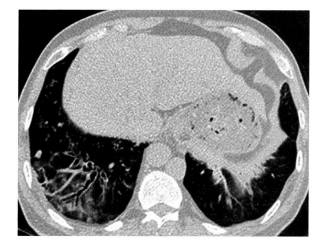

图 4-22-7　胸部 CT 平扫示双肺下叶基底段病灶较前明显吸收

【病例点评】

1. 以嗜酸性粒细胞浸润为特点的肺部病变 非感染性肺部阴影可根据病变解剖部位的不同分为以肺实质病变为主的疾病、以肺血管病变为主的疾病、以肺间质病变为主的疾病。以嗜酸性粒细胞浸润为特点的肺部非感染性病变主要有肿瘤（包括淋巴瘤、腺癌等）、结缔组织性疾病、变应性肉芽肿性血管炎（CSS）和原发性、克隆性嗜酸性粒细胞增多症的肺浸润等。以嗜酸性粒细胞浸润为特点的肺部感染性病变主要有寄生虫、曲霉菌、HIV、分枝杆菌感染等。本例患者根据以嗜酸性粒细胞浸润为特点的肺部病变的诊断思路，详细分析患者 HRCT 表现及病理特点，最终明确诊断为 RA-ILD。由于肺穿刺在疾病诊断上的特异性和敏感性并不能达到 100%，因此确诊有赖于综合分析病史特点以及影像学特征。

2. RA-ILD 的临床特点及预后 RA 是常见的自身免疫性疾病，我国的患病率为 0.32%～0.36%。RA 呼吸系统受累以 ILD 最为常见，病理上可表现为 UIP、NSIP、OP、细支气管炎、肺结节。来自北京朝阳医院的一项临床研究发现，RA-ILD 患者中常见的 HRCT 表现有网格影（57.8%）、胸膜肥厚（57.0%）、磨玻璃影（53.2%），其次为小叶间隔增厚、结节影、肺大疱、蜂窝样改变。RA-ILD 患者早期可出现肺弥散功能减退 DLCO/pre 下降程度可以反应 RA-ILD 肺损害的严重程度。因此定期对 RA 患者进行肺功能检测，可能有助于早期发现 ILD 等肺部病变。RA-ILD 患者总体预后不佳，目前主要通过症状、血气分析、肺功能及 HRCT 来评估病情。研究表明，FVC 小于 60% 预计值且 DLCO 小于 40% 预计值的患者预后较差，6～12 个月内 FVC/pre 下降≥10% 或 DLCO/pre 下降≥15% 的 RA-ILD 患者死亡风险增加。

3. RA-ILD 的危险因素 研究表明吸烟、男性、老年、HLA-DR4 阳性、RF 高滴度均为 RA-ILD 的危险因素，而抗 CCP 抗体则与 RA 气道疾病相关。目前多项研究证明吸烟与 RA-ILD 有关，有多项研究报道了吸烟和 RA-ILD 进展之间的关系，发现 RA-ILD 的风险随吸烟量的增多而增加。另一项研究发现，年龄>65 岁，发生 ILD 风险增加 4 倍以上。然而本例患者无吸烟史，且多次查 RF、CCP 抗体均为阴性，推测其出现 RA-ILD 可能存在其他因素。最近的一项研究也发现在采用 2010 年 ACR/EULAR 分类标准诊断的 RA 患者中，血清阴性的这类 RA 亚组患者在临床和超声表现上均具有更高的炎症疾病活动度。这提示 RF、CCP 抗体并不能完全反应 RA-ILD 患者的病情程度。

（章鹏 张有志 李圣青）

【参考文献】

[1] DOYLE T J,DELLARIPA P F. Lung Manifestations in the Rheumatic Diseases[J]. Chest,2017,152(6):1283-1295.

[2] 吴娜威,董馨,郑毅.类风湿关节炎相关性间质性肺疾病临床分析[J]. 中华风湿病学杂志,2015,19(4):233-237.

[3] BLUETT J,JANI M,SYMMONS D. Practical Management of Respiratory Comorbidities in Patients with Rheumatoid Arthritis[J]. Rheumatol Ther,2017,4(2):309-332.

[4] 中华医学会风湿病学分会. 2018 中国类风湿关节炎诊疗指南[J]. 中华内科杂志,2018,(4):242-251.

[5] AJEGANOVA S,HHUIZINGA T W. Rheumatoid arthritis:Seronegative and seropositive RA:alike but different[J]. Nat Rev Rheumatol,2015,11(1):8-9.

23 无肌病性皮肌炎合并急进性间质性肺炎

【病例简介】

患者男性,41岁,2018年7月19日因"前胸皮疹、发热伴咳嗽、咳痰1个月余"入院。患者2018年6月15日无明显诱因双手指尖及前胸部出现红斑扁平丘疹,有痒感,局部皮温升高,就诊于上海同仁医院予以克霉唑乳膏外用,出疹4~5天后指尖皮疹消退,前胸部皮疹缩小至约7cm×7cm。出现皮疹1周后患者开始夜间发热,最高温度38.5℃,无寒战、大汗,无咳嗽、咳痰等,清晨体温可降至正常;发热3~4天后出现咳嗽、咳黄痰、咽痛,无咯血、呼吸困难等不适。6月22日就诊于外院,查血常规:白细胞:4.43×10⁹/L,中性粒细胞绝对值:3.23×10⁹/L,血红蛋白:134g/L,血小板164×10⁹/L,CRP:5.4mg/L。予以头孢唑啉静滴,头孢克肟口服抗感染,最高体温未下降。6月27日再次复诊,查白细胞:5.69×10⁹/L,中性粒细胞绝对值:4.21×10⁹/L,血红蛋白:126g/L,血小板134×10⁹/L,CRP:16.27mg/L。予以头孢曲松抗感染,未见好转。遂7月5日就诊于华山医院急诊,查胸片示:左下肺结节,乳头影可能(图4-23-1)。遂予以莫西沙星抗感染(7月5日至7月18日)。7月8日查胸部CT示:双肺下叶渗出影、实变影(图4-23-2)。心超报告:左心收缩与舒张功能正常,各瓣膜正常,未见赘生物。痰培养及涂片阴性(细菌+真菌+抗酸杆菌)。此外,患者因咽痛于7月16日行喉镜检查,见咽喉部黏膜充血,舌根及咽后壁淋巴滤泡增生,会厌充血红肿,双侧声带及室带黏膜充血,其余未见异常。患病以来,精神好,胃纳一般,睡眠好,大小便正常,体重明显下降,1个月下降2.5kg。

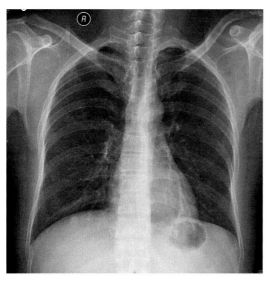

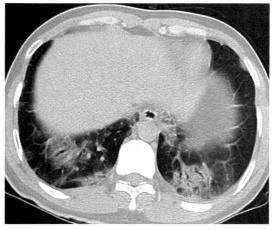

图4-23-1 胸部正位片(2018-07-05):两肺纹理增多,左下肺结节,乳头影可能

图4-23-2 胸部CT可见双肺下叶渗出影、实变影

入院查体:T 38.9℃,P 103次/min,R 20次/min,BP 102/60mmHg,MEWS评分4分,身高170cm,体重61kg。神志清楚,发育正常,营养好,步入病房。胸前区可见色素沉着,余皮肤黏膜未见异常,全身浅表淋巴结无肿大。头颅无畸形,眼睑正常,睑结膜未见异常,巩膜无黄染。

双侧瞳孔等大等圆,对光反射灵敏,耳郭无畸形,外耳道无异常分泌物,乳突无压痛。外鼻无畸形,鼻通气良好,鼻中隔无偏曲,鼻翼无扇动,两侧鼻旁窦区无压痛,口唇无发绀。双腮腺区无肿大,颈软,无抵抗,颈静脉无怒张,气管居中,甲状腺无肿大。胸廓对称无畸形,胸骨无压痛,双肺呼吸音清晰,未闻及干、湿性啰音。心率 79 次/min,律齐,各瓣膜听诊区未闻及杂音。腹平软,全腹无压痛及反跳痛,肝脾肋下未触及。脊柱、四肢无畸形,关节无红肿,无杵状指(趾),双下肢无水肿。肌力正常,肌张力正常,生理反射正常,病理反射未引出。

既往史及个人史:患者是铝合金门窗制作工人,否认结核病史及结核接触史,否认粉尘接触史,否认生禽接触史。否认传染病史;否认外伤史;否认食物、药物过敏史;否认中毒、输血史;否认吸烟、酗酒史。否认家族遗传性疾病史。

初步诊断:

肺部阴影待查

【病例解析】

问题 1:患者肺部阴影可能的病因是什么?

患者病情特点为发热、皮疹合并肺部阴影,病程 1 个月;胸部 CT 可见双肺下叶渗出影、实变影;外院及我院急诊给予抗感染治疗效果不佳。发热合并肺部阴影临床需重点除外常见的肺部感染性疾病、恶性肿瘤和自身免疫相关性疾病累及肺部三大类。因此,为明确诊断,入院后给予以下检查:

辅助检查:

血常规:白细胞:$3.78×10^9$/L,红细胞:$3.41×10^{12}$/L↓,血红蛋白:102g/L↓,血细胞比容:30.9%↓,中性粒细胞:66.9%,淋巴细胞:21.4%,单核细胞:10.6%↑,嗜酸性粒细胞:0.8%,嗜碱性粒细胞:0.3%,中性粒细胞绝对值:$2.53×10^9$/L,血小板计数:$189×10^9$/L。

肝功能:丙氨酸转氨酶:49U/L,天冬氨酸转氨酶:67U/L↑,总胆红素:10.7μmol/L,直接胆红素:6.1μmol/L,总胆汁酸:3μmol/L,碱性磷酸酶:89U/L,γ-谷氨酰转移酶:126U/L↑,总蛋白:56g/L↓,白蛋白:27g/L↓。

C 反应蛋白:21.9mg/L↑。

血沉:30mm/h↑。

降钙素原:0.16ng/ml↑。

G 试验:<31.25pg/ml。

T-SPOT:阴性。

腹部超声及全身淋巴结检查:肝局部回声增强,(脂肪堆积可能)随访。胆囊、胰腺、脾脏、双肾、膀胱:未见明显异常。双侧输尿管未见明显扩张。左侧锁骨上,右侧颈根部,双侧腋下见淋巴结,随访。左侧颈部、右侧锁骨上、双侧腹股沟、后腹膜未见明显异常肿大淋巴结。

气管镜检查:支气管镜示各管腔通畅,未见新生物。行支气管肺泡灌洗送 mNGS 检查和 TBLB 活检送病理。

气管镜远端活检提示:支气管黏膜炎症样改变。

支气管肺泡灌洗二代测序提示葡萄球菌感染。

肺穿刺病理:提示机化性肺炎(图 4-23-3)。

入院后,在完善相关检查的基础上首先开始经验性抗感染治疗,予以美罗培南+左氧氟沙星治疗 1 周,但每日仍有发热,体温高峰波动于 38~39℃之间。患者发热时精神状态与不发热

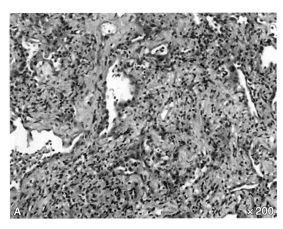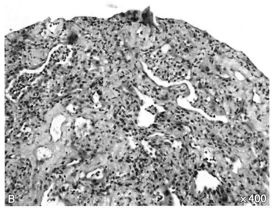

图 4-23-3　肺穿刺活检病理(A:×200,B:×400):肺泡腔结构消失,间质增生,肺泡腔内可见纤维素样渗出,可见上皮样化生。符合机化性肺炎

时无明显差异。在获得肺穿刺病理和 mNGS 病原学报告后,抗感染方案改为利奈唑胺,但患者体温仍无改善。在抗感染过程中,复查胸部 CT 示病灶较前进展且双下肺出现间质性改变(图4-23-4)。期间,患者多次复查血常规白细胞及中性粒细胞比例均正常,降钙素原和 CRP 增高均在 3 倍以内。

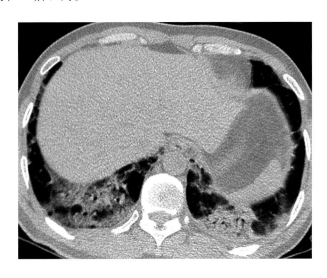

图 4-23-4　抗感染治疗后半个月复查胸部 CT 示双肺下叶病灶范围较前扩大,原有部分病灶吸收,另有部分新发病灶,总体病灶进展

问题 2:患者能否安全除外肺部感染性疾病?

根据前期入院后患者的诊疗经过,我们可以总结以下特点:①经验性抗感染治疗已经覆盖常见革兰氏阳性及革兰氏阴性杆菌、厌氧菌、不典型病原体;②患者无免疫缺陷基础病,缺乏结核和真菌等病原体感染依据;③肺部病灶较前进展,说明较为广谱且充分的经验性抗感染治疗无效;④患者整体情况较为“逍遥”,缺少感染相应的“毒血症状”;⑤病理提示为机化性肺炎。因此排除感染性疾病,而肿瘤性疾病依据不足,在肺穿刺病理为机化性肺炎的基础上,我们倾向于隐源性机化性肺炎或者自身免疫性疾病继发机化性肺炎的可能。

问题 3:患者是否有自身免疫性疾病背景?

在排除感染并考虑机化性肺炎的情况下,我们给予患者糖皮质激素治疗,首先采取的剂量为甲泼尼龙口服 12mg/次,2 次/d。治疗 5 天患者体温无改善,仍每日发热,体温高峰波动于

38~39℃之间。且在激素治疗期间再次出现眼睑、面颊及前胸皮疹。双侧眼睑为红色斑丘疹，略高于皮面，面颊及胸前为红色充血样皮疹，压之褪色，胸前皮疹分布呈 V 形。并且诉严重口干，并出现 3 个口腔溃疡，2 个自愈，1 个持续。患者自身免疫性疾病相关检查如下：

抗心磷脂抗体(IgA/G/M)：2.8RU/ml。

抗线粒体抗体分型、肝抗原抗体谱、ANA 抗体谱：nRNP/Sm：阴性(-)，Sm：阴性(-)，SSA：阴性(-)，RO-52：阳性(+++)，SSB：阴性(-)，Scl-70：阴性(-)，PM-Scl：阴性(-)，Jo-1：阴性(-)，CENPB：阴性(-)，抗细胞周期蛋白 I 型抗体：阴性(-)，dsDNA：阴性(-)，核小体：阴性(-)，Histone：阴性(-)，核糖体 P 蛋白：阴性(-)，M2：阴性(-)，M4：阴性(-)，M9：阴性(-)，抗肝肾微粒体抗体：阴性(-)，抗肝细胞溶质抗原 I 型抗体：阴性(-)，抗可溶性肝/胰抗体：阴性(-)，抗平滑肌抗体：阴性(-)。

抗核抗体、抗中性粒细胞胞质抗体、CCP 抗体、双链 DNA 定量(2018-07-24)：抗核抗体：阳性+，滴度：1∶100，核型：颗粒，胞质；dsDNA 定量：1IU/ml；抗中性粒细胞胞质抗体：PR3：<2RU/ml，MPO：<2RU/ml，cANCA：阴性，pANCA：阴性，CCP 抗体：1.2RU/ml。

血沉：49mm/h↑。

C 反应蛋白：18.1mg/L↑。

铁蛋白：>2 000.00ng/ml↑。

肝功能：血清钾：4.1mmol/L，血清钠：129mmol/L↓，血清氯：96mmol/L↓，血清钙：1.96mmol/L↓，血清磷：0.87mmol/L，丙氨酸转氨酶：105U/L↑，天冬氨酸转氨酶：115U/L↑，总胆红素：20.2μmol/L，总蛋白：57g/L↓，白蛋白：25g/L↓，碱性磷酸酶：188U/L↑，γ-谷氨酰转移酶：472U/L↑，尿素氮：4.4mmol/L，肌酐：35μmol/L↓，尿酸：0.04mmol/L↓，二氧化碳结合力：25mmol/L。

心肌标志物：肌钙蛋白 T：0.04ng/ml↑，肌红蛋白：97.4ng/ml↑，CK-MB mass：5.48ng/ml↑。

心肌酶谱：肌酸激酶：358U/L↑，乳酸脱氢酶：530U/L↑，α 羟丁酸脱氢酶：361U/L↑。

综合分析患者病情有如下特点：①发热伴皮疹和肺部阴影；②抗感染治疗和低剂量激素治疗无效，肺部病灶快速进展；③自身抗体检测 RO-52 强阳性，血沉、CRP 和铁蛋白显著升高；④伴随肝脏、心肌等多脏器损害。隐源性机化性肺炎为排除性诊断，因为整个病程中，皮疹是首发表现，需要考虑自身免疫病可能。根据患者病情特点，我们主要考虑以下 3 种自身免疫性疾病：①皮肌炎：入院时患者皮疹已经消退，仅残留胸前部分色素沉着，虽然患者无肌痛主诉，查体肌力正常，但新发分布于上眼睑及胸前 V 字形皮疹为皮肌炎皮疹的典型区域，进一步查体发现患者双肘伸侧有少量红色斑丘疹，且患者有轻度肌酶升高。综上，皮肌炎诊断应重点考虑。②干燥综合征：患者诉口干严重，且有 RO-52 抗体强阳性。③白塞病：患者有口腔溃疡。根据以上疾病的诊断标准，患者不足以诊断任何一种自身免疫病。患者体温无改善说明疾病仍未得到控制，因此将糖皮质激素剂量增加为甲泼尼松龙 40mg/次，2 次/d，静脉推注，并且逐步安排肌肉磁共振、唇腺活检等检查以进一步明确诊断。

在糖皮质激素加量的第 3 天，患者病情急转直下。突发胸闷气促，指脉氧饱和度 87%；在吸氧 7L/min 的情况下血气分析：pH：7.48↑，二氧化碳分压：4.64kPa↓，氧分压：8.45kPa↓，氧饱和度：93.1%↓，血细胞比容：37%↓，血红蛋白：12.3g/dl，细胞外剩余碱：2.6mmol/L，剩余碱：3.6mmol/L↑，标准碳酸氢根浓度：27.5mmol/L，碳酸氢根浓度：26.3mmol/L，总二氧化碳：27.3mmol/L，肺泡内氧分压：13.67kPa，动脉-肺泡氧分压之比：0.6，携氧量：17ml/dl↓，氧容量:16.1ml/dl↓。患者病情突发进展为呼吸衰竭,给予高流量氧疗(high-flow)并请风湿科会诊,会诊意见考虑无肌病性皮肌炎合并急进性间质性肺炎。进一步完善抗 MAD5 抗体提示高滴度。这些均支持该诊断。

【治疗】

1. 抗感染治疗 美罗培南 1.0g/12h,静脉滴注+米诺环素 2 粒/次,2 次/d,口服;
2. 激素 甲泼尼松龙 40mg/12h,静脉推注;
3. 营养支持和对症治疗;
4. 呼吸机辅助通气治疗。

【随访】

患者使用激素冲击后 2 天,发热与氧合情况曾有一过性好转,后病情急转直下,呼吸机辅助通气难以维持氧合,1 周后死于呼吸衰竭并多脏器功能衰竭。

【病例点评】

1. 无肌病性皮肌炎合并急进性间质性肺炎 经典的皮肌炎需要有皮肤和肌肉的累及,然而无肌病性皮肌炎(amyopathic dermatomyositis,ADM)仅有皮肌炎特有的皮疹而无肌炎的临床或实验室检查证据,是皮肌炎的特殊类型。在这类患者中,肺间质病变发生率相对更高,甚至部分发生快速进展型间质性肺炎,对大剂量糖皮质激素和传统的免疫抑制治疗反应差,病死率高,应给予特别关注。

目前 ADM 的诊断标准为:出现 DM 典型皮疹≥6 个月,无近端肌无力的临床证据且肌酶水平(肌酸激酶、醛缩酶)正常,肌电图及肌活检亦无肌源性损害的依据;还有部分患者具有皮肌炎的特征性皮疹,通过血清肌酶谱、肌电图或肌活检仅发现亚临床轻微的肌源性损害依据,称之为低肌病皮肌炎(hypomyopathic dermatomyositis,HDM)。排除标准包括:①出现皮肤病变后最初 6 个月内有连续 2 个月以上的系统性免疫抑制剂治疗史;②出现皮肤病变时正使用羟基脲、他汀类降脂药等可导致 DM 样皮肤表现的药物。ADM 和 HDM 合称为临床无肌病皮肌炎(clinically amyopathic dermatomyositis,CADM),目前大多数文献将 CADM 的概念理解为ADM,无本质差异。

间质性肺病(interstitial lung disease,ILD)是特发性炎性肌病最常见的并发症。DM 患者合并 ILD 的发病率约在 30% 左右,而 ADM 患者发生 ILD 的概率更大,尤其在东南亚,日本、中国等报道的 ADM-ILD 发病率多在 50% 以上。其中快速进展型肺间质病变(rapidly progressive interstitial lung disease,RPILD)病情凶险,在 ADM 患者中发生的概率明显高于经典 DM 患者,进展迅速,可在 ILD 起病后 6 个月乃至 3 个月内发展至呼吸衰竭,通常对大剂量激素和免疫抑制剂治疗反应差,可在数月内死亡。本例患者临床经过符合此种类型。据临床观测,部分 RPILD 患者的肺部病变存在"转型期",这一时期持续时间较短,患者可能仅有轻度的干咳、气促,影像学表现仅为轻度的实变影或胸膜下线状影;随后在数周内恶化,迅速出现弥漫性肺损伤,表现为进行性呼吸困难和低氧血症,直至 I 型呼吸衰竭。在这一阶段即使应用大剂量激素和免疫抑制剂冲击治疗,不少患者对治疗的反应依然很差,病死率高。若能早期识别"转型期",及时给予干预治疗,有可能会改善临床结局。影像学上,RPILD 患者中,HRCT 常见的表现是实变影、磨玻璃影、活动性浸润影、牵拉性支气管扩张征;而下肺网格状影、胸膜下线状影、蜂窝样改变则较易出现在慢性进展型 ILD 患者中。

目前已知 ADM-ILD 患者的预后不良因素主要有：①抗 MDA5 抗体；②血清铁蛋白显著升高；③多处难以愈合的皮损溃疡。2005 年日本学者 Sato 等首次在 ADM 患者血清中发现一种新的自身抗体，其靶抗原的相对分子质量为 140kD，故将其命名为抗 CADM-140 抗体。后证实抗 CADM-140 抗体的靶抗原是由黑色素瘤分化相关基因 5（melanoma differentiation associated gene 5，MDA5）编码的解旋酶，定位于胞质，因此抗 CADM-140 抗体亦被称为抗 MDA5 抗体。它可作为 ADM 患者的特征性抗体，且抗 MDA5 抗体阳性提示 ADM 患者发生 RPILD 的风险高、预后不良。Meta 分析显示抗 MDA5 抗体预测 RPILD 的敏感性为 77%，特异性为 86%；抗体阳性者发生 RPILD 的风险为阴性者的 20 倍。高血清铁蛋白也是影响 ADM-ILD 患者预后的重要因素之一。既往研究显示抗 MDA5 抗体阳性的 ILD 患者中，血清铁蛋白水平 ≥500ng/ml 与 <500ng/ml 患者 5 年生存率分别为 37.5% 和 100%，而其中血清铁蛋白水平 >1 600ng/ml 的 5 例患者均在 10 个月内死亡。部分 ADM 患者会发生皮肤溃疡，常出现在 Gottron 征的分布部位，如掌指关节、肘关节的伸面，也可出现在甲周、指腹等部位。有研究报道，抗 MDA5 抗体与皮肤溃疡的出现相关，其 OR 值达 18.3。多处难以愈合的皮肤溃疡往往预示疾病预后不良。此例患者抗 MDA5 抗体强阳性，白铁蛋白：>2 000.00ng/ml，显著升高，与患者的不良预后相吻合。

目前 ADM-ILD 尚缺乏有效的治疗措施，尤其是临床表现为 RPILD 的患者。若能在此类患者的转型期早期使用大剂量糖皮质激素及免疫抑制剂、联合使用丙种球蛋白，部分患者的病情能够得到明显控制。

该患者整体病程 1 个月余，进展迅速，以发热伴皮疹起病。由于无典型肌病表现，给诊治造成了一定难度。治疗中虽及时使用激素联合抗感染治疗，肺部病灶进展仍十分迅速，结合患者抗 MDA5 抗体高滴度和血清铁蛋白显著升高，属预后较差亚型。

2. 发热合并肺部阴影的诊断　发热合并肺部阴影是呼吸科的常见症候群。虽然回顾病史，患者最初以皮疹起病，早期即提示自身免疫病可能。但患者为青年男性、急性病程，且自身免疫性疾病采用糖皮质激素及免疫抑制治疗，也应该在全面排除感染之后进行。因此，充分的病原学检查与经验性抗感染治疗是对此类患者的常规诊疗思路。但同时从这例患者中，应当学习到少见病或者常见疾病的危重或特殊类型的重要性。患者青年男性、皮疹不典型、缺少其他自身免疫相关症状，病情进展迅速，这些都是容易造成误诊的原因。但在定位到 ADM-RPILD 这一疾病后发现，患者皮疹分布特征，早期肺部实变影，显著升高且与 CRP、血沉不平行的高铁蛋白血症，持续不愈合的口腔溃疡，都可以成为早期的提示信息。

（周睍　龚益　李圣青）

【参考文献】

［1］彭云，严冰，刘毅. 无肌病皮肌炎相关性肺间质病变研究进展［J］. 中华风湿病学杂志，2015，19（2）：129-132.

［2］KAMIYA H，PANLAQUI O M，IZUMI S，et al. Prognostic factors of idiopathic inflammatory myopathies complicated with interstitial lung disease：protocol for a systematic review and meta-analysis［J］. BMJ Open，2016，6（11）：e12744.

［3］PARRONCHI P，RADICE A，PALTERER B，et al. MDA5-positive dermatomyositis：an uncommon entity in Europe with variable clinical presentations［J］. Clin Mol Allergy，2015，13：22.

24　系统性红斑狼疮相关性间质性肺疾病

【病例简介】

患者女性,29 岁,公司员工。因"反复胸闷、气急 2 个月余"入院。患者于 2018 年 1 月无明显诱因下出现低热、关节疼痛、双面颊红斑等症状,外院查血 dsDNA 抗体阳性,完善相关检查后诊断为"系统性红斑狼疮(SLE)",予口服"泼尼松、羟氯喹、白芍总苷"治疗后症状无缓解,逐渐出现双侧大腿及双上肢肌肉疼痛。2018 年 2 月起患者出现发热,体温最高达 38.9℃,伴有咳嗽、胸闷、气急,故转至当地三甲医院就诊。外院查肺 CT 示"双肺多发结节及斑片影、胸膜增厚",考虑"肺部感染",遂予"甲泼尼龙 40mg/d"治疗 SLE,先后予"阿奇霉素、左氧氟沙星、头孢哌酮舒巴坦、头孢西丁、莫西沙星、氟康唑"等抗感染,患者症状无缓解。2018 年 3 月 26 日复查肺 CT 提示双肺仍有多发炎症。故于 2018 年 3 月 28 日转至我院急诊就诊,查血常规:白细胞:4.63×10^9/L、中性粒细胞:80.6%,血气分析示 pH:7.478 、二氧化碳分压:4.03kPa、氧分压:10.17kPa,予吸氧及对症治疗,并于 2018 年 3 月 29 日收入我呼吸科。

入院查体:T 38.1℃,P 102 次/min,R 22 次/min,BP 118/83mmHg,MEWS 评分 3 分,身高 172cm,体重 75kg。神志清楚,发育正常。全身浅表淋巴结无肿大。双面颊轻度红斑,全身未见皮下出血点及皮疹。结膜无充血,巩膜无黄染。口唇无发绀。双腮腺区无肿大。颈软,无抵抗,颈静脉无怒张,气管居中,甲状腺无肿大。胸廓对称无畸形,胸骨无压痛;双肺呼吸音粗糙,未闻及干、湿性啰音。心率 102 次/min,律齐,各瓣膜听诊区未闻及杂音;腹平坦,腹壁软,全腹无压痛,无肌紧张及反跳痛,肝脾肋下未触及,关节无红肿,无杵状指(趾),双下肢无水肿。生理反射存在,病理反射未引出。

既往史及个人史:否认高血压病、糖尿病、肝炎等病史。否认吸毒史、吸烟史、酗酒史,否认冶游史。无家族性肿瘤及结缔组织疾病史。

辅助检查:

血常规:白细胞:10.63×10^9/L,中性粒细胞:70.3%,淋巴细胞:24.1%,单核细胞:4.1%,血红蛋白:86g/L,血小板:354×10^9/L。

尿常规:尿蛋白+,红细胞管型。

血沉:60mm/h。

PCT:0.13ng/ml。

心脏超声:三尖瓣少量反流,估测肺动脉收缩压 25mmHg,心内结构未见明显异常。

初步诊断:

1. 肺部阴影待查

2. 系统性红斑狼疮(SLE)

【病例解析】

问题 1:患者 SLE 诊断是否明确?

SLE 是一种病因未明的慢性自身免疫性疾病,可累及几乎任何身体器官。患者可出现不同的临床表现,从轻微的关节和皮肤受累到危及生命的肾脏、血液系统或中枢神经系统受累。

根据 2012 年系统性红斑狼疮国际临床协作组（SLICC）诊断标准，SLE 的患者需要满足 17 项标准中的至少 4 项，其中包括 11 项临床标准中的至少 1 项和 6 项免疫标准中的 1 项，或患者存在 ANA 抗体或抗 dsDNA 抗体的情况下，具有与 SLE 相符的经活检证实的肾炎。本患者为育龄期女性，临床特点有皮疹、关节疼痛、肾脏损害、相关免疫学指标阳性，且经治疗后皮疹及关节疼痛较前好转，故诊断明确。

问题 2：抗感染失败的原因是什么？

患者病史有如下特点：①青年女性，现患 SLE 且治疗中。本次住院亚急性起病，以胸闷、气急为主要表现，伴有发热；②肺 CT 示双肺多发结节及斑片影、胸膜增厚；③外院按社区获得性肺炎给予抗炎及抗感染治疗症状无好转，肺部病灶无明显吸收。对于抗感染治疗失败的患者，可能有以下几种原因：①特殊微生物感染，经验性治疗未覆盖致病原；②虽然致病原已覆盖，但是药物通透性/剂量/浓度未能达到治疗要求；③误吸/排痰障碍/合并症等宿主因素影响治疗效果；④耐药菌感染所致抗感染无效；⑤非感染性疾病，如肺栓塞、肺血管炎、机化性肺炎、结节病、淋巴瘤、肺癌和结缔组织病累及肺部等。本例患者新近确诊为 SLE，口服激素抗炎治疗，免疫力下降，故存在机会感染的可能性。由于此前外院予以多种抗生素治疗均以失败告终，故该患者抗感染失败的原因可能为：特殊病原菌感染和/或各种非感染性疾病的肺累及等。为进一步明确诊断，入院后完善了以下检查：

辅助检查：

动脉血气分析：pH：7.48，PaO_2：76.3mmHg，$PaCO_2$：30.2mmHg，SaO_2：95.8%。

血常规：白细胞：$3.72×10^9/L$，血红蛋白：86g/L，中性粒细胞：89.5%，淋巴细胞：5.1%，血小板：$257×10^9/L$。

G 试验、T-SPOT、呼吸道九联抗体、乳胶凝集试验、ASO、肿瘤标志物检测：均正常。

PCT：0.16ng/ml，CRP：20.2mg/L，ESR：26mm/h。

嗜伊红细胞计数：$22×10^6/L$，IgE：962.4ng/ml。

ANA：1：100，dsDNA、抗 SM 抗体：阴性。

肺泡灌洗液直接涂片及培养：见烟曲霉。

细菌、结核涂片及培养：阴性。

肺泡灌洗液细胞分类：有核细胞 $2\,600×10^6/L$，中性粒细胞 50%，淋巴细胞 30%，间皮细胞 20%。

胸部 CT（2018-04-02）：右侧气胸，肺被压缩约 60%；两肺多发斑片影，部分实变；双侧少量胸腔积液。病灶较外院胸部 CT 检查快速进展（图 4-24-1）。

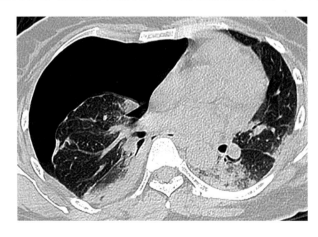

图 4-24-1　胸部 CT：右侧气胸，肺组织压缩约 60%；两肺多发斑片影，部分实变，以胸膜下为主；双侧少量胸腔积液；纵隔左移

心脏超声:极少量心包积液,左心收缩功能正常。静息状态下右心结构未见异常,右心功能未见异常。

电子支气管镜检查:气管、左右主支气管及各叶、段支气管管腔通畅,黏膜光滑,未见新生物,右下叶基底段可见少量脓性分泌物,予以吸除并灌洗,送检病原学检查。于右下叶后基底段行经支气管镜肺活检(TBLB)送病理检查。

BALF 细胞分类:以中性粒细胞为主。

BALF 病原学检查:涂片发现烟曲霉,并培养出烟曲霉。

我院复查肺 CT 提示双下肺病灶较前进展,且部分实变,伴有右侧气胸。根据病史及病原学结果,考虑患者存在肺曲霉菌感染。既往外院抗感染治疗中曾用氟康唑,不能覆盖烟曲霉,可能为患者症状及肺部病灶进展的原因。

问题 3:患者为何种类型肺曲霉菌病?

肺曲霉菌病主要由烟曲霉引起,临床上表现为三种类型,即侵袭性、寄生性、过敏性。侵袭性肺曲霉菌病又可分为急性、亚急性、慢性。急性侵袭性肺曲霉菌病(IPA)早期出现胸膜下密度增高的结节实变影和/或楔形实变影、团块状阴影,病灶周围可有晕轮征;数天后肺实变区液化、坏死,出现空腔阴影或新月征。亚急性侵袭性肺曲霉菌病(SAIA)感染的时间小于 3 个月,通常在轻度或中度免疫抑制患者中发生,典型的好发人群有糖尿病、高龄、慢性阻塞性肺疾病、结缔组织疾病。慢性侵袭性肺曲霉菌病(CPA)进展较缓慢,通常发生在有慢性肺部疾病的患者中,但不伴随或只有轻度的免疫缺陷。寄生型肺曲霉菌病包括曲霉球、寄生性支气管曲霉病。曲霉球发生在非免疫抑制患者中的包含真菌球的单发肺部空腔,患者伴有轻微或无任何症状,在就诊前至少 3 个月没有任何影像学进展。过敏性肺曲霉菌病主要有变应性支气管肺曲霉菌病(ABPA),该类患者可表现为哮喘发作,其影像学特点有中心性支气管扩张、指套征、牙膏征、游走性肺部浸润,此外血清烟曲霉特异性 IgE 升高,血清总 IgE 水平大于 1 000U/ml。本例患者的临床特点更符合 SAIA,因此给予抗曲霉菌治疗。

【治疗】

1. 抗真菌治疗 一项回顾性研究发现,使用伏立康唑治疗侵袭性肺曲霉菌病能显著降低死亡率,因此几乎所有指南都推荐伏立康唑作为首选用药。伏立康唑 200mg/12h,静脉滴注。

2. 治疗基础疾病 甲泼尼龙 40mg/d,静脉滴注,羟氯喹 250mg/次,2 次/d,口服。

3. 气胸的治疗及其他对症支持治疗 吸氧,胸腔闭式引流。

疗效评估:

1. 体温逐渐下降,治疗 72 小时后体温正常,胸闷、气急较前明显好转,肺部听诊无哮鸣音及湿啰音。

2. 1 周后复查化验结果 血常规:白细胞:$7.21×10^9$/L,血红蛋白:90g/L,中性粒细胞:87.3%,淋巴细胞:4.7%,血小板:$295×10^9$/L。PCT 0.07ng/ml,CRP <3.13mg/L,ESR 14mm/h。

3. 1 周后复查肺 CT(2018-04-08) 气胸基本吸收,双下肺实变影及斑片影明显吸收,双肺胸膜下可见毛玻璃影和间质性改变,胸膜局限性增厚(图 4-24-2)。肺部病灶较前明显改善,提示治疗有效。

问题 4:肺部间质性改变是否也为曲霉菌感染所致?

患者经伏立康唑治疗后双下肺实变影及渗出影明显吸收,但双肺下叶胸膜下可见毛玻璃

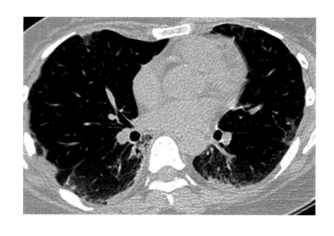

图 4-24-2 伏立康唑治疗 1 周后复查胸部 CT：右侧气胸基本吸收，双下肺实变影及斑片影明显吸收，双肺胸膜下可见毛玻璃影和间质性改变，局限性胸膜增厚

影及间质增生，双侧胸膜不规则增厚。肺组织 TBLB 病理（2018-04-08，图 4-24-3）显示（右下叶后基底段活检）肺泡壁慢性炎症细胞浸润，肺泡腔内见纤维素性渗出，肺泡上皮增生，结合临床，可符合结缔组织病肺损伤。免疫组化结果：CK（+），VIM（+），CgA（-），Syn（-），TTF-1（0），WT-1（-），LCA（+），P63（-/+），NapsinA（+），P40（-/+）特殊染色结果：特染 PAS（-），抗酸（-），银染（-）。至此，结合患者病史特点、影像学表现、病理结果和对伏立康唑、糖皮质激素以及免疫调节剂治疗反应良好，可做出最后诊断。

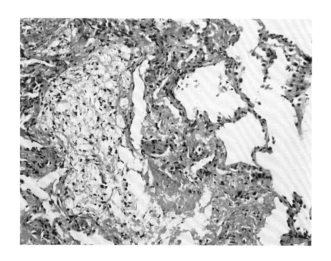

图 4-24-3 右肺下叶后基底段 TBLB 病理（HE，×400）：见肺泡壁慢性炎症细胞浸润，肺泡腔内见纤维素性渗出，肺泡上皮增生

【最终诊断】

1. 亚急性侵袭性肺曲霉菌病
2. 系统性红斑狼疮相关性间质性肺病
3. 系统性红斑狼疮

【随访】

患者诊断明确且初步治疗有效后，继续院外口服伏立康唑、甲泼尼龙、羟氯喹治疗。定期随访，胸闷、气急症状基本好转，体温恢复正常。

【病例点评】

1. 系统性红斑狼疮相关性间质性肺病（SLE-ILD） SLE 是常见的系统性自身免疫性疾

病,多系统受累和血清中出现核抗原诱导的自身抗体反应是本病的主要临床特征。SLE 好发于育龄期女性,多见于 15~45 岁年龄段,我国的患病率约为 70/10 万人。50% 以上的 SLE 患者会出现肺部病变,主要表现为胸膜炎、间质性肺疾病、肺泡出血、肺萎缩综合征、肺动脉高压、气道疾病和肺血栓栓塞性疾病,其中 SLE-ILD 的发生率约 1%~15%。SLE-ILD 的典型表现为劳力性呼吸困难,并可能出现干咳,肺功能检查可发现限制性肺通气功能障碍,弥散下降。SLE-ILD 最常见的病理类型是非特异性间质性肺炎(NSIP),而机化性肺炎(OP)、淋巴细胞间质性肺炎(LIP)、普通型间质性肺炎(UIP)、脱屑性间质性肺炎(DIP)和弥漫性肺泡损伤(DAD)相对少见。临床上,定期对 SLE 患者行 HRCT 及肺功能检查有助于早期发现 ILD 等肺部病变。

2. SLE 合并继发感染 SLE 患者免疫抑制治疗过程中易出现机会感染,因此当患者出现呼吸困难、发热等症状,必须排除感染,尤其是条件致病菌的感染。当患者出现肺部不明原因阴影时,应考虑借助支气管镜行病原学及病理学检查以明确诊断。对于出现急性发热、胸痛、气促症状的 SLE 患者还应排除狼疮性肺炎(LP)。LP 是 SLE 患者的一个致死性综合征,具有急性间质性肺炎(AIP)样反应特征,死亡率高达 50%。LP 患者咯血症状少见,肺部听诊可闻及细湿啰音,HRCT 表现为双侧肺泡炎症(毛玻璃样)或纤维化(蜂窝样),可伴有肺不张、胸腔积液。此外,对于出现不能用上述原因解释的呼吸困难者,还应警惕肺血栓栓塞性疾病。尤其是抗心磷脂抗体阳性的 SLE 患者,发生深静脉血栓(DVT)或肺栓塞(PE)的风险明显增加。

(章鹏 夏敬文 李圣青)

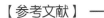

【参考文献】

[1] 中华医学会风湿病学分会. 系统性红斑狼疮诊断及治疗指南中华医学会风湿病学分会[J]. 中华风湿病学杂志,2010,14(5):342-346.

[2] KOSMIDIS C, DENNING DW. The clinical spectrum of pulmonary aspergillosis[J]. Thorax,2015,70(3):270-277.

[3] DOYLE T J,DELLARIPA P F. Lung Manifestations in the Rheumatic Diseases[J]. Chest,2017,152(6):1283-1295.

[4] MIRA-AVENDANO I,ABRIL A,BURGER C D,et al. Interstitial Lung Disease and Other Pulmonary Manifestations in Connective Tissue Diseases[J]. Mayo Clin Proc,2019,94(2):309-325.

25 慢性嗜酸性粒细胞性肺炎

【病例简介】

患者男性,45 岁。因"反复咳嗽、咳痰 3 个月余"入院。患者于 2017 年 2 月受凉后出现发热,最高体温达 38℃,有咽痛、咳嗽、咳痰,为白色黏液痰,伴右侧胸部隐痛,咳嗽以及深呼吸时疼痛加重。无明显胸闷、气喘,无畏寒、寒战,无恶心、呕吐,遂于 2017 年 3 月 3 日至当地医院就诊。当时查血常规:白细胞 $16.1×10^9/L$,中性粒细胞:$8.78×10^9/L$;胸部 CT 检查示"右肺上叶肿块,两肺多发小结节,左肺下叶炎症,左侧胸腔少量积液"。考虑"肺部感染",给予抗感染(具体药物不详)治疗,体温恢复正常,右侧胸痛症状减轻,仍有间断咳嗽,咳白痰,白天较明显。2017 年 3 月 15 日复查胸部 CT 示病情进展。为进一步治疗就诊于江苏省某三甲医院,完善相关检查,ANA、ANCA、GM 试验、G 试验以及 ACE 均为阴性,复查胸部 CT(图 4-25-1)报告"右肺上叶肿块,MT 可能性大,两肺多发小结节;左肺下叶及右肺上叶炎症;纵隔淋巴结增大。左侧胸腔少量积液"。右肺穿刺活检提示"肺间质多量急慢性炎细胞浸润伴纤维组织增生,局灶肺泡上皮增生"。经抗感染及止咳化痰治疗,咳嗽、咳痰较前有所缓解。病程中无头痛及头晕,无咳黄脓痰、铁锈色痰,无痰血及咯血,无午后低热及夜间盗汗等其他不适。出院后患者仍有反复咳嗽、咳痰,为明确诊断来我院,门诊以"肺部阴影待查"收入院。自患病以来,精神好,胃纳、睡眠好,大小便正常,近 3 个月无明显体重下降。

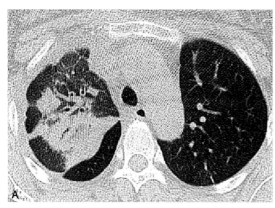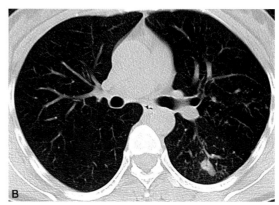

图 4-25-1 肺部 CT 扫描

A.右肺上叶磨玻璃影和实变影,可见支气管充气征;B. 左肺上舌段和下叶背段多发细小结节影和实变影

入院查体:T 36.9℃,P 78 次/min,R 15 次/min,BP 126/85mmHg。神志清楚,发育正常,营养好,步入病房。全身皮肤、黏膜未见异常,全身浅表淋巴结无肿大。头颅无畸形,眼睑正常,睑结膜未见异常,巩膜无黄染。双侧瞳孔等大等圆,对光反射灵敏。耳郭无畸形,外耳道无异常分泌物,无乳突压痛。外鼻无畸形,鼻通气良好,鼻中隔无偏曲,两侧鼻旁窦区无压痛。口唇无发绀。双腮腺区无肿大。颈软,无抵抗,颈静脉无怒张,气管居中,甲状腺无肿大。胸廓对称无畸形,胸骨无压痛。双肺呼吸音清晰,未闻及干、湿性啰音。心率 78 次/min,律齐,各瓣膜听诊区未闻及杂音。腹平软,全腹无压痛及反跳痛,肝脾肋下未触及,肝肾区无叩击痛。脊柱、四肢无畸形,关节无红肿,无杵状指(趾),双下肢无水肿。肌力正常,肌张力正常,生理反射正常,病理反射未引出。

既往史及个人史:否认高血压、糖尿病史,否认慢性呼吸系统疾病病史,否认食物、药物过敏史,否认吸烟史。

初步诊断:

肺部阴影待查

【病例解析】

问题 1:为明确诊断需要进一步完善哪些检查?

患者病情有如下特点:①主因"慢性咳嗽、咳痰 3 个月余",既往入住多家医院,按照社区获得性肺炎(CAP)抗感染治疗无显效;②肺部 CT 影像学表现为右肺上叶肿块,双肺多发结节影,恶性肿瘤待排;③外院行肺穿刺送病理提示肺间质多量急慢性炎细胞浸润伴纤维组织增生,未见恶性病变。综上所述,此例患者下一步需要考虑 CAP 的鉴别诊断。CAP 的鉴别诊断包括肺结核、肺部肿瘤、非感染性间质性肺病、肺水肿、肺不张、肺栓塞、肺嗜酸性粒细胞浸润症及肺血管炎等。为明确诊断拟进一步完善以下检查:

辅助检查:

血常规:白细胞计数:$13.21×10^9/L↑$,嗜酸性粒细胞:$14\%↑$,嗜伊红细胞:$1.85×10^9/L↑$。

CRP:41.3mg/L↑。

T-SPOT:阳性。抗原 A 孔:2,抗原 B:19。

多种寄生虫抗体检查:阴性。

G 试验、GM 试验和乳胶凝集试验:均阴性。

自身抗体系列、ANCA 检测:均阴性。

肿瘤标志物检测:均阴性。

综合分析上述检查结果,患者病情最本质特点为肺部阴影伴外周血嗜酸性粒细胞显著升高,抗感染治疗无效。此特点提示嗜酸性粒细胞肺浸润性疾病(eosinophilic lung diseases,ELD)。该类疾病的特点为肺部阴影、肺泡 EOS 增多,伴或不伴外周血 EOS 增高。根据病因主要分为原发性、继发性 ELD 两大类。原发性 ELD 包括单纯肺 EOS 增多症(Loeffler's syndrome,吕弗勒综合征),慢性 EOS 性肺炎(chronic eosinophilic pneumonia,CEP),急性 EOS 性肺炎(AEP),高 EOS 综合征(HES)。已知病因的 ELD 包括嗜酸性肉芽肿性多血管炎(CSS),变应性支气管肺曲霉菌病(ABPA),药物性 ELD,寄生虫感染,风湿、肿瘤等继发改变。

问题 2:如何明确 ELD 的诊断与鉴别诊断?

ELD 是一组异质性疾病,病情轻重不一。该类疾病的特点为肺部阴影、肺泡 EOS 增多,伴或不伴外周血 EOS 增高,BALF 是诊断 ELD 的重要手段,多数情况下肺活检用于鉴别诊断。对于 ELD 首先需详细询问患者的服药史、旅行史、居住史,明确有无药物反应、寄生虫感染等继发因素。哮喘患者出现 ELD,需考虑 ABPA 或 CSS,影像学出现中心性支气管扩张、黏液嵌塞者高度提示 ABPA。多系统受累的 ELD 患者,要考虑 CSS 或 HES 的可能。排除上述疾病可能,如果是年轻患者,病情快速进展,出现低氧血症,以肺泡腔和肺间质 EOS 浸润、伴弥漫性肺泡损伤为主要病理改变,应考虑 AEP;如果患者起病隐匿,出现症状到确诊间隔时间长,胸部 CT 出现典型的"负相肺水肿征",病理改变为肺泡腔及间质内以 EOS 为主的炎症细胞浸润,少数可伴有机化性肺炎或嗜酸性脓肿,应考虑 CEP。

该患者无药物反应、寄生虫感染和哮喘病史;未发现全身多系统受累情况;且病史超过3 个月,无重度低氧和呼吸衰竭表现;因此考虑患者 CEP 诊断可能性更大,入院后再次行右肺上叶尖段肺泡灌洗和 TBLB 肺活检送病理检查。

右肺上叶 BALF 细胞分类:嗜酸性粒细胞占有核细胞的 45%。

电子超声支气管镜行 TBLB(2017-05-26),病理结果回报:(右肺上叶尖段)慢性炎症、肺泡间隔增宽伴纤维素样渗出及嗜酸性粒细胞浸润(图 4-25-2)。结合患者的病史及病理特点,慢性嗜酸性粒细胞性肺炎(chronic eosinophilic pneumonia,CEP)诊断成立。

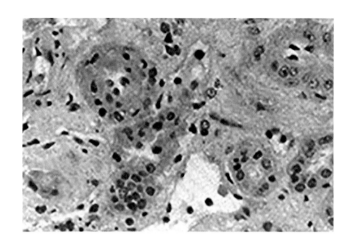

图 4-25-2 CT 引导下肺穿刺病理(HE,×200)：(右肺上叶尖段)慢性炎症,肺泡间隔增宽,嗜酸性粒细胞浸润

【最终诊断】

慢性嗜酸性粒细胞性肺炎

问题 3：如何制定 CEP 的治疗方案？

糖皮质激素是治疗 CEP 的主要药物,多数患者激素治疗 48 小时内症状明显缓解,1 周内影像学有吸收。起始口服泼尼松剂量 0.5 mg/(kg·d),通常 2~4 周内减量,疗程以 6~12 个月为宜,低于 6 个月者容易复发。CEP 的预后较好,单纯由 CEP 致死者罕见。

【治疗】

1. 醋酸泼尼松片　30mg/d,晨服。
2. 奥美拉唑、钙片口服支持治疗。
3. 门诊随访。

【随访】

患者口服激素 1 周后,复查血嗜酸性粒细胞降至正常,自觉咳嗽、咳痰明显好转出院。出院后继续口服泼尼松 1 个月余,门诊复查胸部 CT 示肺部病灶显著好转吸收(图 4-25-3)。嘱激素减量维持治疗 6 个月。

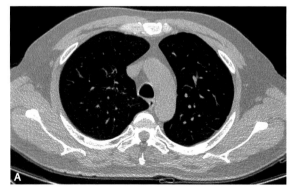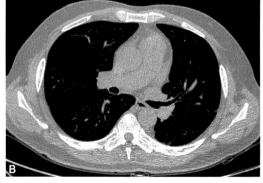

图 4-25-3　患者口服激素 1 个月后复查胸部薄层 CT
A.原有右肺上叶病灶完全吸收;B. 原有左肺下叶病灶基本吸收

【病例点评】

1. 慢性嗜酸性粒细胞性肺炎（CEP）的诊断 本病好发于 40~50 岁人群，女性多见。CEP 起病较隐匿，出现症状到确诊间隔时间平均为 4 个月，常见的呼吸道症状为咳嗽、呼吸困难、胸痛，少数患者出现咯血；发热、寒战、乏力等全身症状较为常见。CEP 患者 X 线胸片主要表现为边缘模糊的肺泡浸润影，肺上叶、外周分布为主。典型者可表现为"负相肺水肿征"，是 CEP 比较有特征的表现，但仅 1/4 的患者具有此征象。胸部 CT 主要表现为双上肺、外周分布的气腔实变影和磨玻璃影。还可见小叶间隔增厚、网格影、结节、肺门或纵隔淋巴结肿大、胸腔积液等。肺部病灶可呈游走性。目前 CEP 的诊断主要依据以下几点：①咳嗽和呼吸困难等呼吸系统症状超过 2 周；②外周血 EOS 计数增多（≥$1.0×10^9$/L）和/或 BALF 中 EOS 百分比≥25%，特别是 40%；③胸部影像学出现周边为主的肺浸润影；④除外其他已知原因的 ELD。肺活检并不是诊断 CEP 的必需手段，但当临床表现不典型、需与其他疾病鉴别时可行肺活检，主要病理改变为肺泡腔及间质内以 EOS 为主的炎症细胞浸润，少数可伴有机化性肺炎或嗜酸性脓肿。

2. CEP 与其他原发性 ELD 的鉴别诊断 CEP 除了排除多种继发因素或已知原因的嗜酸性粒细胞升高合并肺浸润以外，还需与其他原发性 ELD 相鉴别，包括单纯肺 EOS 增多症、AEP 和 HES。

（1）单纯肺 EOS 增多症：又称吕弗勒综合征。以一过性肺部浸润影并伴有外周血 EOS 增多为特点，临床症状轻微且呈自限性。常在 4 周内自行缓解，很少需要应用糖皮质激素。诊断本病需首先排除寄生虫感染及药物反应。

（2）急性 EOS 性肺炎（AEP）：该病进展快速，以肺泡腔和肺间质 EOS 浸润、伴弥漫性肺泡损伤为主要病理改变。本病好发于既往体健的年轻人。常见症状包括发热、干咳、呼吸急促、呼吸困难、胸痛。突出的临床特点是起病迅速，常在发病数小时内出现呼吸衰竭，类似急性呼吸窘迫综合征（ARDS），但少有肺外脏器受累。发病初期常无外周血 EOS 增高，发病数天后可明显升高。几乎所有患者均出现低氧血症。AEP 的诊断标准包括：①急性起病的发热性呼吸系统疾病（出现症状至就诊时间少于 1 个月，多在 7 天内）。②胸部影像学表现为双肺弥漫性浸润影。③低氧血症（吸入空气的情况下 PaO_2<7.98kPa 和/或 PaO_2/FiO_2≤300，血氧饱和度<90%）。④肺 EOS 增多（BALF 中 EOS 比例>25%，或肺活检证实 EOS 性肺炎）。⑤除外感染、药物反应等其他继发因素。由于发病初期多数患者外周血 EOS 不高，因此 BALF 对于 AEP 的诊断非常关键，而肺活检主要用于排除其他疾病。早期使用糖皮质激素是治疗 AEP 的关键。

（3）高 EOS 综合征（HES）：HES 是一种病因不明的罕见疾病，是以外周血和骨髓 EOS 持续增多、多器官受累为特征的临床综合征。好发于 20~50 岁人群，男性多见。心脏和神经系统受累最为常见，40% 的患者累及肺脏，还可累及皮肤、关节、胃肠道等多个系统，约 2/3 的患者会出现动脉血栓和深静脉血栓。外周血中 EOS 显著增多（计数常>$10×10^9$/L，百分比高达 30%~70%），可出现 EOS 前体细胞和粒细胞前体细胞。累及肺部时 BALF 中 EOS 比例可超过 70%。本病临床表现和影像学缺乏特异性，诊断需排除其他 ELD。诊断标准包括：①持续的 EOS 增多>$1.5×10^9$/L，超过 6 个月或 6 个月内死亡（目前认为不应限定 6 个月的病程）；②缺乏寄生虫、过敏或其他已知原因所引起 EOS 增多的证据；③多器官受累及多系统功能不全的证据。糖皮质激素是 HES 的主要治疗手段，50% 的患者单用激素具有较好的临床反应，大多数患者需长期服用激素。

（周福生　张有志　李圣青）

────────────── 【参考文献】 ──────────────

[1] WOOLNOUGH K, WARDLAW A J. Eosinophilia in Pulmonary Disorders [J]. Immunol Allergy Clin North Am, 2015, 35(3):477-492.

[2] CURTIS C, OGBOGU P. Hypereosinophilic Syndrome [J]. Clin Rev Allergy Immunol, 2016, 50(2):240-451.

[3] 陈碧, 蒋捍东. 伴肺部阴影的嗜酸粒细胞增多症 [J]. 中国实用内科杂志, 2014, 34(8):182-185.

26 以胸腔积液为表现的肺结节病

【病例简介】

患者男性, 52岁, 银行职员。主因"胸腔积液2年余", 于2017年4月25日入院。患者2年前体检发现左侧胸腔积液, 多次就诊于当地及外省市三级医院, 给予反复多次胸腔穿刺, 胸腔积液查找脱落细胞及抗酸杆菌、肿瘤标志物、类风湿因子、细菌培养、T-SPOT和胸腔积液ADA检查均阴性, 胸膜活检病理示慢性炎症。先后予以抗感染治疗、诊断性羟氯喹抗风湿免疫治疗及诊断性抗结核治疗, 胸腔积液均无明显减少。为进一步明确诊断, 收入我科。患病以来精神好, 胃纳可, 睡眠好, 大小便正常, 无明显体重下降。

入院查体: T 36.6℃, P 89次/min, R 15次/min, BP 117/76mmHg。神清, 步入病房, 查体合作。全身皮肤无溃烂, 浅表淋巴结无肿大。巩膜无黄染。口唇无发绀, 咽喉不红, 扁桃体不大。胸廓对称无畸形, 胸骨无压痛; 触觉语颤左侧减弱, 未触及胸膜摩擦感; 双肺叩诊呈清音, 左下肺叩诊浊音, 肩胛下角线左肺下界上移; 右肺呼吸音清晰, 左侧呼吸音减弱, 未闻及胸膜摩擦音。心率89次/min, 律齐; 各瓣膜听诊区未闻及病理性杂音。腹软, 全腹无压痛, 无肌紧张及反跳痛, 肝脾肋下未触及, 肝肾区无叩击痛, 肠鸣音3次/min。关节无红肿, 无杵状指(趾), 双下肢无水肿。肌力正常, 肌张力正常, 生理反射存在, 病理反射未引出。

既往史及个人史: 冠心病史7年, 心脏支架植入术后, 未服用药物。关节肿痛及结膜炎反复发作。否认鼻炎、哮喘史。已婚已育1子。吸烟20余年, 平均20支/d, 已戒烟2年。否认冶游史。

初步诊断:

1. 胸腔积液原因待查
2. 冠心病, PCI术后

【病例解析】

问题1: 患者是什么性质的胸腔积液?

患者病情有如下特点: ①慢性病程, 以胸腔积液为主要表现; ②胸腔积液及病理未发现明显的肿瘤及感染证据; ③诊断性抗感染、抗结核和抗风湿治疗均无效; ④一般状况良好。虽病程迁延不愈, 但无恶病质表现。为明确诊断, 入院后完善以下检查:

辅助检查：

血常规、肝肾功能：均正常。

NT-proBNP：正常。

CRP、降钙素原：均正常。

肿瘤标志物：均正常。

真菌 G 试验、乳胶凝集试验：均正常。

T-SPOT：阴性。

心脏超声（2017-04-27）：左心收缩功能正常，左心舒张功能正常。EF：66%。

胸部 CT 平扫（2017-04-28，图 4-26-1）：双肺肺门及支气管血管束中央间质增生，小叶间隔增厚，双侧肺野弥漫性细小结节影；双侧胸膜局限性增厚及多发结节影；左侧少-中量胸腔积液；冠脉支架植入术后；心包少量积液。

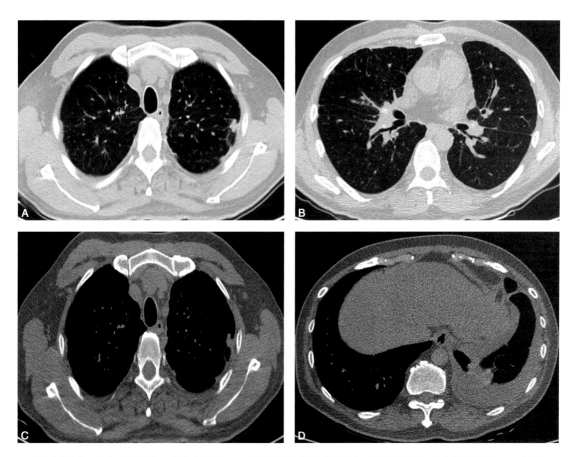

图 4-26-1　胸部 CT 平扫：肺窗（A、B）示双肺弥漫细小结节影，小叶间隔增厚，中央间质增生；双上肺胸膜下结节影，以左上肺为著；纵隔窗（C、D）示左侧胸膜不规则增厚伴结节影，左侧少-中量胸腔积液

胸部 B 超和全身浅表淋巴结超声（2017-04-26）：左侧胸腔大量积液，左侧锁骨上淋巴结肿大，形态欠规则。

胸腔积液相关检查（2017-04-26）：浆膜腔积液常规：颜色：淡橙色，透明度：混浊，李凡他试验：+，红细胞：5.98×10^9/L，有核细胞：4.26×10^9/L。如下表（表 4-26-1）所示。

表 4-26-1 胸腔积液常规和生化检查

胸腔积液常规		胸腔积液生化	
李凡他试验	+	腺苷脱氨酶	14U/L
白细胞计数	$4.26 \times 10^9/L$	总蛋白	52g/L
淋巴细胞百分率	95%	葡萄糖	8.1mmol/L
中性粒细胞百分率	5%	乳酸脱氢酶	125U/L

胸腔积液通常分为渗出液和漏出液：

1. 渗出性胸腔积液　Light 判断标准:胸腔积液蛋白量/血清蛋白量>0.5,胸腔积液中 LDH 含量>200U/L 或大于血清 LDH 最高值的 2/3,胸腔积液 LDH/血清 LDH 比值>0.6,符合 3 条中 1 条即可认为是渗出性胸腔积液。渗出性胸腔积液的常见病因:①胸膜恶性肿瘤,包括原发性间皮瘤和转移性胸膜瘤。②胸腔和肺的感染,如结核和其他细菌、真菌、病毒、寄生虫感染。③自身免疫性疾病,如系统性红斑狼疮、多发性肌炎、硬皮病、干燥综合征和结节病等。④淋巴细胞异常,如多发性骨髓瘤、淋巴瘤。⑤药物性胸膜疾病,如米诺地尔、溴隐亭、二甲麦角新碱、氨甲蝶呤、左旋多巴等。⑥消化系统疾病,如病毒性肝炎、肝脓肿、胰腺炎、食管破裂、膈疝。⑦其他,如血胸、乳糜胸、尿毒症、子宫内膜异位症、放射性损伤和心肌梗死后综合征等。

2. 漏出性胸腔积液　常见病因有充血性心力衰竭、缩窄性心包炎、肝硬化、低蛋白血症、上腔静脉综合征、肾病综合征、肾小球肾炎、透析、黏液性水肿等引起的胸腔积液常为漏出液。

此例患者胸腔积液性质按照 Light 标准判断为渗出性胸腔积液。

问题 2:患者渗出性胸腔积液的病因是什么?

患者胸腔积液葡萄糖较高,中性粒细胞百分比较低,可基本除外细菌性感染;因胸腔积液 ADA 正常,结核性胸腔积液可除外;尽管长期慢性病程,患者一般状况良好,胸腔积液未发现恶性细胞,恶性胸水可除外。综上,以淋巴细胞升高为著的渗出性胸腔积液应重点考虑自身免疫性疾病所致胸腔积液。为明确胸腔积液病因,积极完善以下检查:

血免疫球蛋白和补体系列:正常。

ANA 及 ENA 抗体谱:均未见异常。

支气管镜检查(2017-04-28):左上叶、右下叶、右上叶支气管开口处可见黏膜多发隆起性小结节(图 4-26-2A)。于左下叶开口处活检送病理学检查。

病理报告(2017-05-03,图 4-26-2B):(左下叶结节)非坏死性肉芽肿,提示肺结节病可能性大。

此例患者以单侧胸腔积液为首发表现,追问病史有关节肿痛、反复眼结膜炎发作;胸部 CT 以肺部细小结节影和中央间质增生为著,双侧胸膜下多发结节影伴左侧胸腔积液,双侧肺门和纵隔淋巴结消退;支气管镜检查见气道黏膜表面多发结节;活检病理提示非坏死性肉芽肿;临床排除肺结核、结缔组织病诊断。综上,依据患者病史、病理和胸部 CT 特点,诊断肺结节病 Ⅲ 期。胸腔积液与肺结节病是否相关仍需进一步探讨。

问题 3:患者胸腔积液与肺结节病相关吗?

长期以来结节病胸膜病变被认为是一种少见疾病,其表现形式主要有胸膜增厚、胸膜小结节、胸腔积液及气胸,此外尚有少量文献报道乳糜胸及血胸。国外报道结节病胸膜病变的发生率约为 10%~20%,其中胸腔积液的发生率约为 0.7%~10%。我国报道结节病胸膜病变的发

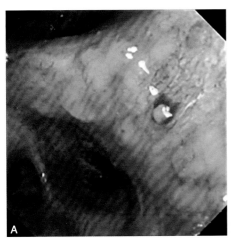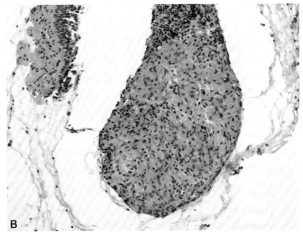

图 4-26-2　支气管镜检查(HE,×40)显示左下叶开口处见黏膜多发结节样隆起(A),结节活检送病理可见非坏死性肉芽肿(B),符合结节病表现

生率约为 3.4%～16.7%,平均为 5.6%。国内外文献均证实本病引起的胸腔积液均为渗出液,以淋巴细胞为主,但是上述特点缺乏特异性。本病的确诊有赖于胸膜活检发现非干酪样坏死性肉芽肿,同时除外结核等其他肉芽肿性疾病。此例患者胸腔积液常规和生化提示以淋巴细胞为主的渗出液,临床排除结核性胸膜炎,结合气道黏膜小结节病理和反复慢性的良性病程经过,考虑胸腔积液为肺结节病所致,是肺结节病累及胸膜的临床表现。

【最终诊断】

1. 肺结节病Ⅲ期合并胸腔积液
2. 冠心病,PCI 术后

【治疗】

结节病胸膜病变所致胸腔积液的治疗目前尚无一致方案,国外学者认为结节病胸膜病变所致的胸腔积液大多是少量的,并有一定自限性。只有当胸腔积液反复出现时才需糖皮质激素治疗。临床上部分患者可自行缓解,多数需行激素治疗,部分病例病程较长可考虑激素及细胞毒类药物联合治疗。

鉴于此例患者病程超过 2 年,胸腔积液反复发作,长期胸腔置管引流,因此患者初始治疗给予激素联合硫唑嘌呤,后续治疗激素和硫唑嘌呤减量维持至少 12 个月。

1. 甲泼尼龙,32mg/d,口服;
2. 硫唑嘌呤,50mg/次,2 次/d,口服;
3. 补钙、制酸剂口服;
4. 监测血常规、肝肾功能。

【随访】

现有研究表明结节病是以 Th1 细胞免疫过度激活和巨噬细胞增殖为主的免疫失衡,鉴于结节病本身存在 T 淋巴细胞免疫功能缺陷,长期接受糖皮质激素或免疫抑制剂治疗可诱发感染等多种严重不良反应。故治疗过程中应警惕细菌、病毒、结核或真菌感染,定期复查胸部薄层 CT,加强随访,早发现、早诊断、早治疗可能继发的肺部感染。患者出院后继续口服甲泼尼龙片和硫唑嘌呤治疗 3 个月后复查胸部 CT(2017-08-03)示双侧肺野弥漫性细小结节影显著减少,胸腔积液较前显著减少。复查电子支气管镜示气道黏膜多发结节样隆起消失(图 4-26-3)。

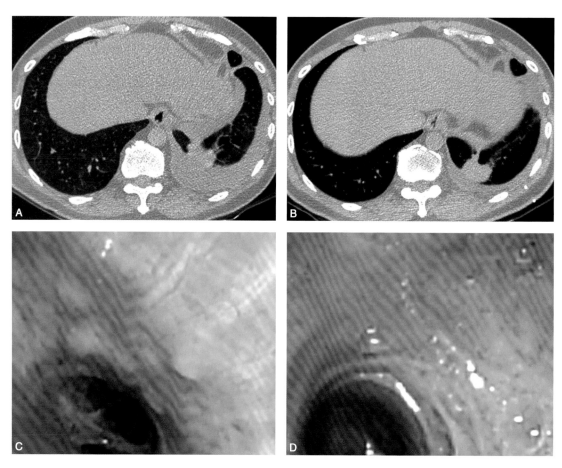

图 4-26-3　患者口服甲泼尼龙片和硫唑嘌呤治疗 3 个月后复查胸部 CT:胸腔积液较前(A,2017-04-28)显著减少,双侧肺野弥漫性细小结节影显著减少(B,2017-08-03);复查支气管镜检查示原有左下叶开口处结节样隆起(C)治疗后消失(D)

【病例点评】

1. 结节病的诊断流程　结节病是一种原因不明的非干酪坏死性多系统肉芽肿性疾病,全身如肺、淋巴结、肝、脾、皮肤等各个器官均可受累,肺脏和胸内淋巴结受累最为常见,典型表现为双侧对称性肺门、纵隔淋巴结肿大。临床表现因受累脏器而异,缺乏特异性,特别是表现为胸腔积液时,临床诊断较为困难,常误诊为结核或肺癌。胸部 HRCT 是疑诊结节病患者的必备检查,必要时可做胸部增强 CT 检查。肺结节病 I 期、II 期患者可通过 EBUS-TBNA 明确诊断,如果取材不理想,必要时可考虑外科浅表淋巴结活检或纵隔镜活检。肺结节病 III 期、IV 期患者可采用 EBUS-GS 肺活检、TBLB 或外科胸腔镜肺活检等方法明确诊断;肺结节病累及胸膜合并胸腔积液患者可采用内科胸腔镜活检;肺结节病合并其他肺外表现时也可在相应部位取活检,如鼻黏膜、皮下结节等部位的活检。病理回报肉芽肿性病变时,仍需要积极排除结核与非结核分枝杆菌感染和真菌感染等,才能最终诊断肺结节病。此例患者除了胸腔积液外,病史中存在关节、眼、心包积液等异常表现,提示患者结节病有多系统累及。

2. 结节病的治疗　大部分结节病的患者不需要使用药物治疗,应结合患者的临床症状、影像学、肺功能受损情况以及特定器官受累等情况综合分析后,再决定是否给予药物治疗。对有症状且影像学有肺野累及和/或肺功能下降(FVC 或弥散功能较基础值下降>15%)的患者应采取治疗措施。一旦治疗开始,疗程至少 12~18 个月。美国胸科协会、欧洲呼吸协会、世界结节病协会等均推荐进行为期 1 年的激素治疗,用量为泼尼松 20~40mg/d 治疗 1~3 个月,随后采用维持剂量治疗 6~9 个月。激素成功减量定义为将激素用量减至泼尼松 10mg/d 或等效剂量。激素治疗疗效不佳时可联用免疫抑制剂治疗。免疫抑制剂治疗肺结节病的指征如下:①应用糖皮质激素治疗无临床疗效或生理指标的改善;②激素使用导致患者不能耐受的严重不良反应,如体重明显增加、骨质疏松或无法控制的血糖异常;③当患者无法将激素剂量减至10mg/d 以下时,可联用免疫抑制剂治疗。常用免疫抑制剂包括氨甲蝶呤、硫唑嘌呤、羟氯喹、环磷酰胺和英利昔单抗等。

(吴琴　张有志　李圣青)

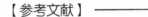

【参考文献】

［1］HOOPER C,LEE Y C,MASKELL N. Investigation of a unilateral pleural effusion in adults:British Thoracic Society Pleural Disease Guideline［J］. Thorax,2010,65 Suppl 2:i4-i17.

［2］WIJSENBEEK M S,CULVER D A. Treatment of Sarcoidosis［J］. Clin Chest Med,2015,36(4):751-767.

［3］CULVER D A. Diagnosing sarcoidosis［J］. Curr Opin Pulm Med,2015,21(5):499-509.

第五章　肺血栓栓塞症

 肺腺癌合并急性肺血栓栓塞

【病例介绍】

患者女性,68 岁,主因"反复头晕 1 个月,近期晕厥 1 次"收入院。患者 2016 年 12 月出现体位改变性头晕,卧位好转,无伴耳鸣、视物旋转、恶心呕吐、头痛等其他不适,未引起重视。2017 年 1 月 10 日午饭后无明显诱因出现晕厥伴小便失禁,意识丧失 5 分钟后恢复,无胸闷、胸痛、气促或咯血。外院查 D-二聚体 2.240FEUmg/L,中性粒细胞 78.9%,血氧饱和度 95%,鞍区增强 MR 示垂体占位,考虑垂体大腺瘤。垂体各轴激素水平无异常。外院行冠脉 CTA 附见双侧肺动脉腔内多发充盈缺损,考虑肺动脉栓塞。胸部 CT 示:两肺多发结节及纤维条索影,部分伴钙化,考虑陈旧性病变,左肺上叶舌段结节。双下肢深静脉超声未见明显血栓。当时给予低分子肝素 0.2ml/d 皮下注射 2 周余,2017 年 2 月 9 日复查 DIC 示 D-二聚体 1.6FEUmg/L。追问病史,患者既往双下肢红斑伴溃疡病史 30 余年,外院曾诊断"坏死性血管炎",近 2 年口服糖皮质激素,现减量至甲泼尼龙 16mg/d。近期外院风湿、免疫指标未见明显异常。现为求进一步明确肺内病灶及治疗,收住我科。

入院查体:T 37℃,P 86 次/min,R 15 次/min,BP 120/70mmHg。全身浅表淋巴结未扪及肿大。双肺呼吸音清晰,未闻及干、湿性啰音,未闻及胸膜摩擦音,心率 86 次/min,律齐,各瓣膜听诊区未见杂音。肝脾肋下未及。双下肢无水肿。

既往史及个人史:30 年前曾患"肺结核",未行规律抗结核治疗。否认高血压、糖尿病;否认肿瘤及放疗病史;否认吸烟、酗酒史;否认家族遗传病史及肿瘤史。

辅助检查(2017-01-10,外院):

头颅 MRI:垂体占位,垂体鞍区增强考虑垂体大腺瘤。

颈部血管 CTA:右侧颈内动脉末端动脉瘤,左侧颈内动脉海绵窦段及床突上段少许钙化斑块伴管腔狭窄。

冠脉 CTA:附见双侧肺动脉腔内多发充盈缺损,考虑肺动脉栓塞。

胸部 CT:两肺多发结节及纤维条索影,部分伴钙化,考虑陈旧性病变,左肺上叶舌段结节(图 5-27-1A~D)。

双下肢深静脉超声:未见明显血栓栓塞。

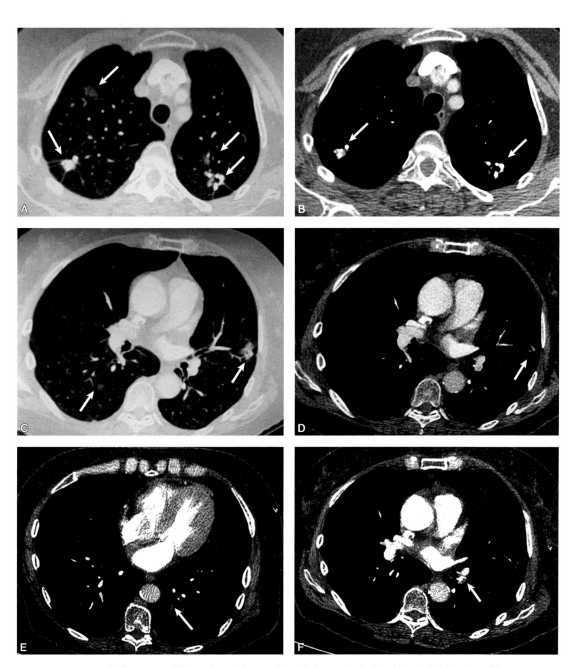

图 5-27-1　胸部薄层 CT 扫描：双肺上叶尖段多发毛玻璃影和多发陈旧性钙化灶伴粗大毛刺（A、B），右肺下叶背段可见磨玻璃影（C），左肺上叶舌段可见部分实性结节影（D）；入院后复查肺动脉 CTA 示左下肺动脉多发残留血栓（E、F）（白箭）

初步诊断：

1. 急性肺血栓栓塞
2. 两肺多发结节性质待查
3. 垂体占位
4. 双下肢坏死性血管炎

【病例解析】

问题1：患者晕厥的原因为急性肺栓塞吗？

患者病史中有突发晕厥1次。外院冠脉CTA附见双侧肺动脉腔内多发充盈缺损，考虑晕厥是由于大面积肺栓塞导致左心回心血流减少，主动脉输出量下降，进而导致血压下降和脑供血不足所致。因此，患者初次发病时的危险分层应为急性肺栓塞高危组。

问题2：急性肺栓塞是否给予充分治疗？

入院后（2017-02-17）行以下检查：

动脉血气分析：pH：7.422，HCO_3^-：30.1mmol/L↑，SO_2：94.2%↓，二氧化碳分压：6.08kPa↑，氧分压：9.56kPa↓。

D-二聚体：1.48FEUmg/L↑。

肺动脉CTA检查：左下肺动脉局部可见少许结节状充盈缺损（图5-27-1E、F）。

双下肢血管超声：左小腿肌间静脉栓塞可能。

下肢皮肤活检：切片倾向瘀滞性皮病，PAS染色未见病原体。

头颅MRI：垂体鞍区增强，垂体占位考虑无功能性大腺瘤。

综合患者病史及上述检查结果，急性肺栓塞高危组患者应予溶栓治疗，但是病史中外院仅给予抗凝治疗，且未按照常规剂量给药，低分子肝素0.2ml/d皮下注射2周余，仅仅是一般预防剂量而非治疗剂量。因此，入院后复查各项指标提示患者血栓未完全溶解，仍有低氧血症和D-二聚体的升高。

问题3：患者肺栓塞的高危因素有哪些？

患者肺栓塞的原发危险因素（易栓症）筛查各项指标均为阴性；继发危险因素分析如下：①患者双下肢红斑伴溃疡病史30余年，长期服用激素治疗。②肿瘤性病变：患者存在垂体占位；肺部CT示两肺多发结节病灶，恶性病变不能除外。上述疾病及药物均为肺栓塞的继发危险因素。

问题4：患者两肺多发结节性质是什么？

为明确肺部病变性质，经患者知情同意后做以下检查：

2017年2月21日行支气管镜EBUS-GS检查并活检：病理回报：左肺舌叶纤维组织增生伴肺泡上皮反应性增生。

2017年2月28日外科胸腔镜肺活检：病理回报：（右肺上叶）腺癌，以腺管型为主，肿瘤紧贴胸膜，吻合口处未见肿瘤累及。

肺癌组织基因检测结果：*ET710delinsD*第18外显子非移码缺失突变；*T710C*突变。*EGFR*第18外显子非移码缺失突变为罕见突变；有病例研究报道携带*ET710delinsD*突变的患者可能对一代*EGFR-TKIs*如厄洛替尼有响应；也有细胞系试验表明，相对于一代和三代*EGFR-TKIs*，*EGFR*第18外显子*ET710delinsD*突变可能增加对阿法替尼和来那替尼的敏感性，但临床证据尚不充分。综上，患者确诊晚期肺癌，给予厄洛替尼靶向治疗。

问题5：患者究竟是多原发肺癌还是肺癌肺内转移？

多原发肺癌(multiple primary lung cancer,MPLC)是指在同一患者肺内同时或先后发生两个或两个以上原发性恶性肿瘤,以诊断时间间隔6个月为界,分为同时性MPLC(synchronous MPLC,sMPLC)和异时性MPLC(metachronous MPLC,mMPLC)。以往认为,MPLC是一种较少见的肺癌,但近些年其发病率呈不断上升趋势,已达0.3%~8.0%。在第二原发肺癌的组织学分布中,近期一项报道腺癌占86.49%,这可能与肺腺癌发病率升高有关。1975年Martini等提出MPLC的临床诊断标准(M-M标准),美国胸科医师协会(American College of Chest Physicians,ACCP)2013年对M-M标准做了最新补充后的MPLC诊断要点如下。sMPLC：①各癌灶组织学类型不同；②各癌灶具有不同的分子遗传学特征；③各癌灶由不同原位癌起源；④各癌灶组织学类型相同时,各癌灶位于不同肺叶且无纵隔淋巴结转移及无全身转移。mMPLC：①各癌灶组织学类型不同；②各癌灶具有不同的分子遗传学特征；③各癌灶由不同原位癌起源；④组织学类型相同时,无全身转移且两病灶间隔不少于4年；⑤若组织学类型相同,无纵隔淋巴结转移且无全身转移,但两病灶间隔时间≥2年且<4年时,不能确定是MPLC还是转移。该指南还定义了肺癌的卫星灶(病灶位于同一肺叶内,组织学类型相同,并且没有远处转移)和肺癌的肺内转移灶(组织学类型相同,伴纵隔淋巴结转移,或有远处转移,或发病间隔时间<2年)。鉴于MPLC以肺腺癌居多,2013年ACCP推荐利用肺腺癌的组织学亚型鉴别MPLC与肺内转移,还提出了另外一种鉴别手段是分子遗传学分析,即利用特异的分子标志物或基因突变位点加以鉴别。近年来,应用染色体、基因、蛋白质等新分析技术探索MPLC与肺癌肺内转移的区别的研究有所报道,但临床上依旧是个难题。临床医师应提高对MPLC的认识,以免因缺乏认识而使部分患者失去手术机会。MPLC治疗方式以积极手术为主,手术应遵循"尽可能完整有效地切除肿瘤,尽可能多地保留健康肺组织"的原则,术后予以适当的辅助治疗,以延长患者生存期。

本例患者为双肺多发肺结节,合并陈旧性肺结核,肺功能较差,因此不考虑手术。患者口服厄洛替尼后肺内多发占位性病灶较前吸收明显,说明不同肺内病灶间EGFR基因突变状态一致。根据Asmar等人的研究,本例患者的诊断倾向于肺癌肺内转移。至此患者诊断基本明确。

【最终诊断】

1. 急性肺血栓栓塞症
2. 肺腺癌T4NxM1a,*ET710delinsD*第18外显子非移码缺失突变
3. 垂体占位,无功能大腺瘤
4. 双下肢淤积性皮炎

【治疗】

1. 利伐沙班20mg/d,口服,抗凝治疗；
2. 厄洛替尼150mg/d,口服,靶向治疗。

【随访】

患者抗凝及靶向治疗2个月后,2017年4月26日复查胸部CT示肺内占位性病灶较前明显缩小；复查肺动脉CTA示肺动脉内血栓基本溶解(图5-27-2)。

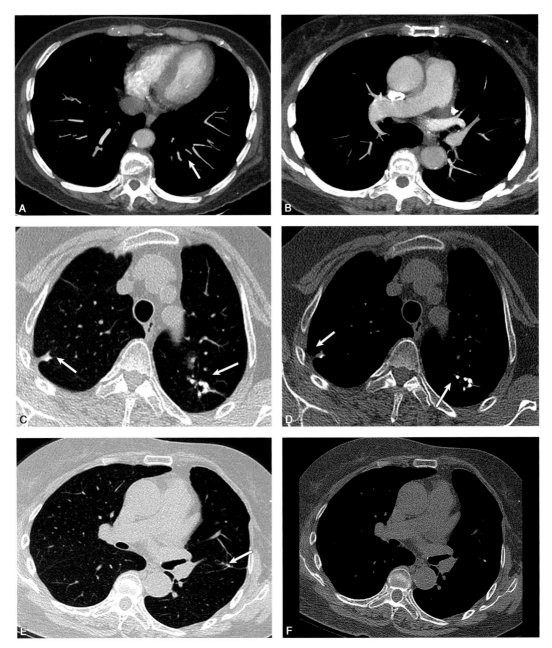

图 5-27-2 患者规律抗凝及厄洛替尼靶向治疗 2 个月后，复查肺动脉 CTA 示：原有左下肺动脉血栓基本溶解吸收（A、B）；右肺上叶尖段和右肺下叶背段磨玻璃影基本吸收（C、D）；左肺上叶舌段部分实性结节影显著缩小（E、F）（白箭）

【病例点评】

此例患者的诊疗经过告诉我们：①以晕厥起病的患者，不能单纯考虑神经系统和脑血管病变，在临床鉴别诊断中特别不能遗漏急性肺栓塞的诊断。②肺栓塞的诊断确立后，一定要查明肺栓塞的诱发因素，尤其不能遗漏恶性肿瘤。③肺栓塞的治疗需规范，具有不可祛除危险因素（晚期肺癌）的肺栓塞患者，需要长期甚至终生抗凝治疗。④肺内多发结节需要对多原发还是肺内转移进行鉴别诊断，以免部分多原发肺癌患者失去手术机会。

（叶相如　王凯旋　夏敬文　李圣青）

━━━━━━━━━ 【参考文献】 ━━━━━━━━━

[1] GAZDAR A F, MINNA J D. Multifocal Lung Cancers-Clonality vs Field Cancerization and Does It Matter[J]? J Natl Cancer Inst, 2009, 101(8) :541-543.

[2] KARP D D, LEE S J, KELLER S M, et al. Randomized, Double-Blind, Placebo-Controlled, Phase III Chemoprevention Trial of Selenium Supplementation in Patients With Resected Stage I Non-Small-Cell Lung Cancer: ECOG 5597[J]. J Clin Oncol, 2013, 31(33) :4179-4187.

[3] KOZOWER B D, LARNER J M, DETTERBECK F C, et al. Special treatment issues in non-small cell lung cancer: Diagnosis and management of lung cancer, 3rd ed: American College of Chest Physicians evidence-based clinical practice guideline[J]. Chest, 2013, 143(5s) : e369S-399S.

[4] ASMAR R, SONETT J R, SINGH G, et al. Use of Oncogenic Driver Mutations in Staging of Multiple Primary Lung Carcinomas: A Single-Center Experience[J]. J Thorac Oncol, 2017, 12(10) :1524-1535.

[5] 王辰. 肺栓塞[M]. 北京:人民卫生出版社, 2003.

28　高龄急性肺栓塞

【病例简介】

患者女性,97 岁,主因"气急伴胸痛 1 个月,加重 3 天"入院。患者 1 个月前无明显诱因出现活动后气急伴胸痛,间断性隐痛,伴有咳嗽、咳痰,痰为白色,量少,当时未予重视,于养老院抗感染治疗,具体用药不详。入院 3 天前患者自觉胸痛突发加重,伴明显呼吸困难、大汗淋漓、口唇发绀,有头晕、头痛,无黑矇、晕厥,无咯血、黑便,来我院急诊就诊。

入院查体:T 37.1℃,P 105 次/min,R 22 次/min,BP 120/90mmHg,SpO₂ 78%,身高 155cm,体重 68kg。神清,推入病房。口唇发绀。颈软,颈静脉怒张,双肺呼吸音低,未闻及明显干、湿性啰音,心率 105 次/min,律齐,心脏听诊三尖瓣听诊区可闻及收缩期吹风样杂音。腹平坦,肝脾肋下未触及。双下肢水肿。生理反射正常,病理反射未引出。

既往史及个人史:5 年前行"阑尾切除术",否认高血压、糖尿病等慢性病史,否认吸烟、饮酒史。否认肝炎、结核、伤寒、血吸虫等传染病史。否认食物、药物过敏史。预防接种史不详。

辅助检查:

血常规:白细胞:16.76×10⁹/L,中性粒细胞:85.6%。

血气分析:血氧饱和度:77.6%,剩余碱:−7.2mmol/L,碳酸氢根浓度:17.7mmol/L,pH:7.302,总二氧化碳:18.8mmol/L,氧容量:14.3ml/dl,氧分压:6.18kPa。

DIC:纤维蛋白降解产物:29.1μg/ml,凝血酶原时间:18.4s,纤维蛋白原定量:1.4g/L,D-二聚体:12.1FEUmg/L,国际标准化比率:1.59,部分凝血活酶时间:41.2s,凝血酶时间:17.5s。

血糖:7.1mmol/L,肌钙蛋白 T:0.134ng/ml,CK-MB mass:6.91ng/ml,肌红蛋白:222.2ng/ml,NT-proBNP:23 350pg/ml。

血生化:丙氨酸转氨酶:1 023U/L,肌酐:135μmol/L,血清钾:5.6mmol/L,γ-谷氨酰转移酶:162U/L,乳酸脱氢酶:1 908U/L,尿酸:0.781mmol/L。

心电图:窦性心律,前中隔 Q 波。

胸部 CT:右肺下叶少许慢性炎症,右肺上叶、中叶及左肺上叶纤维灶,纵隔肿大淋巴结,心胸比例增大,冠脉钙化,双侧胸腔积液。

上腹部 CT:肝内胆管少量积气,胆囊未见,双肾多发低密度影,下腹部 CT 未见异常。

初步诊断:

1. 胸痛原因待查 肺栓塞? 心肌梗死?

2. 肺部感染

3. 急性肝肾功能不全

【病例解析】

问题 1:患者最可能的诊断是什么?

患者病情特点分析:①高龄女性患者,心电图检查及心肌酶谱检查无心肌梗死证据。②突发胸痛、呼吸困难,心率和呼吸频率均增快,血气分析为 I 型呼衰,D-二聚体显著升高,因此临床疑诊肺栓塞。进行简化 Wells 评分及修订版 Geneva 评分均提示肺栓塞高度可能。入院后立即完善辅助检查:

胸部 CTA:双侧肺动脉及其分支多发充盈缺损(图 5-28-1)。

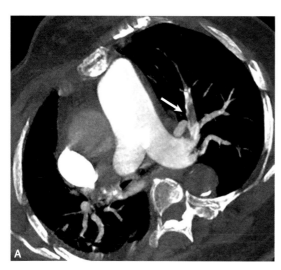
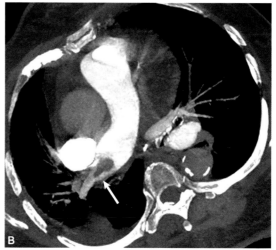

图 5-28-1 肺动脉 CTA:左肺上叶肺动脉充盈缺损(A);右肺动脉主干及右肺中间干动脉充盈缺损(B)(白箭),胸主动脉蛋壳样钙化

心脏彩超:重度三尖瓣反流,重度肺动脉高压(估测肺动脉收缩压约 80mmHg),右房、右室扩大,右室壁收缩活动减弱。

双下肢血管超声:双下肢动脉早期硬化,内中膜多发小斑点,血流通畅。右侧腘静脉及胫后静脉栓塞,左下肢深静脉未见明显血栓。

患者简化肺栓塞严重指数(sPESI)为 3 分,且存在右心扩大和右心损害(NT-pro-BNP:23 350pg/ml,TnT:0. 134ng/ml),但无明显血压下降,因此危险分层为中高危肺栓塞。双下肢超声检查见右侧腘静脉及胫后静脉栓塞,提示血栓来源于下肢深静脉。心超示重度肺动脉高压和右房室扩大,提示急性右心功能不全。进一步完善求因检查,未找到常见原发及继发危险因素,故考虑该患者为高龄导致血液高凝状态引发下肢深静脉血栓形成,血栓脱落致肺动脉栓塞。

综上,患者诊断已基本明确。

【最终诊断】

1. 急性肺血栓栓塞症(中高危)

    Ⅰ型呼吸衰竭

2. 急性肺源性心脏病,肺动脉高压

3. 急性肝肾功能不全

问题2:何种原因导致肝肾功能显著异常?

患者否认慢性肝肾疾病史,行上下腹部CT未见明显异常。肺动脉CTA可见肝静脉造影剂显影,因此考虑急性肺栓塞、右心功能不全导致肝淤血性肝损。肾功能不全考虑为体循环灌注减低所致。抗凝治疗为改善肝肾功能的唯一有效治疗方法。

问题3:高龄合并肝肾功能不全患者,急性期如何选择抗凝方案?

高龄急性中高危肺栓塞患者首选抗凝治疗,抗凝药物的选择取决于患者的出血风险、基础疾病及肝肾功能情况、合并用药和患者意愿。患者高龄出血风险较高;已有肝功能损害,CrCl 24.75ml/min,为重度肾功能不全。低分子肝素(LMWH)主要由肾脏清除,对肾功能不全者慎用;对于严重肾功能不全的患者禁用磺达肝癸钠;对严重肾衰竭者指南建议应用普通肝素(UFH)。但UFH在严重肝功能不全的患者中禁用,该患者同时合并严重肝功能不全,面临无药可用的窘况。此时,充分权衡抗凝获益与出血风险,考虑UFH具有半衰期短、抗凝疗效易监测,可迅速被鱼精蛋白中和等优点,选用UFH抗凝。考虑患者高龄,出血风险高,合并肝功损害,予以UFH常规剂量减半处理,同时每2小时监测APTT(图5-28-2)。

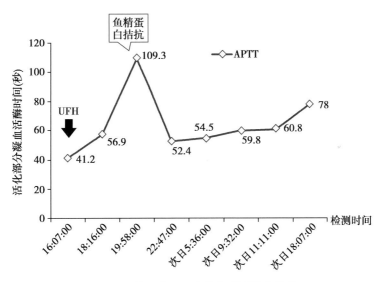

图 5-28-2 使用普通肝素期间 APTT 变化情况

【治疗】

该患者应用UFH 4小时后APTT即升到正常值上限的3倍以上,立即停用UFH,应用鱼精蛋白15mg中和后2小时复测APTT,提示降至正常值上限1.5~2.5倍之间(此为有效治疗区间)。4小时后复测APTT提示维持在正常值上限1.5~2.5倍之间,此时复测CrCl 31ml/min,为中度肾功能损害,考虑患者仍然有肝功能损害,因此改用减量低分子量肝素继续抗凝治疗,待CrCl>60ml/min时,调整为全量低分子量肝素进一步抗凝治疗。治疗10天后患者临床症状及实验室检查(心肌标志物、肝肾功能)均明显好转(图5-28-3)。

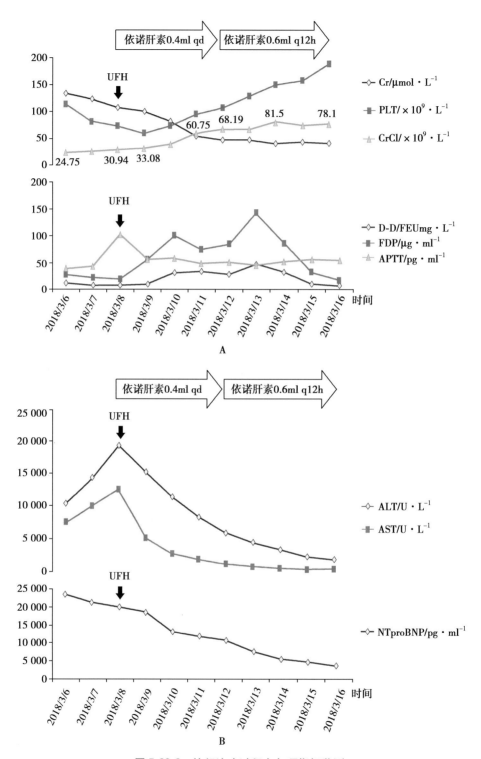

图 5-28-3 抗凝治疗过程中各项指标监测

A. 肌酐(Cr)逐渐下降,伴随 CrCl 逐步升高,提示肾功能改善;血小板(PLT)由消耗性下降到逐步恢复至正常,提示抗凝有效;D-二聚体(D-D)抗凝初期升高,提示大量血栓溶解,至抗凝后期 D-二聚体恢复正常范围,提示血栓溶解高峰已过;FDP 的变化趋势与临床意义同 D-二聚体;抗凝期间 APTT 基本维持在有效治疗范围。B. 经有效抗凝,患者肝功能(ALT、AST)及 NT-proBNP 等各项指标均快速恢复正常

问题4：后续维持抗凝治疗如何选择药物？

根据 ACCP10 指南推荐，此类肺栓塞患者推荐华法林和新型口服抗凝药物（NOACs）。由于患者住养老院，INR 监测比较困难。达比加群的冠状动脉事件发生率高于 VKA，合并冠心病者不推荐使用。综合考虑患者高龄、肝肾功能不全、心功能不全以及用药的便利性等因素，选用利伐沙班抗凝治疗，并予以适当减量为：利伐沙班，每天2次口服（早15mg，晚10mg）。带药出院，嘱3周后随访。

【随访】

出院3周后复查肺动脉 CTA：双侧肺动脉近端未见充盈缺损，远端有小的充盈缺损可能（图5-28-4）。

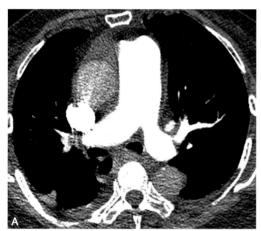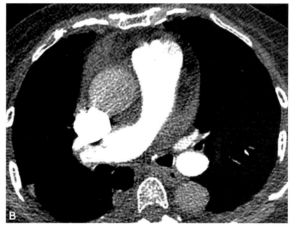

图 5-28-4　抗凝1个月后复查肺动脉 CTA：左肺上叶肺动脉充盈缺损消失（A）；右肺动脉主干及右肺中间干动脉充盈缺损消失（B）

复查双下肢血管超声：双下肢动脉硬化，内膜、中膜多发小斑点，血流通畅；右侧腘静脉血栓形成后再通表现，右侧胫后静脉未见血流充盈；其余双下肢深静脉未见明显血栓。

复查心超：左心超声：左室壁增厚，左室腔内径较小（受室间隔塌陷影响），左房增大，主动脉瓣钙化，左心收缩功能正常，左心舒张功能轻度减退。右心超声：肺动脉高压（估测肺动脉收缩压 55mmHg）伴中度三尖瓣反流，右房、右室扩大，右室壁收缩活动减弱，功能诊断：右心功能明显减弱。根据复查结果提示患者肺栓塞治疗有效，予以利伐沙班减量维持至 15mg/d 口服，其后随访3个月无复发及出血事件发生。

【病例点评】

1. 肺栓塞的诊断包括确定诊断、危险分层、寻找血栓来源与危险因素筛查四部分内容。疑诊肺栓塞患者可做简化的 Wells 评分或 Geneva 评分，以明确肺栓塞的可能性；确诊肺栓塞患者应做简化肺栓塞严重指数（sPESI）评分，给出高、中、低危险分层，并据此给予相应的抗凝或溶栓治疗。随后要积极查找血栓来源；分析血栓形成的原因。最后行血栓继发性危险因素和原发性危险因素（易栓症）筛查，帮助确定维持抗凝的疗程。

2. 急性肺栓塞抗凝药物的规范化选择应依据出血风险、合并症与基础疾病、合并用药和患者意愿综合决策。在患者肝肾功能均有损害的情况下,选用 UFH 可通过监测 APTT 便于观察疗效,且 UFH 可用鱼精蛋白拮抗,相对安全性较高。高龄患者越来越多地选择 NOACs 类药物,因此类药物用法简单,出血风险较传统抗凝药物低且疗效相当。应依据患者的基础疾病和肝肾功能情况合理选择 NOACs 类药物。老年有冠心病风险者,应避免使用直接的 Ⅱa 因子抑制剂(达比加群)。

（张霞 李圣青）

───────────── 【参考文献】 ─────────────

［1］ 中华医学会呼吸病学分会肺栓塞与肺血管病学组.肺血栓栓塞诊治与预防指南［J］.中华医学杂志,2018,98(14):1060-1087.

［2］ HOLBROOK A,SCHULMAN S,WITT D M,et al. Evidence-based management of anticoagulant therapy:Antithrombotic Therapy and Prevention of Thrombosis,9th ed:American College of Chest Physicians Evidence-Based Clinical Practice Guidelines［J］.Chest,2012,141 (2 Suppl):e152S-e184S.

29 纯红细胞再生障碍性贫血并发肺栓塞

【病例简介】

患者女性,69 岁,因"胸闷、气促 2 天"入院。患者 2 天前无明显诱因出现胸闷、气促,无头痛、胸痛,无视物模糊,无咳嗽、咳痰及咯血。患者当时未予重视。1 天前自觉胸闷加重,遂于我院急诊就诊。

入院查体:T 36.5℃,P 84 次/min,R 20 次 min,BP 110/60mmHg。神清,贫血貌,全身浅表淋巴结未触及肿大,口唇无发绀,颈静脉无怒张。双肺呼吸音清,未闻及干湿性啰音。心率 84 次/min,律齐,各瓣膜区未闻及明显杂音,肝脾肋下未触及,肝、肾区无叩击痛,移动性浊音阴性,双下肢无水肿。生理反射正常,病理反射未引出。

既往史及个人史:确诊"纯红细胞再生障碍性贫血"7 年,定期输血治疗。

辅助检查:

血常规:白细胞:$6.27×10^9$/L;红细胞:$1.91×10^{12}$/L↓;中性粒细胞:84.8%↑;血红蛋白:64g/L↓。

血气分析(3L/min):pH:7.46,PO_2:63mmHg,PCO_2:33mmHg,SpO_2:92.9%。

心肌标志物:肌红蛋白:50.85ng/ml,肌钙蛋白 T:0.1 510ng/ml↑,CK-MB mass:3.41ng/ml,NT-pro BNP:10 174pg/ml↑。

凝血功能:D-二聚体:3.1FEUmg/L↑,纤维蛋白原降解产物:9.50μg/ml↑。

肝、肾功能及电解质:无明显异常。

胸部 CT:左肺上叶舌段及双肺下叶纤维条索灶;双侧胸腔少许积液,双肺纹理增多。

初步诊断：

1. 胸闷待查

2. 纯红细胞再生障碍性贫血

【病例解析】

问题 1：患者此次突发胸闷气促最可能的诊断是什么？

胸闷、气促症状临床最常见的原因是心源性和肺源性两大病因。心源性胸闷包括心功能不全、心力衰竭、冠心病、心包积液和其他多种原因的心肌与瓣膜疾病；肺源性胸闷包括肺实质、肺间质、气道与肺栓塞和肺血管的病变等。综合上述检查结果，患者存在心肌损害，重度低氧，D-二聚体升高，无明显的肺实质、间质与气道病变，考虑肺血管病变肺栓塞可能性比较大。为了明确胸闷病因，需进一步完善以下检查：

心脏超声：右房、右室增大，右室收缩活动稍弱，中度肺动脉高压伴中度三尖瓣反流，右心功能各项指标为正常低值。

心电图：窦性心律。$V_2 \sim V_3$ T 波倒置，$V_4 \sim V_6$ T 波低平。

肺动脉 CTA：右肺上叶动脉、中叶动脉、下叶动脉及其分支多发充盈缺损；左肺动脉主干末端、左肺上叶及下叶动脉及其分支多发充盈缺损（图 5-29-1）。

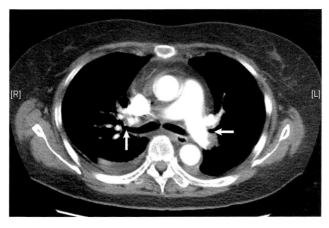

图 5-29-1　肺动脉 CTA 显示双侧肺动脉多发充盈缺损（白箭）

肺栓塞诊断分为确诊、分层、溯源和求因四部分内容。患者 sPESI 评分为 1 分（纯红细胞再生障碍性贫血）；无明显血压下降，但存在右心扩大及心肌损害指标升高，为中高危肺栓塞。

双下肢动静脉血管彩超：双侧胫前静脉血栓形成可能。余双下肢深静脉未见明显血栓。

问题 2：患者血栓形成的原因是什么？

患者确诊纯红细胞再生障碍性贫血 7 年余，长期处于严重贫血状态，生活起居以卧床为主，较少有肢体活动，因此血液淤积，促进血栓形成。此外，患者治疗纯红再障期间长期服用激素、免疫抑制剂和输血等，这些都是常见继发性血栓高危因素，导致凝血功能异常，诱发血栓形成。

患者入院后筛查易栓症：抗凝血酶 Ⅲ 活性 76%；凝血因子 Ⅷ 活性 185.9%，凝血因子 Ⅻ 活性 59.3%，凝血因子 Ⅶ 活性 42.6%，凝血因子 Ⅹ 活性 47.2%；蛋白 C 活性 57%，蛋白 S 活性

51.3%。提示患者同时存在易栓倾向。

目前患者诊断基本明确。

【最终诊断】

1. 急性肺血栓栓塞症(中高危)
2. 双侧胫前静脉血栓
3. 易栓症 Ⅷ因子活性升高、Ⅻ因子活性下降、蛋白C和蛋白S活性下降
4. 急性肺源性心脏病,肺动脉高压
5. 纯红细胞再生障碍性贫血

问题3:如何治疗?

急性肺栓塞的治疗原则是分层治疗。中高危肺栓塞指南推荐密切心电监护下的抗凝治疗。

【治疗】

1. 那屈肝素0.6ml/12h,皮下注射;
2. 改善贫血,排除相关禁忌及完善输血前相容性检查后,予输入红细胞悬液400ml。

问题4:如何确定抗凝疗程?

患者抗凝1周,复查血管超声提示:双下肢动脉硬化,内膜、中膜多发小斑点,双下肢深静脉未见明显血栓。患者胸闷气促症状改善明显。因患者存在原发与继发血栓危险因素,需长期甚至终生抗凝。考虑用药的方便性,结合患者意愿,给予利伐沙班长期抗凝,嘱门诊随访。

【随访】

出院后2个月随访,胸闷、气短症状明显减轻,复查肺部CTA:双肺栓塞灶较前明显吸收(图5-29-2)。嘱长期利伐沙班抗凝,定期随访。

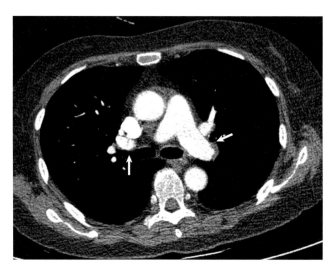

图5-29-2 肺动脉CTA示抗凝治疗2个月后双侧肺动脉血栓大部分溶解吸收(白箭)

【病例点评】

1. 患者系纯红细胞再生障碍性贫血,治疗纯红再障的药物和经常输血都是常见的继发性血栓高危因素;同时患者也存在易栓症:Ⅷ因子活性升高、Ⅻ因子活性下降、蛋白 C 和蛋白 S 活性下降。因此,患者为血栓高危人群,在出现突发性胸闷、气短症状时,应高度怀疑急性肺栓塞的可能。

2. 因患者存在原发与继发血栓危险因素,需长期甚至终生抗凝。最新临床试验研究结果显示,利伐沙班组疗效不劣于低分子肝素加华法林组,不增加大出血风险,而且没有传统治疗方式所需要的常规监测、注射或者控制饮食等的限制,为临床应用提供了极大的便利。考虑用药的方便性,结合患者意愿,给予利伐沙班长期抗凝。

(巨默涵　夏敬文　李圣青)

—————————— 【参考文献】 ——————————

[1] MEANS R T. Pure red cell aplasia[J]. Blood,2016,128(21):2504-2509.

[2] BOMBELI T,MULLER M,STRAUB P W,et al. Cyclosporine-induced detachment of vascular endothelial cells initiates the intrinsic coagulation system in plasma and whole blood[J]. J Lab Clin Med,1996,127(6): 621-634.

[3] PRINS M H,LENSINGA W A,BRIGHTON T A,et al. Oral rivaroxaban versus enoxaparin with vitamin K antagonist for the treatment of symptomatic venous thromboembolism in patients with cancer (EINSTEIN-DVT and EINSTEIN-PE):a pooled subgroup analysis of two randomised controlled trials[J]. Lancet Haematol,2014,1 (1):e37-e46.

30 肺血栓栓塞合并机化性肺炎

【病例简介】

患者男性,61 岁,主因"干咳、气促伴背痛半年余"入院。2016 年 7 月患者无明显诱因逐渐出现干咳、气促伴背痛,不伴发热、发绀、水肿、夜间端坐。2016 年 11 月就诊于当地医院,行支气管镜 TBLB 检查,病理提示"(右下叶外侧基底段)支气管黏膜及肺泡组织慢性炎伴多核巨细胞反应",抗酸染色提示找到"结核杆菌",考虑"肺结核",遂转当地结核病院,予"抗结核"治疗,症状无明显好转。2017 年 1 月患者赴上海肺科医院就诊,行下肢 B 超报告"左下肢血栓",增强 CT 报告"肺栓塞"。肺功能提示阻塞性通气功能障碍,建议转我院进一步诊治。

入院查体: T 37℃,P 80 次/min,R 19 次/min,BP 137/85mmHg。神志清楚,步入病房。自动体位,查体合作。全身浅表淋巴结未触及肿大,口唇无发绀,颈静脉无怒张,双肺呼吸音清晰,未闻及干、湿性啰音。心率 80 次/min,律齐,各瓣膜听诊区未闻及病理性杂音。肝肾区无叩击痛,移动性浊音阴性,双下肢无水肿。生理反射正常,病理反射未引出。

既往史及个人史: 职业理发师。吸烟 10 余年,平均 1 支/d,未戒烟。饮酒 30 余年,平均 50g/d,常饮白酒,未戒酒。

家族史:姐姐患肺癌去世。

入院后辅助检查:

血常规:白细胞:$2.87×10^9$/L↓,红细胞:$5.21×10^{12}$/L,血红蛋白:152g/L,中性粒细胞:58%,淋巴细胞:34.1%,单核细胞:6.6%,嗜酸性粒细胞:1%,嗜碱性粒细胞:0.3%,血小板计数:$122×10^9$/L↓,中性粒细胞绝对值:$1.66×10^9$/L↓。

心肌标志物:肌钙蛋白 T:<0.010ng/ml↓,肌红蛋白:33.77ng/ml,CK-MB mass:0.9ng/ml,NT-pro BNP:85.8pg/ml。

DIC:国际标准化比率:0.89,凝血酶原时间:10s,部分凝血活酶时间:25.2s,纤维蛋白原定量:5g/L↑,D-二聚体:1.63FEUmg/L↑,纤维蛋白原降解产物:4.9μg/ml,凝血酶时间:18.7s。

肿瘤标志物:癌胚抗原:1.92μg/L,糖类抗原 125:<35.00U/ml,糖类抗原 15-3:<35.00U/ml,糖类抗原 19-9:<37.00U/ml,糖类抗原 72-4:1.72U/ml,细胞角蛋白 19 片段:7.62ng/ml↑,神经元特异性烯醇酶:<15.70ng/ml,甲胎蛋白:1.95μg/L,鳞癌相关抗原:<0.7ng/ml。

自身抗体系列:阴性。

风湿系列:阴性。

肺通气/灌注扫描:左肺下叶基底段、右肺下叶背段灌注显像均可见放射性稀缺区,肺通气显像正常,符合肺栓塞表现。

肺功能:中度混合性肺通气功能障碍;小气道中度陷闭;肺弥散功能中度减退;FENO 14ug/L。

血气分析:pH:7.444,PaO_2:9.32kPa↓,$PaCO_2$:4.46kPa↓,SaO_2:94.6%↓,标准碳酸氢根浓度:24.6mmol/L。

心脏超声:各心腔和大血管大小正常,LVEF 70%。功能诊断:左心收缩功能正常,左心舒张功能正常。

患者气短伴背痛,动脉血氧分压和血氧饱和度均降低,D-二聚体升高。外院肺动脉 CTA 和我院肺通气/灌注扫描均提示肺栓塞,因此肺动脉栓塞诊断明确。

初步诊断:

1. 急性肺血栓栓塞症,低危

2. 下肢深静脉血栓栓塞

3. 肺部感染

紧急处理:给予利伐沙班 15mg/次,2 次/d,口服抗凝治疗;美罗培南 1.0g/8h,静脉滴注。

【病例解析】

问题 1:患者是否存在易栓症?

患者除肺炎病史外,没有手术、制动、血管穿刺或恶性肿瘤等其他 VTE 继发危险因素;我们随后针对 VTE 原发危险因素即易栓症进行了一系列筛查:

抗心磷脂抗体系列:阴性。

凝血因子全套:凝血因子Ⅷ:179.5%,显著升高,提示存在易栓症。

问题 2:读片发现患者存在双肺多发磨玻璃影,从 2017 年 2 月 4 日至 2 月 8 日(外院 CT),磨玻璃影迅速实变(图 5-30-1),如何解释?

考虑患者除肺栓塞外还合并肺部其他疾病。从影像学特点判断患者肺部感染和机化性肺

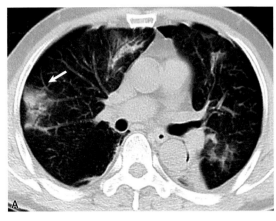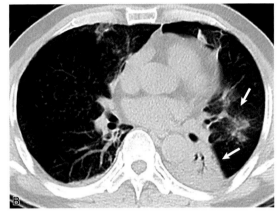

图 5-30-1　胸部 CT（2017-02-08）示：双肺多发磨玻璃影、实变影，沿支气管血管束和胸膜下分布（A）（白箭）；左肺下叶背段实变影，可见支气管充气征（B）（白箭）；右侧胸膜增厚，左侧少量气胸

炎可能性较大，为明确诊断进一步做以下检查：

支气管镜检查：气管、支气管黏膜光滑，管腔通畅，未见新生物。右下叶基底段予 NS 60ml 灌洗，标本送检。GS 右下叶前基底段、外基底段、后基底段支气管可见不规则暴风雪样回声影，提示炎症改变，予以毛刷和 TBLB 活检。

支气管肺泡灌洗液标本培养结果：正常菌群；未找到抗酸杆菌。

病理免疫组化结果：CK（+），Vim（-），CgA（-），Syn（-），TTF-1（-），WT-1（-），LCA（-），P63（-），Napsin A（-），P40（-），特染 PAS（+），银染（-），抗酸（-）。（右下肺后基底段）送检报告：疏松结缔组织，内见血管及少量支气管黏膜上皮，上皮无明显异型。

血沉、C 反应蛋白无明显升高，PCT 正常。

2017 年 2 月 20 日复查肺 CT：两肺感染，双侧胸腔积液伴左下肺膨胀不全，左侧少许气胸，纵隔少许淋巴结。

分析：患者经美罗培南抗感染治疗，肺部阴影无明显吸收，并出现多处新发病灶；PCT、血沉和 CRP 正常；无明确病原学证据；肺组织病理报告疏松结缔组织；综合上述特点考虑感染后机化性肺炎，停用美罗培南，给予甲泼尼龙 30mg/d 治疗。

至此患者诊断基本明确。

【最终诊断】

1. 肺血栓栓塞症，低危

易栓症：凝血因子Ⅷ活性升高

2. 下肢深静脉血栓形成

3. 机化性肺炎

【治疗】

1. 利伐沙班 15mg/次，2 次/d，抗栓治疗。

2. 甲泼尼龙 30mg/d。

【随访】

患者自 2017 年 2 月 21 日出院后无不适主诉，2017 年 3 月 7 日及 4 月 5 日复查胸部 CT，

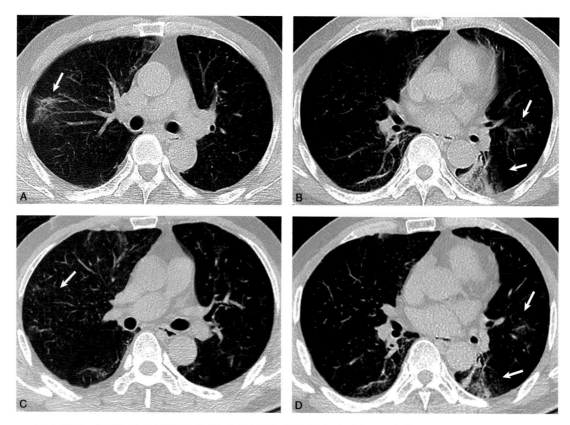

图 5-30-2　复查胸部 CT（2017-03-07，A、B）示右肺上叶、左肺舌叶和下叶背段病灶较前明显吸收（白箭）；1 个月后，再次复查胸部 CT（2017-04-05，C、D）示原有病灶进一步吸收消散（白箭）

提示双肺多发斑片影和左下肺实变影明显吸收消散（图 5-30-2）。

【病例点评】

1. 肺栓塞的诊断包括确定诊断，危险分层，寻找血栓来源与危险因素筛查四部分内容。确诊肺栓塞患者首先应做危险分层，给予相应的抗凝或溶栓治疗。随后要积极寻找血栓的来源，积极寻找继发性危险因素并行易栓症筛查寻找原发危险因素。

2. 患者病程中有肺部感染，同时凝血因子Ⅷ升高，这是患者罹患肺栓塞的原发与继发危险因素。肺炎合并肺栓塞在临床上比较常见，此例患者的特殊性在于肺炎延迟吸收，出现了机化性肺炎的病理改变，导致抗感染无效。

3. 感染后机化性肺炎在老年人比较多见。患者通常有前期肺部感染史；胸部 CT 特点为双肺多发磨玻璃影、实变影，沿支气管血管束和胸膜下分布；抗感染治疗无效，且短期内可出现多处新发病灶；无明确病原学证据；肺组织病理报告机化性改变；综合上述特点可诊断为感染后机化性肺炎。此例患者激素治疗有效，肺部阴影明显吸收，提示机化性肺炎诊断正确。

（夏敬文　李圣青）

【参考文献】

［1］中华医学会血液学分会血栓与止血学组.易栓症诊断中国专家共识(2012 年版)［J］.中华血液学杂志，
2012,33(11):982.

［2］LABANA S,HULL A,SAHA S,et al. A Rare Presentation of A Rare Disease：Rapidly Progressing Cryptogenic
Organizing Pneumonia（COP）［J］. Chest,2015,148(4):633A,633B.

［3］TATHAGAT N,NEHA N,SUDHIR K. Rare diagnosis,odd appearance：atypical radiologic presentation of crypto-
genic organizing pneumonia［J］. Chest,2014,145(3):214A.

第六章　肺动脉高压与肺源性心脏病

混合型结缔组织病合并肺动脉高压

【病例简介】

患者男性,33岁,因"胸闷5天,发热4天,加重伴气促1天"于2018年2月2日入院。5天前因上呼吸道感染后出现心前区胸闷不适感,未予重视。4天前出现发热,高达40℃,伴心悸、胸闷,无咳嗽、咳痰及咯血。至外院就诊,心电图提示 ST-T 波改变(Ⅱ、Ⅲ、aVF ST段下垂型压低0.05mV,Ⅱ、Ⅲ、aVF V₃~V₆ T波倒置),胸片未见明显异常。考虑"呼吸道感染",予以"头孢克洛、左氧氟沙星"等治疗,发热症状有好转。1天前出现胸闷加重伴气促,偶有咳嗽、无痰。至我院急诊,测 Bp 135/100mmHg,心率120次/min,口唇苍白,双下肢轻度水肿;化验检查:血常规:13.48×10⁹/L↑,中性粒细胞:73%,TNT:0.329ng/ml↑,NT-proBNP:8 549pg/ml↑。肺 CT 示:心包积液,两侧胸腔积液;右肺尖、右肺中叶肺大疱。予以"头孢曲松、托拉塞米、辅酶Q10、曲美他嗪"治疗后,胸闷、气促未见明显缓解,复查血生化:TNT:0.296ng/ml↑,NT-proBNP:8 985pg/ml↑,心电图未见明显 ST-T 动态改变。为进一步诊治收住我科。

患病以来患者精神可,胃纳可,睡眠一般,大小便正常,无明显体重下降。

入院查体: T 38.6℃,P 128次/min,R 21次/min,BP 110/68mmHg。精神欠佳,推入病房。颈静脉无怒张,肝颈静脉反流征(-)。心率128次/min,律齐,P₂亢进,三尖瓣收缩期杂音,无心包摩擦音。两肺呼吸运动可,呼吸音清晰,未闻及干、湿性啰音。双下肢远端皮温较低,有轻度非凹陷性水肿。生理反射正常,病理反射未引出。

既往史及个人史: 2011年曾因右侧手臂刀伤行缝合术。吸烟史10余年(15支/d),有2年饮酒史,未戒烟、戒酒。否认高血压、糖尿病史,否认食物、药物过敏史。

辅助检查:

血常规:白细胞:13.48×10⁹/L↑,中性粒细胞:73%,单核细胞:9.3%,淋巴细胞:17.6%↓,余指标正常。

心肌标志物:TNT:0.296ng/ml↑,NT-proBNP:8 985pg/ml↑。

DIC:FDP:4.8μg/ml,PT:14.8s↑,FIB:8.4g/L↑,D-二聚体:1.6FEUmg/L↑,INR:1.26↑,APTT:36.4s↑,TT:16.6s。

肝肾功能电解质:血钾:5.3mmol/L↑,血钠:134mmol/L↓,血氯:97mmol/L↓,ALT:42U/L,AST:47U/L↑,GGT:146U/L↑,余未见明显异常。

动脉血气分析（吸氧 6L/min）：pH：7.466，PaO_2：81.5mmHg，$PaCO_2$：38.1mmHg，SaO_2：96.4%，PO_2(A-a)：25.6mmHg。

胸部 CT 平扫：冠脉钙化，心包积液，两侧胸腔积液（图 6-31-1）。

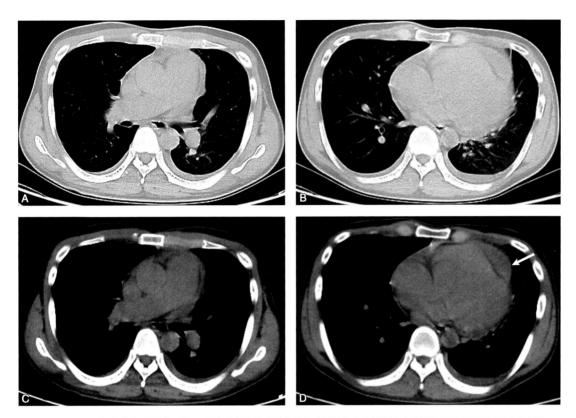

图 6-31-1　患者胸部 CT 扫描示：双侧肺野清晰（A、B）；纵隔窗示肺动脉主干增宽伴双侧胸腔少量积液（C）；心胸比例显著增大，右房和右室显著增大，心包少量积液（白箭），左房缩小，左室受压（D）

ECG：窦性心动过速，ST-T 波改变：Ⅱ、Ⅲ、aVF ST 段下垂型压低 0.05mV，Ⅱ、Ⅲ、aVF V_3～V_6 T 波倒置。

初步诊断：

胸闷待查：急性肺栓塞？肺动脉高压？

【病例解析】

问题 1：患者胸闷、呼吸困难的原因是什么？

患者本次就诊的主要症状为胸闷、气短和呼吸困难，血气分析提示 PO_2(A-a)显著升高，PaO_2 下降，与患者症状相符。临床可以导致呼吸困难的常见病因为肺实质和肺间质病变，胸腔和心包积液，心功能不全和肺栓塞与肺动脉高压等。已有胸部 CT 检查未发现明确的肺实质与肺间质病变，少量的胸腔与心包积液不足以引起胸闷、气短症状。由于胸部 CT 提示右心系统扩大，肺动脉主干增宽；结合查体发现 P_2 亢进，三尖瓣收缩期杂音，综合分析考虑患者急性肺栓塞和肺动脉高压导致胸闷、气短的可能性较大。为明确诊断进一步做以下检查：

心脏超声（床旁，2018-02-03）：中度三尖瓣反流，估测肺动脉收缩压 60mmHg，肺动脉增宽，右房增大；未发现瓣膜异常赘生物与近心端血栓。

　　肺动脉CTA:肺动脉主干显著增宽,右心系统扩大,双侧肺动脉未见明显充盈缺损;双侧胸腔积液较前增加,左侧中-大量胸腔积液;心包积液较前增加(图6-31-2)。

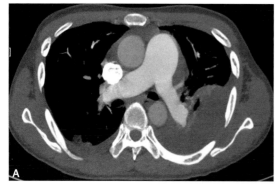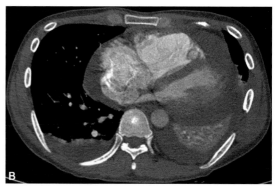

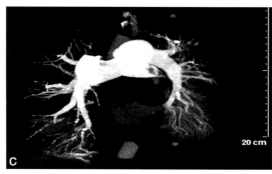

图6-31-2　肺动脉CTA示:肺动脉主干显著增宽,双侧胸腔积液,左侧中-大量胸腔积液(A);右房和右室显著增大,左房、左室显著受压,室间隔左偏,大量心包积液,双肺下叶受压膨胀不全,以左肺为著(B);肺动脉血管三维重建未见明显充盈缺损,肺动脉近端血管增宽,远端血管骤细且稀疏(C)

　　心脏超声(2018-02-07):中度三尖瓣反流,重度肺动脉高压(估测收缩压78mmHg),伴右房增大(60mm×48mm),肺动脉增宽,中等量心包积液;左心EF 72%。因此,胸闷应考虑重度肺动脉高压合并右心功能不全所导致。

　　问题2:患者肺动脉高压的病因及分类诊断如何?

　　患者系青年男性,既往身体健康。本次以急性发热起病,伴有心功能不全,入院完善相关检查肺动脉高压诊断明确,根据2015年ESC/ERS肺动脉高压指南进行肺高压的病因筛查。结合病史及辅助检查分析如下:①患者无左心相关性疾病史,心超也无提示,故第二大类肺动脉高压可以排除。②患者无慢性阻塞性肺病及其他低氧相关性疾病,故第三大类肺动脉高压可以排除。③患者肺动脉CTA未见肺动脉充盈缺损,也没有慢性肺栓塞的病史,故第四大类肺动脉高压也可以排除。④患者无血液系统疾病,系统性疾病,代谢性疾病等,故第五大类肺动脉高压暂不考虑。⑤患者无先天性心脏病,无特殊药物和毒素接触史,无血吸虫病史,无门脉高压病史,HIV检查阴性。结缔组织病相关检查发现有关节症状及相邻部位的皮肤改变,实验室检查抗核抗体:阳性,滴度:1∶10 000,核型:颗粒型;nRNP/Sm:阳性+++;考虑结缔组织病导致的第一大类肺动脉高压。经风湿科会诊后考虑混合结缔组织病(MCTD)。

【最终诊断】

　　1. 结缔组织病相关性肺动脉高压
　　　　WHO肺动脉高压功能分级Ⅳ级

2. 混合结缔组织病（MCTD）

问题3：MCDT 相关性肺动脉高压（PAH）如何治疗？

MCDT-PAH 治疗目的是最大限度延缓疾病进展，改善患者预后。治疗主要分为两个部分：

1. MCDT 相关治疗

（1）诱导缓解治疗：大剂量糖皮质激素冲击治疗，快速诱导缓解，必要时可选用免疫抑制剂如：环磷酰胺（CTX）、氨甲蝶呤（MTX）、硫唑嘌呤（AZA）以及吗替麦考酚酯（MMF）以及羟氯喹等药物。

（2）维持缓解治疗：小剂量糖皮质激素治疗，单用效果欠佳时，可选用上述免疫抑制剂药物，根据病情稳定情况调整药物用量。

2. PAH 相关治疗

（1）一般治疗：避免 PAH 加重诱因，适当休息、吸氧、强心、利尿、抗凝等治疗。

（2）扩肺血管靶向治疗：前列环素类似物，如曲前列尼尔、伊洛前列素、贝前列素钠等；内皮素受体拮抗剂，如波生坦、安立生坦等；5-磷酸二酯酶抑制剂，如西地那非、他达拉非等；鸟苷酸环化酶激动剂，如利奥西呱等。

【治疗】

患者具体用药方案如下：

1. 氧疗　维持 SpO_2 在90%以上；

2. 液体管理　螺内酯/氢氯噻嗪口服利尿，维持液体 100～200ml 的负平衡；

3. 强心治疗　左西孟旦（12.5mg）微量泵 24 小时输注，序贯口服地高辛；

4. 扩肺血管　曲前列尼尔注射液微泵皮下注射，2.5ng/（kg·min）起始剂量，每12小时爬坡 2.5ng/（kg·min），直至 30ng/（kg·min）维持剂量；

5. 甲泼尼松龙　40mg，每12小时一次，静脉滴注；

6. 利伐沙班　15mg/次，2次/d，抗凝；

7. 奥美拉唑护胃，极化液、辅酶 Q10 营养心肌等治疗。

治疗5天后，患者胸闷、气短症状明显缓解，无明显胸痛。复查肌钙蛋白 T：0.121ng/ml↑，NT-pro BNP：521.5pg/ml↑，较前明显下降。准予出院。院外治疗将甲泼尼松龙改为口服，其他用药方案基本维持不变。

【随访】

患者1个月后门诊随访，复查血气分析基本恢复正常，TnT：0.06ng/ml↑，ESR：17mm/h，ALT：76U/L，肌酐：54.9μmol/L，D-二聚体：0.08FEUmg/L。复查心超：肺动脉收缩压：34mmHg，轻度二尖瓣反流；肺功能：轻度限制性通气功能障碍，肺弥散功能减退，FEV_1：2.62L（占预计值65%）、FVC：3.06L（占预计值63.4%）、FEV_1/FVC：85.78%。未诉明显胸闷、气急等不适。继续门诊定期随访。

【病例点评】

1. 年轻患者以胸闷、气短和呼吸困难为主要表现就诊，需要筛查临床常见病因，如肺实质和肺间质病变，胸腔和心包积液，心功能不全和肺栓塞与肺动脉高压等。普通胸部 CT 检查可发现右心系统扩大，肺动脉主干增宽；结合查体发现 P_2 亢进，三尖瓣收缩期杂音等临床特征，需考虑急性肺栓塞和肺动脉高压的可能性。

2. 结缔组织病相关性肺动脉高压（CTD-PAH）在我国肺动脉高压的发病率居第三位，应作为肺动脉高压病因筛查的重点内容。CTD-PAH 早发现、早治疗可明显改善患者预后。2015年 ESC/ERS 指南推荐：硬皮病谱性疾病患者（包括系统性硬化症，混合性结缔组织病或其他以硬皮病为特征表现的结缔组织病）需每年常规进行心脏超声筛查肺动脉高压。结缔组织病患者如果存在毛细血管扩张，抗着丝点抗体阳性，心电图电轴右偏，显著降低的 DLCO 或 FVC 以及血尿酸、NT-pro BNP 水平增高等，定义为肺动脉高压高危患者，应及早做心脏超声筛查，必要时可做右心导管检查以明确诊断。

3. 2015 年 ESC/ERS 指南建议结缔组织病相关性肺动脉高压的治疗原则应与特发性肺动脉高压相同。对于 CTD-PAH 风险评估高危患者（预计 1 年死亡率>10%），WHO 肺动脉高压功能分级Ⅳ级患者，应在积极治疗原发病基础上，及早静脉或皮下使用前列环素类似物，必要时可初始联合治疗。推荐存在血栓形成倾向的患者依据个体情况口服抗凝药物。

（周代兵 夏敬文 李圣青）

【参考文献】

[1] GALIE N,HUMBERT M,VACHIERY J L,et al. 2015 ESC/ERS Guidelines for the Diagnosis and Treatment of Pulmonary Hypertension[J]. Eur Respir J,2015,46(4):903-975.

[2] SHAHANE A. Pulmonary hypertension in rheumatic diseases:epidemiology and pathogenesis[J]. Rheumatol Int,2013,33(7):1665-1667.

[3] OUDIZ R J,SCHILZ R J,BARST R J,et al. Treprostinil,a prostacyclin analogue,in pulmonary arterial hypertension associated with connective tissue disease[J]. Chest,2004,126(2):420-427.

第七章 胸膜疾病

32 胸膜间皮瘤

【病例简介】

患者男性,52岁,因"胸闷、气喘2周,发热6天"入院。患者于2016年11月下旬出现胸闷、气喘,活动后加重,未予重视。2016年12月1日出现寒战、发热,体温最高达38.6℃,外院予抗感染治疗(具体方案不详)。12月3日出现左侧胸部胀痛不适,胸闷、气喘症状明显加重,不伴有咳嗽、咳痰、咯血。12月4日于我院急诊科就诊,查胸部CT平扫:"左侧胸膜腔积液伴左肺不张,右肺近胸膜处结节影,右肺条索影"。予以胸腔置管,引流出血性胸腔积液约1 000ml/d,并予"头孢吡肟"抗感染治疗。引流3天后,胸腔积液量显著减少,现为进一步诊治收住我院。患病以来精神好,胃纳可,睡眠好,大小便正常,体重无明显下降。

入院查体:T 37℃,P 84次 min,R 20次 min,BP 110/70mmHg。神清、气平,步入病房。皮肤无溃疡和糜烂,全身浅表淋巴结未触及肿大。口唇无发绀,咽不红,扁桃体无肿大。胸廓无畸形,左侧胸腔闭式引流中,呼吸运动减弱,左侧胸廓触觉语颤减弱;右肺叩诊呈清音、左肺叩诊呈浊音;右肺呼吸音清,未闻及明显干、湿啰音,左下肺呼吸音低。心率84次/min,律齐,各瓣膜听诊区未闻及杂音。腹部平坦,腹软,无压痛、反跳痛,肝脾肋下未及。双下肢无水肿。四肢肌力正常,生理反射正常,病理反射未引出。

既往史及个人史:7年前曾行"右侧面部腮腺瘤手术",具体不详。无糖尿病、高血压等病史。无结核史。无过敏性鼻炎和皮肤过敏史。无烟酒等个人不良嗜好。无家族性疾病史。

辅助检查:

急诊胸腔积液常规:总蛋白:50.9g/L,透明度:浑浊,李凡他试验:+,有核细胞:1 800×10^6/L,红细胞:16 000×10^6/L,淋巴细胞:63%,中性粒细胞:30%。

急诊胸腔积液生化检测:乳酸脱氢酶:508U/L,尿素:3.2mmol/L,肌酐:65μmol/L,葡萄糖:5.2mmol/L,总蛋白:46.2g/L,钠:130mmol/L,钾:3.6mmol/L,钙:1.80mmol/L,磷:1.21mmol/L,氯:87mmol/L,淀粉酶:20.0U/L。

急诊胸腔积液细胞病理:阴性。

胸部CT(2016-12-4):左侧胸膜腔积液伴左肺不张,右肺胸膜下结节影(图7-32-1)。

初步诊断:

左侧胸腔积液待查

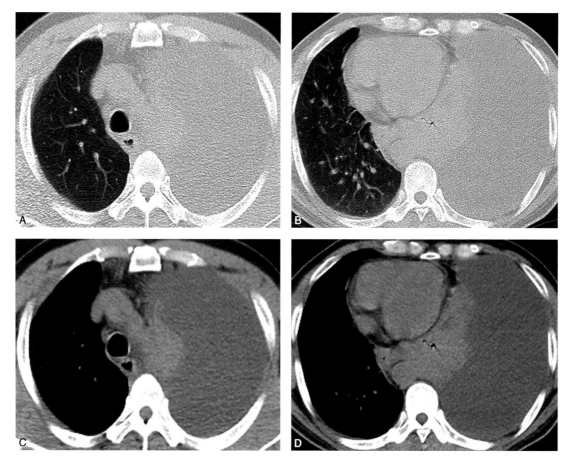

图 7-32-1　胸部 CT 扫描:肺窗提示左肺高密度影,纵隔右移(A、B);纵隔窗提示左侧大量胸腔积液,左肺压缩性肺不张,纵隔明显右移(C、D)

【病例解析】

问题 1:患者胸腔积液的性质?

患者病情有如下特点:①老年男性,渐进性胸闷气促半月余入院;②胸部 CT 提示左侧大量胸腔积液伴左肺不张;③胸腔积液提示血性渗出液,细胞分类以淋巴细胞为主,未找到恶性细胞;④抗感染治疗无效。

渗出性胸腔积液的常见病因:①胸膜恶性肿瘤,包括原发性间皮瘤和转移性胸膜瘤。②胸腔和肺的感染,如结核病和其他细菌、真菌、病毒、寄生虫感染。③结缔组织疾病,如系统性红斑狼疮、多发性肌炎、硬皮病、干燥综合征。④淋巴细胞异常,如多发性骨髓瘤、淋巴瘤。⑤药物性胸膜疾病,如米诺地尔、溴隐亭、二甲麦角新碱、氨甲喋呤、左旋多巴等。⑥消化系统疾病,如病毒性肝炎、肝脓肿、胰腺炎、食管破裂、膈疝。⑦其他,肺栓塞、血胸、乳糜胸、尿毒症、子宫内膜异位症、放射性损伤、心肌梗死后综合征等。为进一步明确诊断,我们完善了以下检查:

辅助检查:

血常规:白细胞:8.26×10^9/L,嗜伊红细胞计数:66×10^6/L,血红蛋白:107g/L↓,红细胞:3.75×10^{12}/L↓,血小板:439×10^9/L↑,中性细胞:68.1%,淋巴细胞:21.1%,单核细胞:10.0%。

降钙素原：0.07ng/ml，血沉：120mm/h↑。

D-D 二聚体：8.220FEUmg/L↑，国际标准化比率：1.19↑。

血肿瘤标记物：AFP：2.72μg/L，CEA：1.34μg/L，CA125：62.51U/ml↑，CA153：12.06U/ml，CA19-9：1.49U/ml，CA724：1.31U/ml，CY211：2.63ng/ml，NSE：14.16ng/ml，PSA：3.49ng/ml，FPSA：0.26ng/ml，SCC：1.44ng/ml。

血与胸腔积液 T-SPOT，胸腔积液 ADA，多次胸腔积液脱落细胞学检查：均阴性。

自身抗体谱，ANCA 相关抗原：阴性。

胸腔积液培养：产硫球链菌，莫西沙星、β-内酰胺类抗生素敏感。

复查胸部 CT 增强（2016-12-08）：左侧液气胸引流中，胸腔积液较前明显减少，左下肺不张，纵隔淋巴结肿大，脏层胸膜明显增厚且凹凸不平；壁层胸膜明显增强（图 7-32-2）。

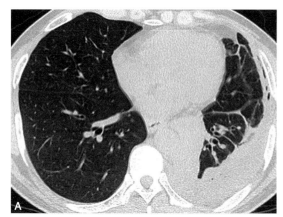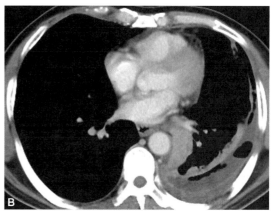

图 7-32-2　胸腔积液引流 5 天后，左侧胸廓塌陷，左肺上叶部分复张，胸膜增厚伴结节状隆起，纵隔居中（A）；纵隔窗可见左下肺不张，脏层胸膜明显增厚且凹凸不平；壁层胸膜明显增强，少量液气胸（B）

电子支气管镜检查：气管通畅，黏膜光滑。左右主支气管，各叶、段、亚段支气管通畅，黏膜光滑，未见新生物和出血。

肺泡灌洗液常规检查：纤毛柱状上皮细胞：42%，组织细胞：0，嗜酸性粒细胞：0，有核细胞：96×10^6/L，淋巴细胞：5%，巨噬细胞：49%，中性粒细胞：4%。镜下所见：大量单核组织巨噬细胞，偶见多核巨细胞。卡氏肺孢子菌：未找到。

综合上述检查基本可除外感染性病变和支气管肺病变，胸膜恶性病变不除外。

问题 2：如何明确胸膜恶性病变的诊断？

恶性胸膜病变必须首先取得组织送病理，同步进行全身 PET-CT 扫描以准确分期。

全身 PET-CT 扫描：左下肺脊柱旁软组织影，FDG 明显摄取增高，考虑肺部恶性病变可能。左侧胸膜不规则增厚，局部呈结节状，FDG 轻度摄取，转移不除外，左侧液气胸。左肺散在慢性炎症。

肺穿刺组织病理及免疫组化染色（图 7-32-3）：送检少量组织经深切后示恶性肿瘤，上皮源性不能除外。碎组织直径 0.8cm。CK(+)，Napsin A(−)，Ck7(−)，Syn(−)，TTF-1(−)，CD20(−)，Ki67(<5%+)，P40(−)，P63(−)，CD56(−)，VIM(+)，TDT(−)，CD5(−)，CD3(−)，CD34(血管+)，CD31(血管+)，D2-40(灶性+)，STAT-6(−)，SMA(−/+)，S100(−)，CD68(散在灶性+)，NF(−)。

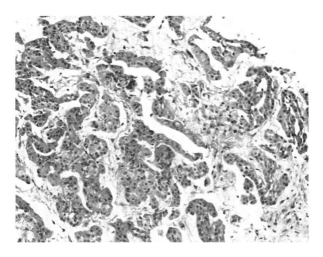

图 7-32-3　肺穿刺病理（HE,×20）:送检少量组织经深切后示上皮样乳头状生长,考虑恶性肿瘤,上皮源性不能除外

为明确胸膜恶性病变的组织分型,病理加做以下酶标最终确定为恶性间皮瘤。

最终病理报告（图 7-32-4）:左肺送检少量组织经深切后示恶性肿瘤,结合免疫组化考虑恶性间皮瘤。CK(＋)、TTF(－)、CD56(－)、SY(－)、Napsin A(－)、WT-1(＋)、CR(＋)、CEA(－)、CK5/6(＋)。

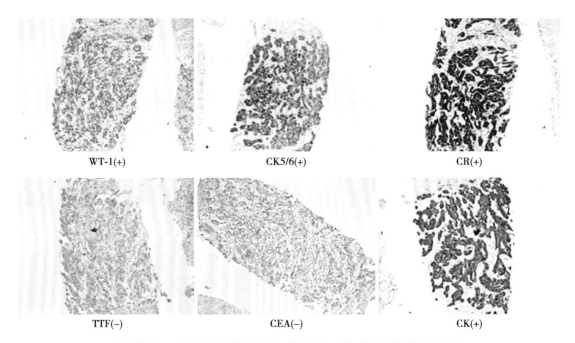

图 7-32-4　肺穿刺病理再次免疫组化染色(×10),符合恶性间皮细胞瘤

恶性胸膜间皮瘤分期不同于支气管肺癌,有其特殊性(表 7-32-1 和表 7-32-2)。

表 7-32-1 恶性胸膜间皮瘤分期(国际间皮瘤研究组(IMIG)标准)

原发瘤及其程度

T1a 肿瘤局限于壁层胸膜,包括纵隔和横膈胸膜;脏层胸膜未受累及

T1b 肿瘤累及壁层胸膜,包括纵隔和横膈胸膜;脏层胸膜也散在肿瘤病灶

T2 肿瘤累及全部胸膜表面(壁层胸膜、纵隔胸膜、横膈胸膜、脏层胸膜),横膈和/或脏层胸膜互相融合,或者肿瘤从脏层胸膜侵犯下面的肺组织

T3 肿瘤为局部晚期,不可切除,累及所有胸膜表面并累及筋膜(覆盖、支持或连接肌肉或内脏器官的结缔组织薄膜);肿瘤侵犯胸腔其他部位形成单一可切除的肿块;累及心包

T4 肿瘤为局部晚期,不可切除,累及所有胸膜表明,胸壁有肿瘤弥漫侵犯或形成肿块,伴或不伴有肋骨破坏;肿瘤直接穿破膈肌浸入腹膜;肿瘤直接蔓延至对侧胸膜;肿瘤直接蔓延至一个或多个纵隔器官;肿瘤直接侵犯脊柱;肿瘤直接侵犯心包膜的内层并伴有或不伴有心包积液或者累及心肌

N 淋巴结

N0 无区域淋巴结转移

N1 转移至同侧气管肺或肺门淋巴结

N2 转移至纵隔或气管隆突(位于气管分叉下方)淋巴结

N3 转移至原发瘤对侧淋巴结

M 转移

M0 无远处转移

M1 有远处转移

表 7-32-2 恶性胸膜间皮瘤 TNM 对应分期

分期	描述	分期	描述
Ⅰa	T1aN0M0	Ⅲ	Any T3M0、AnyN1M0、AnyN2M0
Ⅰb	T1bN0M0	Ⅳ	Any T4、Any N3、Any M1
Ⅱ	T2N0M0		

【最终诊断】

左恶性胸膜间皮瘤并胸腔积液,T3N2M0,Ⅲ期,PS 2 分

【治疗】

培美曲塞含铂两药方案为恶性胸膜间皮瘤的一线化疗方案。

培美曲塞 800mg D1+顺铂 120mg D1。

【随访】

患者使用 AP 方案化疗两周期后,胸闷气促症状明显好转。复查胸部 CT(2017-03-08)示胸膜病变明显减轻,左肺大部复张,仅残留少量胸腔积液(图 7-32-5)。上述方案再次治疗 2 周期后复查胸膜病灶稳定,但化疗不良反应明显:恶心、呕吐、白细胞下降并继发感染性发热。由于难以耐受后续化疗,遂回当地医院行最佳支持治疗。

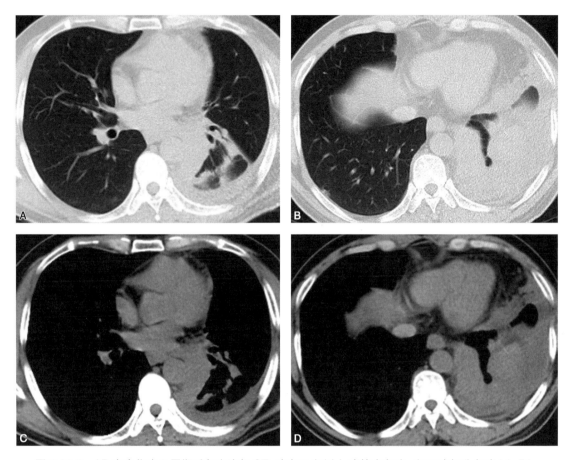

图 7-32-5　AP 方案化疗 2 周期后复查胸部 CT：肺窗示左侧上肺基本复张，左下肺部分复张（A、B）；
纵隔窗示胸膜增厚明显减轻，左侧少量胸腔积液（C、D）

【病例点评】

1. 胸腔积液的诊疗流程　胸腔积液待查为呼吸科常见病，基本诊断流程如下：①首先明确胸腔积液的性质：渗出液还是漏出液；②漏出液的常见病因筛查：充血性心力衰竭、缩窄性心包炎、肝硬化、上腔静脉综合征、肾病综合征、肾小球肾炎、透析、黏液性水肿等；③渗出液的常见病因如前所述，最重要的是鉴别胸腔积液的良恶性：恶性胸腔积液通常为血性胸腔积液，胸腔积液增长迅速，伴明显胸痛和消瘦，胸部 CT 常表现为胸膜不规则增厚，胸腔积液常规以淋巴细胞为主，LDH 显著升高，肿瘤标志物升高，细胞学检查可见恶性肿瘤细胞；④恶性胸腔积液需通过超声/CT 引导下的胸膜、肺穿刺活检和内科胸腔镜检查尽快明确诊断。

2. 恶性胸膜间皮瘤（malignant mesothelioma，MM）的病理诊断　此患者初步病理免疫组化考虑上皮来源，不支持肺癌、神经内分泌肿瘤，进一步加做更多酶标明确为胸膜间皮来源。近年来 MM 病理诊断有很多令人鼓舞的进展，一些新的免疫标记（组合）大大提高了 MM 的诊断和鉴别诊断的正确率。MM 分为上皮样、肉瘤样和双相型（混合性）3 种类型，其中上皮样型最常见，其他两型都很少见。上皮样 MM 由多角形、卵圆形或立方形细胞组成，生长方式最多见的为乳头状、腺泡状或腺瘤样。本例患者就是上皮样乳头状生长模式。免疫组化是诊断 MM 最重要的常用手段之一。MM 因不同组织学类型（上皮样或肉瘤样）、肿瘤部位（胸膜或腹膜）及鉴别诊断（腺癌、鳞癌或胸腺瘤等）所选免疫标记组合也不同。目前虽然 MM 诊断抗体很多，但没有一个抗体具有绝对敏感性与特异性，也没有标准化的免疫标记组合，通常 MM 鉴别诊断标记包含四组：①MM 阳性标记，如钙视网膜蛋白等；②广谱癌标记，如 MOC-31、Ber-EP4、CEA 等；③器官相关标记，如 TTF-1 和 Napsin A 等；④其他混合性/复合性标记，如 CK-pan、CK5/6 等。上皮样 MM 的鉴别诊断主要是癌，包括腺癌和鳞状细胞癌，这些癌可以来源于肺，也可来源于乳腺、卵巢、肾等其他器官。上皮样 MM 最好的标记物为钙视网膜蛋白、CK5 或 CK5/6、Wilms 肿瘤基因 1（Wilms tumour gene-1，WT-1）和 D2-40。癌最好的标记为 MOC-31、Ber-EP4、CEA 等。TTF-1 和 Napsin A 是肺腺癌的特异性标记。MOC-31、Ber-EP4、CEA、BG8 和 p63 是鉴别上皮样 MM 和鳞状细胞癌的最好标记，其中 p63 在鳞状细胞癌中呈强阳性，而 MM 中为阴性；WT-1 绝大多数上皮 MM 中阳性，而在鳞状细胞癌中为阴性，是鉴别两者的最好组合。综合此例患者病理免疫标记组合，恶性胸膜间皮瘤诊断明确。

3. 恶性胸膜间皮瘤的治疗和预后　MM 是胸部预后最差的肿瘤之一。大多数病人发病年龄 40~70 岁，男性多于女性。MM 患者常有石棉等接触史。诊断分期间皮瘤不同于肺癌的 TNM 分期，除表 7-32-1 和 7-32-2 描述的国际间皮瘤研究组标准的 TNM 分期外，尚有 Butchart 分期，具体见表 7-32-3。目前恶性间皮瘤仍然没有有效的根治方法。有报道单一疗法（手术、化疗、放疗）效果有限，目前主张根据病理分期进行多学科综合治疗。对于肿瘤相对局限的 I 期病人，可考虑做根治的胸膜肺切除术，而 Ⅱ、Ⅲ、Ⅳ 期病人获益较少。大部分 MM 患者诊断时就属于较晚期，目前化疗仍是治疗的主要手段。培美曲塞联合铂类药物方案属于首选方案。也可作为手术/放疗前辅助方案。放射治疗分辅助疗法和姑息性治疗，由于具有肺损伤作用常不能选取根治疗法。胸膜间皮瘤总体预后不良，确诊后中位生存时间约 9~17 个月，上皮型平均总生存时间优于肉瘤型或双相型。

表 7-32-3　恶性间皮瘤 Butchart 分期

Ⅰ 期	肿瘤局限于壁层胸膜，只累及同侧胸膜、肺、心包和纵隔
Ⅱ 期	肿瘤侵犯胸壁或累及纵隔结构，即食管、心脏和对侧胸膜。淋巴结受累只在胸部（N2）
Ⅲ 期	肿瘤穿过膈肌及腹膜，侵犯对侧胸膜和双侧胸部，累及胸部外淋巴结
Ⅳ 期	远处血源性骨转移

（路璐　龚益　李圣青）

【参考文献】

[1] HUSAIN A N, COLBY T V, ORDONEZ N G, et al. Guidelines for Pathologic Diagnosis of Malignant Mesothelioma: 2017 Update of the Consensus Statement From the International Mesothelioma Interest Group[J]. Arch Pathol Lab Med, 2018, 142: 89-108.

[2] CREANEY J, ROBINSON B. Malignant Mesothelioma Biomarkers: From Discovery to Use in Clinical Practice for Diagnosis, Monitoring, Screening, and Treatment[J]. Chest, 2017, 152(1): 143-149.

[3] ETTINGER D S, WOOD D E, AKERLEY W, et al. NCCN Guidelines Insights: Malignant Pleural Mesothelioma, Version 3. 2016[J]. J Natl Compr Canc Netw, 2016, 14(7): 825-836.

[4] BAAS P, FENNELL D, KERR K M, et al. Malignant pleural mesothelioma: ESMO Clinical Practice Guidelines

for diagnosis,treatment and follow-up[J]. Ann Oncol,2015,26 Suppl 5:v31-v39.

[5] van ZANDWIJK N,CLARKE C,HENDERSON D,et al. Guidelines for the diagnosis and treatment of malignant pleural mesothelioma[J]. J Thorac Dis,2013,5(6):E254-E307.

[6] HODA M A,KLIKOVITS T,ARNS M,et al. Management of malignant pleural mesothelioma-part 2:therapeutic approaches:Consensus of the Austrian Mesothelioma Interest Group（AMIG）[J]. Wien Klin Wochenschr,2016,128(17-18):618-626.

第八章 肺血管炎

33 误诊为难治性肺炎的肉芽肿性多血管炎

【病例简介】

患者女性,49 岁,职员。主因"间断发热 3 个月,双侧胸痛 1 个月余"入院。患者于 2017 年 6 月无明显诱因下出现间断发热,体温 38~39℃,最高达 40℃,呈周期性,周期为 10 天左右,伴咳嗽,少量白色黏液痰,难以咳出,伴畏寒、肌肉酸痛、全身乏力,无头晕、头痛、胸痛、胸闷、心悸、鼻塞流涕、恶心呕吐等,自服感冒药或大汗后可自行退热。2017 年 7 月 27 日于当地医院就诊,胸部 CT 平扫示:双肺多发小空泡影伴少许炎性改变(图 8-33-1A、B)。血常规:白细胞:13×10⁹/L,中性粒细胞:9.2×10⁹/L,予以"莫西沙星、热毒宁"等治疗,仍有间断发热。2017 年 8 月 11 日出现双侧胸部多处阵痛,均因用力诱发,如咳嗽、喘息、翻身运动等,持续几秒钟即可缓解,无胸闷心悸、无腹痛及肩背部放射痛。外院行胸部 CT 平扫加增强示:左肺下叶近胸膜处占位,双肺多发结节(图 8-33-1C、D)。肺穿刺活检示:肺组织慢性炎症伴炎性渗出及坏死。先后予"美洛西林舒巴坦、依替米星、氟康唑、利奈唑胺"等治疗,间断高热,胸痛较前无明显变化。2017 年 9 月 20 日于我院复查胸部薄层 CT 示:双肺多发结节影、斑片状高密度影和空洞影(图 8-33-1E、F)。现为进一步诊治收住入院。患病以来精神好,胃纳可,睡眠好,大小便正常,无明显体重下降。

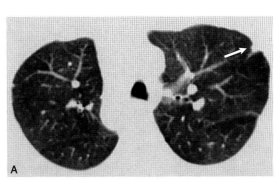
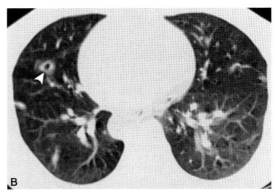

157

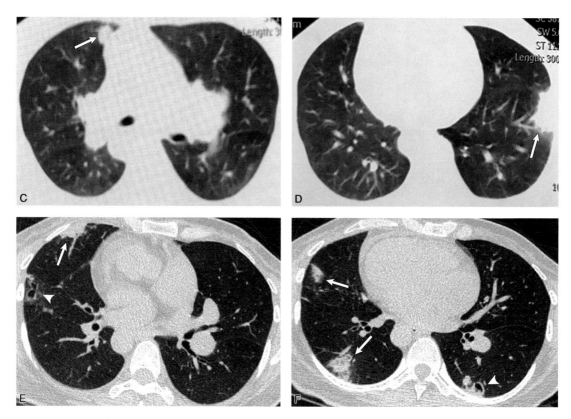

图 8-33-1　胸部 CT 平扫(2017-07-27)示左肺上叶尖后段胸膜下楔形实变影(白箭,A),右肺中叶外侧段实变伴空洞影(白箭头,B);外院抗感染治疗后复查胸部 CT 平扫(2017-08-14)示肺部病灶较前进展,右肺中叶内侧段(C)和左肺下页外侧基底段(D)胸膜下楔形实变影;外院抗感染升级治疗后再次于我院复查胸部薄层 CT(2017-09-20)示右肺中叶胸膜下楔形实变影(白箭)和空洞影(白箭头,E);F.右肺中叶外侧段和下叶后基底段胸膜下实变影(白箭),左肺下叶后基底段结节影和空洞影(白箭头),总体病灶特点表现为多发,游走和空洞化,抗感染治疗下病灶持续进展

　　入院查体:T 37℃,P 79 次/min,R 19 次/min,BP 160/100mmHg,MEWS 评分:1 分,身高:160cm,体重:52kg。神志清楚,发育正常,营养好,步入病房。全身皮肤、黏膜未见异常,全身浅表淋巴结无肿大。头颅无畸形,眼睑正常,睑结膜未见异常,巩膜无黄染。双侧瞳孔等大等圆,对光反射灵敏。耳郭无畸形,外耳道无异常分泌物,无乳突压痛。外鼻无畸形,左侧鼻通气不良,鼻中隔无偏曲,鼻翼无扇动,两侧鼻旁窦区无压痛。口唇无发绀。双腮腺区无肿大。颈软,无抵抗,颈静脉无怒张。气管居中,甲状腺无肿大。胸廓对称无畸形,胸骨无压痛,双肺呼吸音清晰,未闻及干、湿性啰音。心率 79 次/min,律齐,各瓣膜听诊区均可闻及 3/6 级全期吹风样杂音。腹平软,全腹无压痛及反跳痛,肝脾肋下未触及,肝肾区无叩击痛。脊柱、四肢无畸形。关节无红肿,无杵状指(趾),双下肢无水肿。四肢肌力正常,肌张力正常,生理反射正常,病理反射未引出。

　　既往史及个人史:有先天性心脏病,室间隔缺损,双向分流,肺动脉狭窄史;先天性全内脏镜像转位史;高血压病史,未规律用药;甲状腺结节史;否认糖尿病史。手术史:1995 年行剖宫产术,术顺,诞 1 健康女婴;2003 年行异位妊娠相关手术,具体不详;2005 年行肺动脉狭窄球囊扩张术,中途终止手术。否认传染病史;否认外伤史;否认食物、药物过敏史;否认中毒输血史;否认吸烟、酗酒史。已绝经,否认家族遗传性疾病史。

　　辅助检查:肺穿刺活检(外院,2017-08):肺组织慢性炎症伴炎性渗出及坏死。

初步诊断：
1. 发热伴肺部阴影待查
2. 先天性心脏病：室间隔缺损，双向分流，肺动脉狭窄
3. 先天性全内脏镜像转位
4. 高血压病
5. 甲状腺结节

【病例解析】

问题1：患者抗感治疗无效的原因？

患者病情特点总结：①以高热伴肺部阴影起病，病程中出现剧烈胸痛。②胸部CT示双肺多发结节影、实变影和空洞影，多在胸膜下分布，有一定的游走性。③外院肺穿刺病理示：肺组织慢性炎症伴炎性渗出及坏死。④外院曾先后予以多种广谱抗生素联合治疗，症状均无改善。综合分析患者抗感染无效的原因如下：①特殊病原感染，既往所用抗生素未覆盖病原。②非感染性疾病：患者胸部CT特征提示自身免疫性疾病、肺梗死和血管炎等。为明确诊断，入院后给予以下检查：

辅助检查：

血常规：白细胞：$7.29×10^9$/L，血红蛋白：94g/L↓，中性粒细胞：64.5%，淋巴细胞：24.1%，单核细胞：10.8%↑，嗜酸性粒细胞：0.3%↓，血小板计数：$362×10^9$/L↑。

尿常规、粪常规、肝肾功能、电解质、血糖：均正常。

血沉：65mm/h↑；降钙素原：0.11ng/ml↑；CRP：27.5mg/L↑。

血培养：阴性。

心脏超声：先天性心脏病；右位心；矫正性大血管转位；肺动脉瓣或瓣下狭窄，峰值压差76mmHg；流入道部大室间隔缺损，双向分流；轻度三尖瓣反流；冠状动脉起源肺动脉可能；未见心脏赘生物附着。

根据以上检查结果，白细胞正常范围，降钙素原和CRP增高均在3倍以内，暂不考虑细菌感染。为明确是否存在结核、真菌或其他特殊、少见病原感染，进一步行以下检查：

G试验（真菌D-葡聚糖检测）：230.1pg/ml↑，乳胶凝集试验：阴性。

T-SPOT：A孔：19，B孔：16。

电子支气管镜：气管、左右主支气管、各叶、段及亚段支气管管腔通畅，黏膜光滑、未见出血、新生物。

支气管灌洗液常规：颜色：无色，透明度：微浑浊，红细胞：$55×10^6$/L，有核细胞：$110×10^6$/L，中性粒细胞：55%，淋巴细胞：35%，间皮细胞：10%。

支气管灌洗液细菌、真菌、抗酸杆菌涂片和培养：均阴性。

支气管灌洗液mNGS病原检测：阴性。

结合上述检查结果，排除患者感染性疾病可能。

问题2：患者为哪一种非感染性疾病呢？

结合患者病史特点，非感染性疾病应考虑累及肺血管的一大类疾病，包括：肺栓塞、肺梗死、结缔组织疾病肺受累和肺血管炎等。继续完善以下检查：

辅助检查：

免疫固定电泳：IgE：<45.84ng/ml，IgG：10.3g/L，IgA：1.31g/L，IgM：0.78g/L，单克隆免疫

球蛋白:未发现。

补体 C3:1.43g/L,补体 C4:0.37g/L,抗"O":<51.90IU/ml。

免疫标志物:抗核抗体:阳性+,滴度:1:100,核型:细胞质,均质,dsDNA 定量:1IU/ml,ENA 抗体:阴性,抗中性粒细胞胞浆抗体(ANCA):PR3:<2RU/ml,MPO:<2RU/ml,cANCA:阴性,pANCA:阴性,CCP 抗体:0.4RU/ml,类风湿因子:<10.40IU/ml,抗心磷脂抗体:3.2RU/ml。

肺动脉 CTA:未见明显栓塞征象。

双肺通气-灌注显像:未见明显栓塞征象。

骨髓活检:骨髓活检示大片骨小梁融合,见 5~6 个髓腔,造血细胞占 40%左右,巨核细胞可见,各系造血细胞未见明显异常。

肺穿刺病理:轻度慢性炎症伴纤维组织增生。免疫组化结果:CK(上皮+),VIM(间质+),CgA(-),Syn(-),TTF-1(上皮+),WT-1(-),LCA(淋巴细胞+),P63(-),Napsin A(+),P40(-)。特殊染色:银染(-),特染 PAS(-),抗酸(-)。

鼻窦 CT 平扫示(本院,图 8-33-2):蝶窦炎症,左侧鼻甲肥厚。

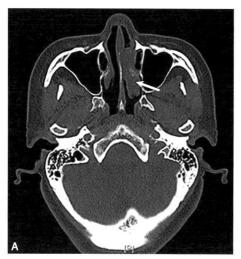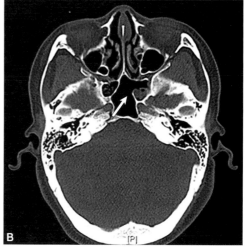

图 8-33-2 鼻窦 CT 平扫
A.左鼻甲肥厚(白箭);B.蝶窦炎症(白箭)

综合分析以上检查结果,可基本除外肺栓塞、肺梗死和结缔组织疾病等。由于患者肺动脉 CTA 无大动脉受累,无嗜酸粒细胞升高和哮喘,无咯血和肾功能损害;依据鼻窦和肺受累表现,BALF 以中性粒细胞为主,病理曾报告坏死性炎症,应重点考虑肉芽肿性多血管炎(granulomatosis with polyangiitis,GPA)的诊断。GPA 是一种坏死性肉芽肿性血管炎,病理以血管壁的炎症为特征,主要侵犯上、下呼吸道和肾脏。临床常表现为鼻和鼻旁窦炎、肺部病变和进行性肾功能衰竭;还可累及关节、眼、皮肤,亦可侵及眼、心脏、神经系统及耳等。

根据 1990 年美国风湿病学会制定的 GPA 诊断标准:①鼻或口腔炎症:痛性或无痛性口腔溃疡,脓性或血性鼻腔分泌物;②胸片异常:结节、固定浸润灶或空洞;③尿沉渣异常:镜下血尿(RBC>5 个/高倍视野)或红细胞管型;④病理为肉芽肿性炎:动脉壁或动脉周围,或血管外区有中性粒细胞浸润。符合以上 4 条中 2 条或 2 条以上时即可诊断。该患者具备上下呼吸道的损害,病理报告坏死性炎症,因此 GPA 诊断明确,由于肾脏未受累,且 ANCA 阴性,故诊断为 ANCA 阴性局限性 GPA。

【最终诊断】

1. 局限性肉芽肿性多血管炎,ANCA 阴性
2. 先天性心脏病,室间隔缺损,双向分流,肺动脉狭窄
3. 先天性全内脏镜像转位
4. 高血压病
5. 甲状腺结节

问题 3:如何选择治疗方案?

GPA 的治疗可分为 3 期:即诱导缓解期、维持缓解期以及控制复发期。糖皮质激素加环磷酰胺联合治疗有显著疗效,特别是肾脏受累以及具有严重呼吸系统疾病的患者,应作为首选治疗方案。具体治疗方案应根据系统性血管炎累及脏器的数目、肾脏受累程度和有无弥漫性肺泡出血而定。单用糖皮质激素只能缓解呼吸道症状,不能阻止肾脏病变的进展。目前针对局限性肉芽肿性多血管炎尚无特别的治疗方案推荐。我们根据自己的临床经验并综合国内外多个病例报道,制定了个体化的治疗方案。

【治疗】

1. 醋酸泼尼松片,25mg/d,晨服;
2. 艾司奥美拉唑镁肠溶片,20mg/d,口服;
3. 碳酸钙 D_3 片,2 片/d,口服。

【随访】

患者激素治疗 1 周后体温下降至正常范围,胸痛、咳嗽明显好转出院。院外继续口服激素治疗。2017 年 11 月 16 日复查胸部 CT 平扫:病灶较前明显吸收(图 8-33-3A、B),予以激素逐渐减量维持。2018 年 2 月 1 日复查胸部 CT 平扫:病灶进一步吸收好转,病情维持稳定(图 8-33-3C、D)。

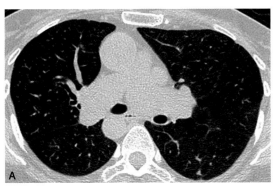
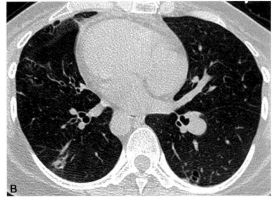

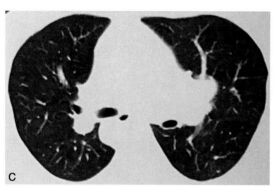
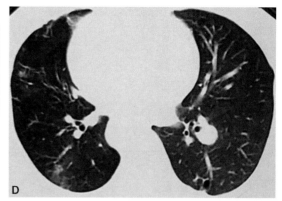

图 8-33-3　口服醋酸泼尼松,25mg/d,1 个月后复查胸部 CT 平扫示肺部病灶大部分吸收、消散(A、B);口服激素 3 个月后复查胸部 CT 平扫示肺部病灶基本维持稳定(C、D)

【病例点评】

1. 肺部阴影伴发热的鉴别诊断　肺部阴影伴发热是临床常见的就诊原因,对于此类患者应进行详细的病史采集、体格检查和感染相关指标检查。首先考虑常见的肺部感染性疾病;在除外感染性疾病后可根据影像学特点进行非感染性疾病的鉴别诊断。如为气腔/肺实质受累为主,需考虑炎症性肺癌、机化性肺炎、嗜酸性粒细胞性肺炎、过敏性肺炎等;如为肺血管病变为主,需考虑肺栓塞、ANCA 相关血管炎、结缔组织疾病肺受累等;如为肺间质病变为主,需考虑间质性肺病等疾病。

2. GPA 的临床特点　GPA 原名韦格纳肉芽肿,2012 年由 Chapel Hill 共识会议(Chapel Hill Consensus Conference,CHCC)更名为 GPA。GPA 是一种伴坏死的肉芽肿性血管炎,病因未明,易累及上下呼吸道,坏死性血管炎主要累及小血管和中等程度的血管(如毛细血管、小动脉、小静脉、动脉、静脉)。肾脏常常受累,坏死性的肾小球肾炎常见,并非一定存在。c-ANCA 是 GPA 的标志性抗体,但不是 GPA 诊断所必须的。GPA 的肺部影像学最常见的异常是双肺多发结节影,边界清晰,约 50% 伴无液平空洞。亦可见斑片样磨玻璃影,反晕征或致密实变影伴支气管充气征。糖皮质激素和环磷酰胺是治疗 GPA 的基本用药。单用糖皮质激素仅适用于局限性肉芽肿性多血管炎,具体治疗方案需根据个体情况制定。

3. GPA 的病理特征　GPA 的三个主要组织病理学特征:①炎症结节中的中、小动脉,毛细血管和小静脉的炎症。②区域性坏死,血管炎区域有中性粒细胞浸润和微脓肿形成。③坏死性和非坏死性肉芽肿性炎症。GPA 的组织病理诊断较难,活检主要显示非特异性炎症或坏死,显示血管炎的病理不足 20%。若肺脏有累及,通过支气管镜肺活检病理诊断率不足 10%,有时需要外科肺活检诊断(胸腔镜或者开胸)。

(董樑　李圣青)

──────── 【参考文献】 ────────

[1] 发热伴肺部阴影鉴别诊断共识专家组. 发热伴肺部阴影鉴别诊断专家共识[J]. 中华结核和呼吸杂志,2016,39(3):169-176.

[2] 李圣青. 肺血管病及疑难病例解析[J]. 北京:人民卫生出版社,2017:418-425.

[3] HOMMA S,SUZUKI A,SATO K. Pulmonary involvement in ANCA-associated vasculitis from the view of the pulmonologist[J]. Clin Exp Nephrol,2013,17(5):667-671.

34 嗜酸性肉芽肿性多血管炎

【病例简介】

患者女性,38岁,因"反复咳嗽、胸闷、气喘6年"入院。患者反复发作性咳嗽、胸闷、气喘6年,感冒、寒冷、紧张时均可诱发,吸入"沙美特罗氟替卡松(舒利迭)"或"布地奈德福莫特罗(信必可)"症状可缓解,没有季节性发作特征,多在夜间、凌晨时发作。曾多次于当地医院住院就诊,予静脉应用"甲泼尼松龙、二羟丙茶碱"等治疗后症状缓解。患者近1年几乎每天发作咳嗽、胸闷、呼吸困难,多在夜间或凌晨发生,明显影响睡眠,吸入"布地奈德福莫特罗"症状可暂时缓解,次日再次发作。现为进一步诊治,拟诊"难治性哮喘"收治入院。

入院查体:T 37℃,P 88次/min,R 18次/min,BP 130/88mmHg,神志清晰,步入病房。全身皮肤、黏膜无黄染,无肝掌、蜘蛛痣,未见皮下出血点,未见皮疹。全身浅表淋巴结无肿大。胸廓对称无畸形,胸骨无压痛,触觉语颤对称,未触及胸膜摩擦感,双肺叩诊呈清音,两肺满布哮鸣音,未闻及胸膜摩擦音。心率88次/min,律齐;各瓣膜听诊区未闻及病理性杂音。腹平坦,腹壁软,全腹无压痛,无肌紧张及反跳痛,肝脾肋下未触及,腹部移动性浊音阴性。双下肢无水肿。生理反射正常,病理反射未引出。

既往史及个人史:否认外伤史、手术史、输血史,否认肝炎、结核等传染病史,否认高血压、糖尿病史。否认吸烟饮酒史。有"过敏性鼻炎",对"青霉素"过敏(皮试阳性),对"鱼、虾、蟹"过敏。

辅助检查:

血常规(2017-03-11):白细胞:$7.16×10^9/L$,中性粒细胞:34.4%,淋巴细胞:32.5%,单核细胞:9.2%,嗜酸性粒细胞:22.8%,嗜碱性粒细胞:1.1%,血红蛋白:140g/L,血小板:$265×10^9/L$。

肺功能(2017-03-11):吸气肌肌力减退,呼气肌肌力减退,呼吸中枢驱动力增高,肺弥散功能中度减退。总呼吸道阻力增高,重度以限制为主的混合性肺通气功能障碍,小气道重度陷闭。呼气NO浓度均值:121μg/L。

外院鼻窦CT:双侧上颌窦、筛窦、蝶窦黏膜明显增厚。

初步诊断:

难治性哮喘原因待查

【病例解析】

问题1:患者是否符合难治性哮喘的诊断?

患者病情特点如下:38岁女性,反复发作性咳嗽6年;查体满肺可闻及哮鸣音,血常规示嗜酸性粒细胞增高,肺功能示混合性通气功能障碍,小气道陷闭,FeNO明显升高,外院诊断哮喘和过敏性鼻炎;长期吸入激素和长效支气管扩张剂未控制,目前处于重度持续状态。根据2011年我国难治性哮喘诊断与处理专家共识,难治性哮喘的诊断需满足以下标准:①符合我国哮喘的诊断标准;②排除患者治疗依从性不良,并排除诱发加重或使哮喘难以控制的因素;

③按照我国哮喘防治指南,采用4级治疗方案,即2种或2种以上控制性药物规范治疗和管理6个月以上,尚不能达到良好控制;符合以上3条标准可诊断为难治性哮喘。综合患者的临床特点可考虑难治性哮喘的诊断。

问题2:难治性哮喘的鉴别诊断与处理流程如何?

难治性哮喘在临床上需要与以下疾病相鉴别,如变应性支气管肺曲霉病(ABPA)、变应性肉芽肿性血管炎(CSS)等,哮喘仅是其系统性疾病的一个部分,对这部分患者吸入激素治疗难以奏效,需要全身激素治疗。另外,还有一些临床症状类似哮喘的疾病,如慢性阻塞性肺疾病(COPD)、支气管扩张症、慢性心功能不全、肺血栓栓塞症、囊性纤维化、声带功能障碍、α-抗胰蛋白酶缺乏症、复发性多软骨炎、气管异物和肿瘤以及OSAS等,临床上均可出现难以控制的气促或喘息,应仔细鉴别。为进一步明确诊断,我们完善了以下检查:

G试验(2017-03-13):<10pg/ml。

血IgE:279.2ng/ml。

血自身抗体系列、ANCA:均阴性。

变应原筛查(2017-03-13):大米:1+,大豆:1+,小麦:2+,鸡蛋:2+,牛奶:1+。

痰培养、真菌涂片(2017-03-11):均为阴性。

肺CT(2017-03-13):双肺多发渗出影,结节影和树芽征;广泛支气管壁增厚(图8-34-1)。

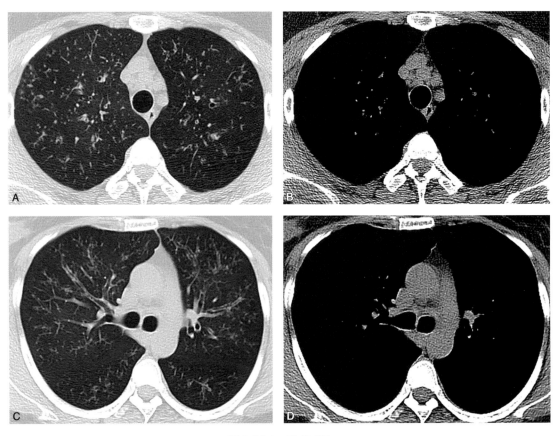

图8-34-1 胸部CT

A.双肺上叶弥漫性小结节影,伴树芽征,局部支气管扩张;B.纵隔窗未见明显异常;C.双肺多发磨玻璃影、结节影伴树芽征,支气管壁显著增厚伴扩张;D.纵隔窗未见明显异常

PET-CT(2017-03-15):①双肺弥漫性多发粟粒样结节伴FDG轻度增高,考虑为炎性病变,建议治疗后随访,余全身(包括脑)未见FDG代谢明显异常增高灶。②局部颅骨内板增厚,未见FDG代谢异常增高,考虑为良性建议随访。③双乳小叶增生。④肝脏脂肪浸润;肠炎。⑤子宫增大;双侧附件囊肿,建议妇科B超随访。⑥骨髓弥漫性FDG代谢轻度增高,考虑反应性改变,建议随访;颈、胸、腰椎体轻度骨质增生。

综合患者病情特点,需要与以哮喘为主要临床特征的两类疾病重点鉴别:

1. 变态反应性支气管肺曲霉菌病(ABPA) 常以反复哮喘发作为特征,伴咳嗽、咳痰,痰多为黏液脓性,有时伴血丝,可分离出棕黄色痰栓;常有低热,肺部可闻及哮鸣音或干湿性啰音;X线可见浸润性阴影,段性肺不张,牙膏征或指套征(支气管黏液栓塞);外周血嗜酸性粒细胞明显增多;曲霉变应原皮肤点刺试验阳性,血清IgE水平通常比正常人高2倍以上,曲霉特异性IgE阳性。结合患者临床特征,血IgE不高,且无ABPA特征性影像学表现,因此,不支持变态反应性支气管肺曲霉菌病诊断。

2. 嗜酸性肉芽肿性多血管炎(EGPA) 目前EGPA的诊断标准主要参考1990年美国风湿病学会提出的分类标准,包括临床表现、实验室检查、影像学检查及病理活检等。6条分类标准包括:①哮喘样症状(或喘息发作);②嗜酸性粒细胞增多($\geqslant 10\%$或绝对值$\geqslant 1.5 \times 10^9/L$);③单发或多发性神经病变;④非固定性肺浸润;⑤鼻窦炎;⑥血管外嗜酸性粒细胞浸润。符合4条或以上者可诊断EGPA。我国2018年专家共识特别提出,该标准中的第1条"哮喘"的真正含义是指哮喘样表现,包括喘息、咳嗽、胸闷及呼吸困难等。结合病史及辅助检查,患者符合哮喘样症状,嗜酸性粒细胞增多,非固定性肺浸润,鼻窦病变4项诊断标准,EGPA诊断成立。EGPA一旦确诊,需详细评估呼吸系统、肾、心脏、胃肠道和/或外周神经等多器官受累情况。全身PET/CT提示肺部结节影和肠炎,但是患者无消化道症状;尚未发现神经系统等其他系统受累情况。

【最终诊断】

嗜酸性肉芽肿性多血管炎

问题3:嗜酸性肉芽肿性多血管炎如何治疗?

EGPA的治疗取决于疾病的严重程度、受累的器官、病情是否活动等因素。参照最新全球专家共识,活动期全身型EGPA定义为新出现或复发或恶化的EGPA(不包括哮喘和/或耳鼻咽喉部表现),需要添加或增加激素用量和/或添加或更换其他免疫抑制剂。而参照我国支气管哮喘防治指南,活动期局限型EGPA的定义为喘息、咳嗽、胸闷等症状加重,并伴有呼气峰流速下降和/或外周血嗜酸性粒细胞升高。EGPA患者的预后与最初治疗方案相关。治疗方案包括:激素治疗(治疗EGPA的基础治疗,病情控制后可逐渐减量),激素联合免疫抑制剂治疗,靶向药物治疗(美泊利单抗等),其他吸入药物治疗(按照GINA4~5级的治疗方案),血浆置换、静脉丙种球蛋白治疗等。EGPA的预后取决于是否得到早期诊断和及时治疗。综合分析,患者属于活动期局限型EGPA,可单用全身激素治疗。

【治疗】

1. 甲泼尼龙40mg/d口服;
2. 布地奈德福莫特罗(160/4.5μg)1吸/次,2次/d,吸入;
3. 孟鲁司特钠10mg/d,睡前服;
4. 奥美拉唑40mg/d,口服;常规补钙。

【随访】

1. 1个月后门诊复诊患者咳嗽、胸闷症状明显好转。

2. 患者2018年1月2日复查肺部CT较前(2017年3月)肺部渗出性病灶有所吸收,双肺多发结节明显减少;残留局部支气管壁增厚(图8-34-2)。给予激素减量维持,每3~6个月门诊随访。

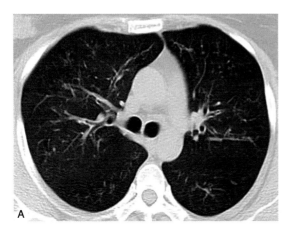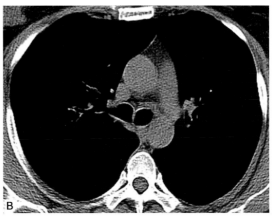

图8-34-2　患者长期口服激素并小剂量维持治疗,复查胸部CT

A.双肺渗出影、结节影和树芽征较前明显减少,仍残留有支气管壁增厚表现;B.纵隔窗未见明显异常

【病例点评】

1. 当支气管哮喘患者常规治疗后症状无法控制时,需要考虑难治性哮喘。难治性哮喘的原因包括以下几个方面:①在工作和生活环境中反复接触过敏源;②未规范或规律用药;③合并胃食管反流;④以哮喘为主要表现的其他疾病如:心源性哮喘、变应性支气管肺曲霉菌病和嗜酸性肉芽肿性多血管炎等。因此确诊难治性哮喘之前需行一系列鉴别诊断,最常需要鉴别的疾病为ABPA和EGPA。

2. EGPA的临床特征　平均发病年龄32岁,可用于鉴别嗜酸性肉芽肿性多血管炎的哮喘与普通人群的哮喘。肺是最常累及的器官,其次是皮肤。肺出血和肾小球肾炎发病率显著低于其他小血管炎。心脏是嗜酸性肉芽肿性多血管炎的主要靶器官,冠状动脉炎和心肌炎是患者致残和致死的主要原因。组织病理学可见坏死性小血管炎和嗜酸性粒细胞浸润型坏死性肉芽肿。EGPA临床分三期:前驱期可持续数年,可有过敏性鼻炎和哮喘;中期有显著的外周血嗜酸性粒细胞增高和嗜酸性粒细胞组织浸润;晚期是威胁生命的血管炎性期。

3. EGPA的影像学特点　最常见的肺部影像学表现包括双侧的、易变的、随机分布的非节段性实变影,实变区域易变,50%病变呈周围性分布,类似慢性嗜酸性粒细胞性肺炎或机化性肺炎。90%的患者高分辨CT可见双侧磨玻璃影或实变影,呈对称性分布,外周为主,少部分患者呈支气管周围分布或片状随机分布。另一个相对常见表现是大约50%的患者小叶间隔线清晰可见。小叶间隔增厚反映的是继发于心脏受损所致的小叶间隔水肿或小叶间隔嗜酸性粒细胞浸润。气道受累的表现包括小叶中央结节和树芽征,支气管扩张,支气管或细支气管壁的增厚。虽然上述表现常见于哮喘,但也常见于EGPA。嗜酸性粒细胞支气管壁浸润是导致管壁增厚的主要原因。心肌损害导致左心衰或嗜酸性粒细胞性胸膜炎,使得10%~50%的患者胸部 CT 可见单侧或双侧胸腔积液。其他少见的表现包括弥漫网状影或大小不等的结节影，很少发生空洞。

（章鹏　夏敬文　李圣青）

———————————— 【参考文献】 ————————————

[1] Global Initiative for Asthma Report. Global strategy for asthma management and prevention（updated 2018）［EB/OL］.［2019-10-21］. https://www. ginasthma. org.

[2] MOUTHON L,DUNOGUE B,GUILLEVIN L. Diagnosis and classification of eosinophilic granulomatosis with polyangiitis（formerly named Churg-Strauss syndrome）［J］. J Autoimmun,2014,49（2）:99-103.

[3] 中华医学会呼吸病学分会哮喘学组. 难治性哮喘诊断与处理专家共识［J］. 中华结核和呼吸杂志,2010,33（8）:572-577.

[4] 嗜酸性肉芽肿性多血管炎诊治规范多学科专家共识编写组. 嗜酸性肉芽肿性多血管炎诊治规范多学科专家共识［J］. 中华结核和呼吸杂志,2018,41（7）:514-521.

[5] 顾兴,张红军,刘伟,等. 变应性肉芽肿性血管炎一例及文献复习［J］. 中华肺部疾病杂志（电子版）,2017,10（2）:235-236.

[6] GROH M,PAGNOUX C,BALDINI C,et al. Eosinophilic granulomatosis with polyangiitis（Churg-Strauss）（EGPA）Consensus Task Force recommendations for evaluation and management［J］. Eur J Intern Med,2015,26（7）:545-553.

35　误诊为急性肺栓塞的大动脉炎

【病例简介】

患者男性,54 岁,主因"右侧偏瘫 5 周伴胸闷 20 余天"入院。患者 2016 年 12 月 12 日突发头晕、视物重影,活动后加重,3 天后出现四肢麻木不适。外院查头颅 MRI 发现"脑干梗死";头颅 CTA 检查示"左侧颈总动脉中段、双侧颈总动脉及颈内动脉交界处多发软斑块形成,管腔轻中度变窄,无名动脉瘤样扩张,管壁多发斑块及斑块内溃疡形成"。经外院治疗后症状改善出院,继续口服"阿司匹林、氯吡咯雷、瑞舒伐他汀"等。2017 年 2 月 1 日患者出现右侧肢体肌力下降,继而部分性失语、吞咽障碍,意识清楚。头颅 MRI 显示"右侧小脑半球、脑桥、右侧枕叶、颞叶皮层及额叶白质区多发急性梗死灶"。治疗过程中,患者出现反复发热,最高 39℃,反复左侧胸闷十余天,指脉氧饱和度 95% 以上,无胸痛、气促,可自行缓解。胸部 CT 显示"两肺炎症伴双侧胸腔积液";肺动脉 CTA 显示"双侧肺动脉主干末端充盈缺损,肺栓塞可能大";四肢血管 B 超未见明显的 DVT 或动脉血栓;易栓症全套阴性,ESR、CRP 显著升高。外院诊断"肺栓塞"并给予抗凝治疗半个月,无明显改善。为进一步诊治入住我院。

入院查体:T 37.1℃,P 98 次/min,R 18 次/min,BP 130/80mmHg。平车推入病房,精神欠佳,营养较差,部分性失语,偶有简单发音,回答切题,被动体位,查体合作。全身浅表淋巴结未触及肿大,口唇无发绀。留置鼻胃管。颈软,无抵抗,颈静脉无怒张,双肺呼吸音粗糙,可闻及湿性啰音。心率 98 次/min,律齐,各瓣膜听诊区未闻及病理性杂音。腹软无压痛,肝脾肋下未触及,肝、肾区无叩击痛,移动性浊音阴性。双下肢无水肿。右侧肢体肌力 0 级,左侧肢体肌力 4+级。右侧肱动脉搏动减弱。

既往史及个人史:吸烟史 8 年,平均 40 支/d;饮酒史 20 年,平均 200g/d,常饮白酒,患病以来已被动戒烟、戒酒。有高血压病史 9 年,血压最高达 140/90mmHg,平日服用非洛地平缓释片降压,血压控制良好。否认糖尿病史,否认手术史、外伤史、输血史,否认食物、药物过敏史。

辅助检查:肺动脉 CTA(2017-02-22,外院报告):双侧肺动脉主干末端显示不清,考虑肺栓塞可能大,请结合临床随访。附见胸腔积液,左下肺膨胀不全(图 8-35-1)。

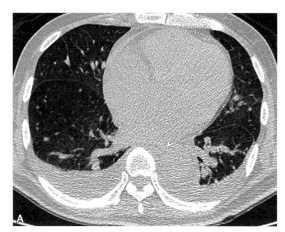
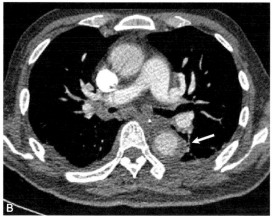

图 8-35-1　肺动脉 CTA
A.肺窗示双侧肺野清晰,心胸比例增大,双侧胸腔积液并左下肺膨胀不全;B.纵隔窗示胸主动脉管壁显著增厚,管腔不规则(白箭)

初步诊断:

1. 多发性脑梗死
2. 双侧肺炎伴胸腔积液
3. 急性肺栓塞

【病例解析】

问题 1:患者反复胸闷、低热的原因?

患者卧床时间较长,病程中曾有发热伴多痰,痰培养发现鲍曼不动杆菌,经抗感染治疗后,症状有所改善。2017 年 2 月 22 日肺动脉 CTA 肺窗示:双侧肺野清晰,心胸比例增大,双侧胸腔积液并左下肺膨胀不全;纵隔窗示胸主动脉管壁显著增厚,管腔不规则;近端肺血管未见明显充盈缺损,段以下肺血管显影欠佳。外院给予治疗剂量的低分子肝素抗凝,患者胸闷症状无明显改善。综上所述,患者肺栓塞可能性不大,有可能是系统性血管炎导致胸闷、低热与胸腔积液的表现。

肺部血管炎包括原发性与继发性两大类。继发性血管炎包括感染性疾病、结缔组织病、恶性肿瘤和过敏性疾病所致肺血管炎。原发性血管炎的分类通常根据受累血管的大小分为大血管炎、中血管炎和小血管炎。肺部血管受累常见于原发性大血管炎(大动脉炎和巨细胞动脉炎)和原发性抗中性粒细胞胞浆抗体(ANCA)相关性小血管炎(肉芽肿性多血管炎、显微镜下多血管炎和嗜酸性肉芽肿性多血管炎)。此患者胸主动脉受累,应考虑大血管炎可能。

大血管炎主要累及主动脉及其大的分支,如上肢动脉和头颈动脉。当有局部缺血症状与体征时应考虑大血管炎的可能。大血管炎的两大类型巨细胞动脉炎(GCA)与大动脉炎尽管组织病理学类似,但是两者的发病年龄、累及血管的范围和临床表现存在差异。大动脉炎主要累及主动脉及其主要分支,通常不影响颅动脉,可用于大动脉炎与 GCA 的临床鉴别。患者无颞部疼痛等症状,查体右侧肱动脉搏动减弱,右上肢血压较左侧下降约 10mmHg,因此临床考虑大动脉炎可能。大血管炎的正确诊断还须除外其他累及主动脉及其分支的疾病如动脉粥样硬化等。

问题 2:如何明确大动脉炎诊断?

大动脉炎的临床表现分为典型的两个阶段。早期为血管炎性期,通常表现为非特异性的全身症状,如低热、乏力、消瘦和易疲劳;晚期为血管闭塞期,最常见的症状为血管闭塞所致的脉搏减弱或消失以及双侧血压测量结果不一致,下肢通常表现为跛行。由于大动脉炎的临床表现和实验室检查都不具有特异性,因此正确诊断通常依赖影像学检查。CT 与 MR 检查可发现早期动脉管壁的增厚、管腔狭窄、动脉瘤样扩张和晚期纤维化阶段的动脉闭塞。50%~80%的大动脉炎累及肺动脉。最典型的影像学特征是肺动脉的狭窄和闭塞,主要累及段和亚段肺动脉,少部分累及叶或主肺动脉。为明确诊断补充以下检查:

实验室检查:ESR:29mm/h,CRP:132mg/L。

头颅 CTA:左侧颈总动脉中段、双侧颈总动脉及颈内动脉交界处多发软斑块形成,管腔轻中度变窄。

结合肺动脉 CTA 所见,右侧肱动脉搏动减弱,上肢血压较左侧下降,考虑为累及头臂动脉型、胸-腹主动脉型、肺动脉型的混合型大动脉炎。查阅文献,曾有以单侧胸腔积液为首发表现的大动脉炎病例报道,且肺动脉受累大动脉炎易误诊为肺栓塞。

至此患者诊断基本明确。

【最终诊断】

1. 大动脉炎(混合型)
2. 多发性脑梗死

【治疗】

在原有抗感染治疗的基础上给予:

1. 甲泼尼龙 40mg/d,静脉滴注。
2. 阿司匹林联合氯吡格雷抗血小板口服治疗。
3. 瑞舒伐他汀调脂、单硝酸异山梨酯扩冠、酒石酸美托洛尔片降低心肌氧耗、曲美他嗪改善心肌代谢。
4. 用药半个月后复查 ESR:5mm/h,CRP:24.4mg/L,均较前显著降低。患者胸闷症状改善,体温恢复正常,改为甲泼尼龙 40mg/d,口服,院外治疗。

【随访】

出院后 1 个月随访,胸闷、气短症状明显减轻,体温维持正常。2017 年 4 月 7 日复查肺动脉 CTA 示(图 8-35-2):主动脉弓及降主动脉管壁增厚,形态不规则,符合大动脉炎表现。与 2017 年 2 月 22 日肺动脉 CTA 比较,胸主动脉管壁已明显变薄。肺动脉部分分支远端充盈缺损。双侧胸腔积液已吸收。

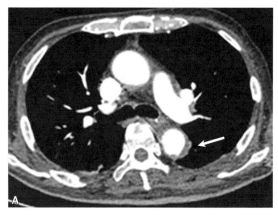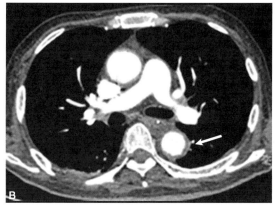

图 8-35-2 患者口服激素 1 个月余,复查肺动脉 CTA 示:胸主动脉管壁明显变薄,管腔仍然不规则(白箭)

【病例点评】

1. 患者脑梗后长期卧床,吸烟史 16 包年,高血压病史等是急性肺栓塞的高危因素。此类患者出现不明原因胸闷、气短需重点考虑肺栓塞可能。

2. 文献报道多发性大动脉炎以发热、乏力、头晕、头痛、间歇性跛行、血管杂音等起病多见,大动脉炎累及肺血管以呼吸困难起病相对少见。本例患者以多发脑梗起病,以胸闷、发热为主诉,长期卧床,临床上极易误诊为急性肺栓塞和肺部感染。给予抗感染和抗凝治疗患者症状无明显改善,复习肺动脉 CTA 示胸主动脉管壁显著增厚,管腔不规则;近端肺血管未见明显充盈缺损,段以下肺血管显影欠佳,考虑大血管炎累及肺动脉。进一步完善头颅 CTA:左侧颈总动脉中段、双侧颈总动脉及颈内动脉交界处多发软斑块形成,管腔轻中度变窄。结合肺动脉CTA 所见,右侧肱动脉搏动减弱,上肢血压较左侧下降,考虑为累及头臂动脉型、胸-腹主动脉型、肺动脉型的混合型大动脉炎。由于大动脉炎属于临床少见病,累及肺动脉者发病率更低,因此,我们在诊断肺栓塞给予抗凝治疗效果不佳时,应考虑大动脉炎累及肺动脉的可能性。

(夏敬文　李圣青)

【参考文献】

---

[1] MATSUMOTO A H,TEGTMEYER C J. Contemporary diagnostic approaches to acute pulmonary emboli[J]. Radiol Clin North Am,1995,33(1):167-183.

[2] PORCEL J M,MADRONERO A B,PARDINA M,et al. Analysis of pleural effusions in acute pulmonary embolism:Radiological and pleural fluid data from 230 patients[J]. Respirology,2007,12(2):234.

[3] PORCEL J M,LIGHT R W. Pleural effusions due to pulmonary embolism[J]. Current Opinion Pulmon Med,2008,14(4):337.

[4] 桂贤华,曹敏,刘寅,等. 以单侧胸腔积液为首发表现的多发性大动脉炎一例并文献复习[J]. 中华结核和呼吸杂志,2016,39(10):768-772.

[5] 窦静波,龚娟妮,马展鸿,等. 大动脉炎累及肺动脉的临床分析[J]. 中华结核和呼吸杂志,2016,39(8):603-607.

[6] 李彦,顾承东. 以呼吸困难起病的多发性大动脉炎 1 例[J]. 中日友好医院学报,2010,24(5):318.

误诊为哮喘的嗜酸性肉芽肿性多血管炎

【病例简介】

患者女性,51岁。主因"反复咳嗽、胸闷伴气喘4年,加重半月余"入院。患者于2014年受凉后出现咳嗽,药物治疗效果不佳;症状逐渐加重出现胸闷、气喘,活动后加重,无昼夜差异。当地医院诊断"支气管哮喘",予"布地奈德福莫特罗"吸入治疗,自诉症状可缓解。2015年11月30日再次因哮喘急性发作至当地医院住院治疗,查胸部CT提示"右肺中叶炎症伴局限性肺不张,两下肺炎性改变";支气管镜提示"右中叶肺不张,内膜结核待排";行支气管刷检及肺泡灌洗液查找抗酸杆菌均阴性,未见癌细胞;支气管黏膜病理报告慢性炎症。给予抗感染、止咳、化痰和解痉平喘治疗后复查肺CT报告"右肺中叶少许炎症,未见肺不张",予出院。出院后于上海某三甲医院就诊,再次行气管镜检查报告"右中叶及下叶开口略窄,黏膜粗糙,轻度肿胀,可见少量黏痰";病理示黏膜慢性炎伴平滑肌增生。因哮喘反复发作,于2015年12月29日入住南京某医院,查肺功能:"通气功能基本正常,弥散功能正常",FENO 54μg/L,诊断"支气管哮喘",予泼尼松25mg/d口服,出院后激素每周减5mg,泼尼松减至5mg/d时再次出现咳嗽、胸闷、气喘等不适主诉。2016年外院行全身PET/CT检查提示双下肺慢性炎症。2017年4月28日再次因急性发作至当地医院住院治疗。肺CT示"两肺炎症,右中叶局限性肺不张",经抗感染、抗炎、止咳化痰、解痉平喘治疗后症状缓解出院。现患者为行进一步诊治,以"哮喘? 右肺中叶不张"收住我院。病程中,患者偶有白痰,无发热、胸痛、咯血、乏力、盗汗等不适。患病以来精神好,胃纳可,睡眠好,大小便正常,体重无明显下降。

入院查体:T 37℃,P 80次/min,R 18次/min,BP 114/78mmHg。全身皮肤、黏膜无黄染,全身浅表淋巴结未触及肿大。口唇无发绀。气管居中,甲状腺无肿大。胸廓对称无畸形,胸骨无压痛;触觉语颤对称,未触及胸膜摩擦感;双肺叩诊呈清音;右肺可闻及散在哮鸣音,左肺未闻及干湿性啰音,未闻及胸膜摩擦音。心率80次/min,律齐;各瓣膜听诊区未闻及病理性杂音。腹平坦,腹软无压痛,无肌紧张及反跳痛;肝脾肋下未触及,肝肾区无叩击痛;肠鸣音4次/min。双下肢无水肿。肌力正常,肌张力正常,生理反射存在,病理反射未引出。

既往史及个人史:支气管哮喘病史4年余;鼻炎、鼻窦炎病史多年。否认高血压、糖尿病史;否认食物、药物和花粉过敏史;否认吸烟史。

初步诊断:
难治性哮喘

【病例解析】

问题1:患者难治性哮喘的原因是什么?

患者自2014年起确诊哮喘,期间采用吸入性激素和长效 β₂ 受体激动剂两种或者更多控制性药物,甚至口服激素6个月以上仍然不能达到良好的控制,故临床上考虑该患者为难治性哮喘。难治性哮喘的常见原因包括用药不规范,长期接触过敏源或过敏药物,肺部感染未控制,过敏性鼻炎未控制,胃食管反流,OSAHS,吸烟和心理因素等。为寻找哮喘未控制的原因,入院后进一步完善了以下检查:

血常规：白细胞：$7.2×10^9/L$，嗜酸性粒细胞：10.6%↑。嗜伊红细胞计数：$770×10^6/L$↑。

血免疫球蛋白 E：1 305.6ng/ml↑。吸入物/食入物变应原筛查：阴性。

尿常规：阴性。

肝肾功能、电解质：正常。

DIC：正常。

T-spot、G 试验、GM 试验、乳胶凝集试验：均阴性。

降钙素原、C 反应蛋白：均正常。

肿瘤标志物：均阴性。

抗核抗体谱：均阴性。

抗中性粒细胞胞浆抗体：均阴性。

胸部 CT（2018-06-20）：两肺少许炎症，较之前的肺部多发阴影明显消退（图 8-36-1），右肺上叶后段多发结节影。

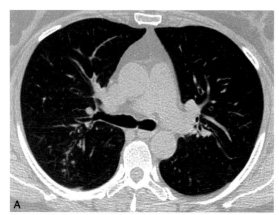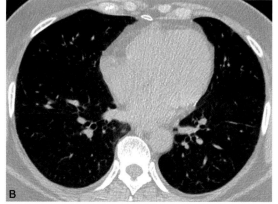

图 8-36-1　胸部 CT 扫描：右肺上叶后段沿支气管血管束分布大小不等的结节影（A）；双肺散在少许片状阴影（B）

问题 2：哮喘应考虑哪些鉴别诊断？

详细梳理和追问病史，结合上述检查结果，基本排除用药不规范，长期接触过敏源或过敏药物；无肺部感染证据；无胃食管反流，OSAHS，吸烟和心理因素等。因此，未发现明显诱因导致哮喘难以控制。综合分析患者病情有以下特点：①哮喘规范治疗仍然处于未控制；②未找到明确导致哮喘控制不佳的诱因；③化验检查提示嗜酸性粒细胞和 IgE 显著升高；④既往有鼻炎、鼻窦炎病史。综上，此例患者需要考虑哮喘的鉴别诊断。哮喘经规范治疗控制不佳时应与变应性支气管肺曲霉菌病（ABPA）、嗜酸性肉芽肿性多血管炎、充血性心力衰竭和上气道梗阻相鉴别。为明确鉴别诊断进一步完善以下检查：

曲霉菌特异性 IgE：正常。

心损四项：正常。

心脏超声检查：左室收缩功能正常；左室舒张功能正常。

支气管镜检查：声门闭合良好；气管和左主支气管及其分支管腔未见异常；右中叶及下叶开口略窄，黏膜粗糙。

BALF 送检病原学检查：阴性。

鼻窦 CT：双侧鼻窦炎，左侧筛窦内钙化灶，双侧鼻甲肥厚（图 8-36-2）。

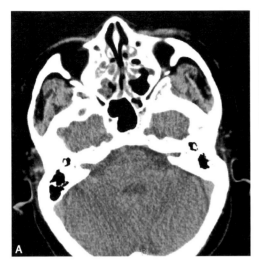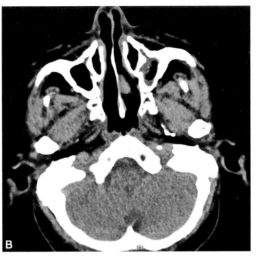

图 8-36-2　鼻窦 CT 扫描（2018-06-20）：筛窦黏膜广泛增厚，左侧筛窦内钙化灶（A）；双侧上颌窦炎，以左侧为著，鼻甲肥厚（B）

问题 3：患者最终诊断是什么？

综合患者病情特点，可临床诊断嗜酸性肉芽肿性多血管炎。按照 1990 年美国风湿免疫性疾病协会（ACR）的诊断标准：①哮喘；②外周血嗜酸性粒细胞增多，分类计数大于 $0.1 \times 10^9/L$；③多发性单神经病变；④鼻窦病变；⑤非固定性肺浸润；⑥组织活检证实血管外嗜酸性粒细胞增多。满足上述诊断标准的 4 条或以上即可诊断。该患者有明确的哮喘病史，外周血嗜酸性粒细胞增多，多次复查胸部 CT 提示游走性肺浸润影，鼻窦 CT 有双侧鼻窦炎症，按照 ACR 诊断标准，符合嗜酸性肉芽肿性多血管炎。

【最终诊断】

嗜酸性肉芽肿性多血管炎

问题 4：嗜酸性肉芽肿性多血管炎的治疗原则？

EGPA 的治疗以糖皮质激素为首选用药；免疫抑制剂可提高缓解率，协助糖皮质激素减量或者停药，降低复发率。

【治疗】

1. 甲泼尼龙 24mg/d，晨服；

2. 奥美拉唑肠溶胶囊，钙片口服。

【随访】

嘱患者 1 个月后随访，哮喘症状基本控制；口服甲泼尼龙 24mg/d，2 个月后逐渐减量，最终 4mg/d 维持 1 年。患者目前仍在门诊定期随访中。

【病例点评】

1. 嗜酸性肉芽肿性多血管炎的临床及病理特点　嗜酸性肉芽肿性多血管炎（eosinophilic granulomatosis with polyangiitis，EGPA），既往称 Churg-Strauss 综合征（CSS），是主要累及中、小动脉的系统性血管炎。EGPA 临床分三期。前驱期：可持续数年，病理表现为嗜酸性粒细胞和中性粒细胞在支气管壁浸润导致细支气管炎,嗜酸性粒细胞浸润小叶间隔导致小叶间隔增厚。临床表现为过敏性鼻炎和哮喘。中期:有显著的外周血嗜酸性粒细胞增高和嗜酸性粒细胞的组织浸润。晚期:是威胁生命的血管炎性期。病理表现为中等大小动脉、静脉和毛细血管可见明显的肉芽肿性坏死。常见血管外肉芽肿,血管壁纤维素样坏死和血管腔原位血栓形成。EGPA 常见多器官受累,包括肺、心脏、肝脏、脾、皮肤、周围神经、胃肠道和肾脏等。其中肺是最常累及器官,其次是皮肤。心脏也是 EGPA 的主要靶器官,冠状动脉炎和心肌炎是患者致残和致死的主要原因。EGPA 肺出血和肾小球肾炎发病率显著低于其他小血管炎。35%~70%的活动性 EGPA 患者血清 p-ANCA 阳性,因此 p-ANCA 阴性的患者不能除外 EGPA 的诊断。

2. 嗜酸性肉芽肿性多血管炎的肺部影像学特点　EGPA 前驱期胸部 HRCT 表现为边缘不清的肺小叶中央结节影,小叶间隔增厚;弥漫性支气管壁增厚,部分区域有树芽征。EGPA 中期和血管炎期表现为肺部边界不清的磨玻璃影,实变影;病灶沿支气管血管束分布,支气管腔通畅。此时,临床易误诊为感染性疾病或肺部恶性肿瘤。哮喘经规范治疗仍然控制不佳,嗜酸性粒细胞升高,且出现肺部游走性浸润影时,应考虑 EGPA 诊断。

(周福生　张有志　李圣青)

───────────── 【参考文献】 ─────────────

[1] GROH M, PAGNOUX C, BALDINI C, et al. Eosinophilic granulomatosis with polyangiitis (Churg-Strauss)(EGPA) Consensus Task Force recommendations for evaluation and management[J]. Eur J Intern Med, 2015, 26(7):545-553.

[2] CHURG J, STRAUSS L. Allergic granulomatosis, allergic angiitis, and periarteritis nodosa[J]. Am J Pathol, 1951, 27(2):277-301.

[3] KEOGH K A, SPECKS U. Churg-Strauss syndrome:clinical presentation, antineutrophil cytoplasmic antibodies, and leukotriene receptor antagonists[J]. Am J Med, 2003, 115(4):284-290.

37 以主气道狭窄为主要表现的肉芽肿性多血管炎

【病例简介】

患者女性,54 岁。主因"反复喘憋伴咳嗽 3 个月余,加重 1 周"于 2019 年 4 月 15 日入住我科。3 个月前无明显诱因开始出现喘憋、气短,多于剧烈活动后出现。伴咳嗽、咳少量白稀痰。无发热、鼻塞、流涕、咯血、胸痛、皮疹、口腔溃疡等不适。2019 年 2 月 20 日于当地医院就诊,行胸部 CT 示报告"气管壁不均匀增厚"。外院给予头孢类药物治疗 6 天后自觉症状稍缓解。2019 年 4 月初,再次出现活动后喘憋,症状较前类似。2019 年 4 月 7 日至我科门诊,行肺功能检查示:吸入沙丁胺醇 400μg 20 分钟后,FEV$_1$:1.16L,FEV$_1$/pre:62.9%,FEV$_1$/FVC:60.02%,PEF/pre:29.3%,MEF 75/pre:22.7%,MEF 50/pre:34.8%,提示中度阻塞性通气功能障碍。支气管舒张试验:阴性。进一步行胸部 CT 增强+气道三维重建:气管壁环形增厚伴轻度强化,管腔狭窄。门诊遂以"主气道狭窄"收入院。患病以来,精神可,胃纳佳,睡眠正常,二便正常,近期无明显体重下降。

入院查体：T 36.8℃，P 80 次/min，R 20 次/min，BP 108/74mmHg。神清，精神可，步入病房。全身浅表淋巴结未触及肿大。皮肤、黏膜未见出血点及皮疹。无耳郭畸形。无鼻部畸形，未见鼻腔分泌物。未见口腔溃疡。气管居中，颈静脉无怒张，甲状腺无肿大。胸廓对称无畸形。双侧呼吸动度对称，无胸膜摩擦感，双侧语音震颤对称，双肺叩诊呈清音。胸骨上凹处可闻及鼾音。双肺未闻及干、湿性啰音。心率 80 次/min，律齐，各瓣膜听诊区未闻及病理性杂音。腹部平软无压痛，肝脾肋下未及，肝肾区无叩击痛。双下肢无水肿。四肢肌力正常，生理反射存在，病理反射未引出。

既往史及个人史：无特殊。

辅助检查：

肺功能 F-V 曲线环（2019-04-07）：吸气相及呼气相双相平台样改变，提示存在主气道狭窄（图 8-37-1）。

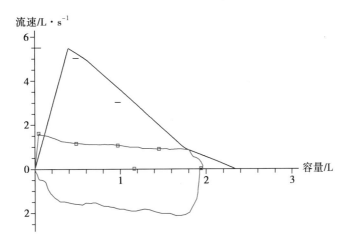

图 8-37-1 肺功能 F-V 曲线环示吸气相及呼气相双相平台样改变

胸部 CT 增强+气道三维重建（2019-04-07）：气管壁环形增厚伴轻度强化，管腔重度狭窄（图 8-37-2）。

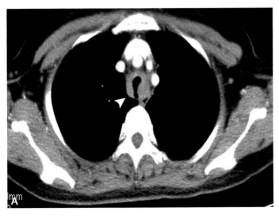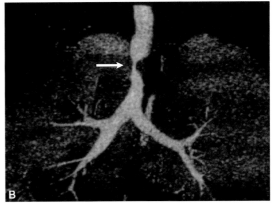

图 8-37-2 胸部 CT 增强+气道三维重建

A.胸部 CT 增强示气管中段管壁环形增厚伴轻度强化（箭头）；B.气道三维重建示气管管腔呈裂隙样狭窄（白箭）

初步诊断：

气管狭窄：原因待查？

【病例解析】

问题1：患者气管狭窄需要考虑哪些可能疾病？

患者系中年女性，慢性病程。以"反复喘憋伴咳嗽"为主要症状，肺功能检查提示中度阻塞性通气功能障碍。流速-容量（F-V）曲线环呈吸气相及呼气相双相平台样改变，提示存在主气道固定狭窄。胸部CT增强+气道三维重建示：气管壁均匀增厚，伴管腔裂隙样狭窄。气管狭窄需考虑以下疾病：①气道良恶性肿瘤：如气管原发、肺部或转移性恶性肿瘤、纤维瘤、血管瘤及错构瘤等。需气管狭窄部位活检组织送病理检查以明确诊断。②感染性疾病：常见累及气道的感染性疾病为气管、支气管结核，其次为真菌感染（支气管肺曲霉菌病、组织胞浆菌以及酵母菌等）。此外，鼻硬结病及梅毒也可累及主气道，导致气道狭窄。患者目前无感染相关依据，需进一步完善病原学相关检查，明确是否存在感染。③风湿结缔组织疾病：如肉芽肿性多血管炎（granulomatous with polyangiitis，GPA）、结节病、白塞病以及复发性多软骨炎等可累及气道。需积极完善风湿免疫相关指标，寻找是否存在其他系统受累的依据并明确病理诊断。④其他：少见的气道疾病，如淀粉样变、纤维硬化性纵隔炎以及特发性气道狭窄等。为明确诊断，需进一步完善肿瘤标记物、风湿免疫相关指标、感染相关血清学指标、病原学检测以及气管镜检查等。

辅助检查（2019-08-10）：

血常规：白细胞：5.11×10⁹/L，血红蛋白：125g/L，中性粒细胞：53.6%，淋巴细胞：24.3%，单核细胞：9.2%，嗜酸性粒细胞：4.0%。

ANA（胞质网状/线粒体型）：滴度1：1 000阳性。

血沉：29mm/h（正常范围≤20mm/h）。

尿、粪常规、肝、肾功能、ANA、ENA、dsDNA、MPO-ANCA、PR3-ANCA、RF、CRP及肿瘤标志物全套：均在正常范围。

G试验、隐球菌荚膜抗原检测、半乳甘露聚糖检测及T-SPOT：均阴性。

鼻窦CT（图8-37-3）：双侧上颌窦局部黏膜增厚，考虑鼻窦炎。

电子支气管镜及超声支气管镜检查（图8-37-4）：气管中段外压性狭窄70%~80%，距声门约7cm，黏膜表面光滑，伴充血，未见出血。左右主支气管及各级支气管镜下未见明显异常。超声支气管镜于病变处可探及不规则低回声

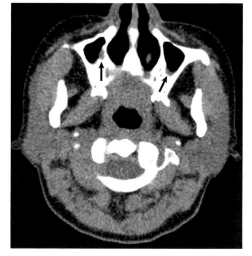

图8-37-3　鼻窦CT示：双侧上颌窦局部黏膜增厚（黑箭）

区。病变处行针吸活检，完善病原学涂片及培养、特殊染色及病理等检查。

活检组织病原学涂片+培养：均阴性。

病理结果（图8-37-5）：穿刺组织可见慢性肉芽肿性炎症，纤维素性渗出及坏死。未见明显核异型上皮成分。免疫组化结果：CK（+），VIM（-），CgA（-），Syn（-），TTF-1（-），WT-1（-），LCA（-），P63（-），Napsin A（-），P40（-）。特殊染色结果：抗酸（-），PAS（-），银染（-）。

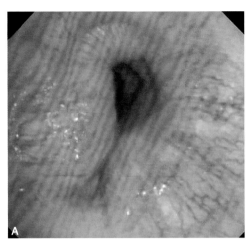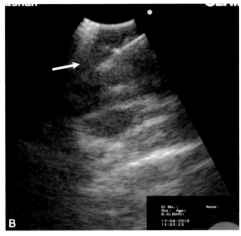

图 8-37-4 电子支气管镜及超声支气管镜检查

A.电子支气管镜示气管中段外压性狭窄 70%~80%,距声门约 7cm,黏膜表面光滑,伴充血;B.支气管镜超声于病变处可探及不规则低回声区(白箭)

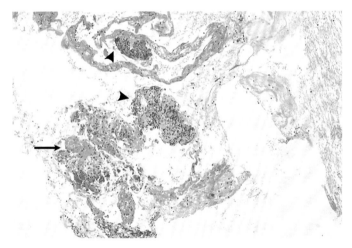

图 8-37-5 活检组织内可见(HE,×100):慢性肉芽肿性炎症
(箭头),纤维素性渗出及坏死(黑箭)

问题 2:患者为感染性肉芽肿性疾病吗?

综合分析上述检查结果,患者病情有以下特点:以反复憋喘为主诉;胸部 CT 增强提示病变累及包括气道软骨的气管壁全层,气管壁呈弥漫性增厚从而导致管腔严重狭窄。鼻窦 CT:上颌窦炎症。支气管镜检查提示病灶表面光滑,活检组织病原学检查阴性,病理示:慢性肉芽肿性炎症,纤维素性渗出及坏死。累及气道的肉芽肿性炎症主要见于以下疾病:①感染性肉芽肿性疾病:结核、真菌等感染;②非感染性肉芽肿性疾病:结节病、肉芽肿性多血管炎及嗜酸性肉芽肿性多血管炎等。

感染性肉芽肿性疾病常见结核分枝杆菌及真菌感染累及气道,可表现为气道狭窄,结核感染病理特征性表现为肉芽肿伴干酪样坏死;真菌感染病理特征性表现为肉芽肿伴以中性粒细胞/嗜酸性粒细胞浸润为主的组织坏死。患者无发热、咳痰等感染相关症状,血清学 G 实验、GM 实验及 T-SPOT 检查均阴性。穿刺组织病原学涂片及培养阴性;组织切片特染,包括 PAS 染色,抗酸染色以及银染:均阴性。综上该患者感染依据不足,暂不考虑感染性肉芽肿。

问题 3：患者为非感染性肉芽肿性疾病吗？

结节病可累及气道,肉芽肿性结节样病变多沿纵隔和双侧肺门、中央间质、小叶间隔和胸膜等淋巴道分布;可存在皮肤、眼、神经和心脏等多系统累及。此例患者未见肺部淋巴系统累及现象,因此结节病可能性不大。嗜酸性肉芽肿性多血管炎也以憋喘为主要临床症状,但是以外周细支气管嗜酸性粒细胞浸润和小血管炎为主要病理特点,较少累及主气道和气管,外周血嗜酸性粒细胞显著增高,患者无上述特征性改变,故排除该疾病。

肉芽肿性多血管炎(GPA):以上下呼吸道和肾脏最常累及;病理特征为累及中小血管的坏死性肉芽肿性炎。该患者以气管病变引起气道狭窄为主要表现,鼻窦 CT 提示双侧上颌窦炎。病灶组织活检病理示:肉芽肿性炎症伴坏死。因患者血清学检测 ANCA 阴性,无肾脏累及,考虑为罕见的 ANCA 阴性无肾脏累及的 GPA。依据 2017 年 EULAR/ACR 发表的 ANCA 相关性血管炎分类标准(草案),根据相关临床标准及实验室检查评分,10 项评分总和≥5 分的患者可诊断为 GPA。该患者总评分为 6 分[气道软骨受累(2 分),病理见肉芽肿性炎症病变(2 分),双侧上颌窦炎(2 分)],依据上述标准,此例患者最终诊断为 GPA。

【最终诊断】

肉芽肿性多血管炎

【治疗】

该患者以气道累及为主,无其他重要脏器系统损害。故单用糖皮质激素治疗,不考虑联合免疫抑制剂,具体方案如下:

1. 甲泼尼龙片 24mg/d,口服;
2. 奥美拉唑肠溶胶囊 20mg/d,口服;
3. 碳酸钙片 0.75g/d,口服。

【随访】

患者院外口服激素 1 个月,自觉喘憋症状明显改善。2019 年 5 月 18 日复查肺功能示:通气功能障碍明显好转(图 8-37-6)。复查胸部 CT 增强+气道三维重建示:气道狭窄明显好转(图 8-37-7)。患者目前逐渐减量口服甲泼尼龙片,门诊定期随访。

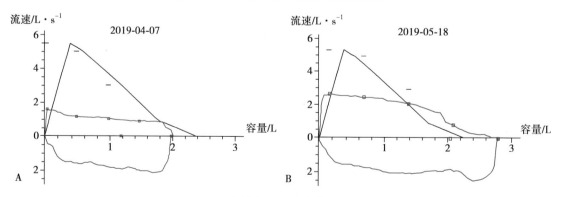

图 8-37-6　肺功能

A.治疗前肺功能:FEV_1:1.16L,PEF:1.6L/s,MEF 75:1.14/s,MEF 50:1.05L/s;B.治疗 1 个月后复查示通气功能明显改善,FEV_1:2.07L,PEF:2.73L/s,MEF 75:2.52L/s,MEF 50:2.10L/s

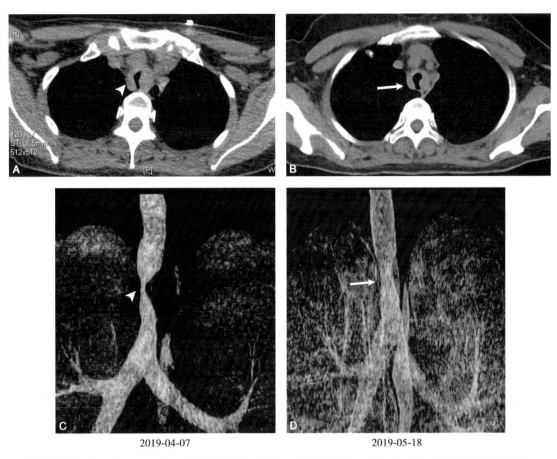

2019-04-07　　　　　　　　　　2019-05-18

图 8-37-7　治疗 1 个月后复查胸部 CT 增强+气道三维重建示：治疗后（白箭）主气道狭窄较治疗前（箭头）明显好转

【病例点评】

1. 上气道狭窄的肺功能特点　上气道指声门至隆突之间的气道。F-V 曲线环呈吸气相平台样改变提示胸腔以外的上气道可变性狭窄，呼气相平台样改变提示胸腔以内的上气道可变性狭窄，吸气相及呼气相双相平台样改变提示上气道固定狭窄。此例患者肺功能 F-V 曲线环呈双相平台样改变，提示上气道固定狭窄。治疗期间随访肺功能可用于疗效评估。

2. 气道狭窄的影像学评估与支气管镜取材　颈胸部 CT 是目前评估气道狭窄最准确的无创性检查方法。临床常用增强 CT+气道三维重建技术，用于评估气道狭窄程度，病变的长度和范围，病变与周围组织的关系以及血供情况。为下一步选择何种有创内镜检查方法提供依据。支气管镜检查可直观评估病变的部位，狭窄的长度及直径。超声支气管镜（EBUS）可识别是否存在气管软骨、软骨外病变及气管软骨受累程度和范围，并通过评估病灶血流情况降低活检导致的出血风险。气道严重狭窄时进行支气管镜检查可能加重已有狭窄，应做好气道介入治疗和紧急救治的准备。对于特别严重的患者，建议全麻下建立人工气道后进行支气管镜检查和介入治疗。

3. 肉芽肿性多血管炎的气管、支气管病变　支气管的异常主要是段和亚段支气管壁的增厚，见于 40%~70% 的患者。支气管扩张相对少见，发生率 10%~20%。大气道的累及可以是局灶性或弥漫性。炎症引起气管壁同心圆式增厚所致管腔狭窄见于 15% 的患者。声门下气管最常累及,也可累及声带、远端气管和近端主支气管。支气管壁病变可导致气道阻塞和肺不张。ANCA 阳性 GPA 合并上下呼吸道和肾脏损害时,临床易于诊断;ANCA 阴性肉芽肿性多血管炎是临床诊断的难点。临床约 20% 的 GPA 患者 ANCA 检查阴性。对于 ANCA 阴性且临床表现不具特征性的患者,应积极行病理检查和多系统评估,以免漏诊和误诊。

（张秀娟　李圣青）

———————————————————————— 【参考文献】 ————————————————————————

[1] POLYCHRONOPOULOS V S,PRAKASH U B,GOLBIN J M,et al. Airway Involvement in Wegener's Granulomatosis[J]. Rheum Dis Clin N Am,2007,33:755-775.

[2] 中华医学会呼吸病学分会. 良性中心气道狭窄经支气管镜介入诊治专家共识[J]. 中华结核和呼吸杂志,2017,40:408-418.

[3] PETERS J E,SALAMA A D,IND P W. Wegener's granulomatosis presenting as acute systemic vasculitis following 20 years of limited tracheobronchial disease[J]. J Laryngol Otol,2009,123:1375-1377.

第九章　呼吸危重症

38　免疫缺陷继发多种病原体混合感染的重症肺炎

【病例简介】

患者男性,52岁。主因"发热、咳嗽、咳痰1周"入院。患者于2017年7月30日无明显诱因出现晨起发热、乏力,体温37.8℃;偶伴咳嗽、咳白痰;无寒战、头晕、头痛;每天11时后体温可自行下降至正常。2017年8月2日就诊于我院门诊,查体温37.6℃,血常规示:白细胞:$10.74×10^9$/L,中性粒细胞:90.8%,血沉:37mm/h,C反应蛋白:35.60mg/L。门诊以肺部感染收入院。患病以来精神委靡,胃纳差,睡眠可,大小便正常,无明显体重下降。

入院查体: T 37.6℃,P 98次/min,R 18次/min,BP 104/60mmHg。神清,步入病房,查体合作。全身皮肤无溃烂,浅表淋巴结无肿大。巩膜无黄染。口唇无发绀,咽部无充血水肿,扁桃体无肿大。胸廓对称无畸形,胸骨无压痛;触觉语颤对称,未触及胸膜摩擦感;双肺叩诊呈清音;双肺呼吸音粗糙,可闻及少量干、湿性啰音,双下肺呼吸音低,未闻及胸膜摩擦音。心率98次/min,律齐,各瓣膜听诊区未闻及杂音;腹软,全腹无压痛,无肌紧张及反跳痛,肝脾肋下未触及,肝肾区无叩击痛,肠鸣音2次/min。关节无红肿,无杵状指(趾),双下肢无水肿。肌力、肌张力正常,生理反射存在,病理反射未引出。

既往史及个人史: 冠心病心脏支架植入术后6年余,未服用药物。2017年4月在我院诊断"肺结节病",口服甲泼尼龙及硫唑嘌呤治疗至今已4个月余。吸烟20包年,戒烟2年余。否认疫水接触史,否认食物、药物过敏史,否认冶游史。

初步诊断:

1. 肺部感染
2. 肺结节病Ⅲ期

【病例解析】

问题1:如何明确肺部感染的诊断?

患者原有结节病史,长期口服激素与免疫抑制剂治疗。此次发病无明确诱因出现发热、咳嗽、咳痰1周,门诊化验提示感染血象,血沉和CRP均显著升高,综合病情特点,考虑肺部感染可能性大。入院后为明确诊断即刻完善以下检查。

辅助检查:

血常规(2017-08-04):白细胞:$10.74×10^9$/L,中性粒细胞:90.8%。

血沉:37mm/h。

C 反应蛋白:35.60mg/L。

降钙素原:0.92ng/ml。

T-SPOT 和呼吸道病原体 IgM 抗体九联检测:均阴性。

自身抗体系列:抗核抗体,ENA 抗体谱,抗中性粒细胞胞浆抗体均为阴性。

动脉血气分析:pH:7.457,二氧化碳分压:4.03kPa,氧分压:6.54kPa,氧饱和度:86.8%。提示重度低氧血症。

胸部 CT 平扫(2017-08-07,图 9-38-1A):两肺弥漫性磨玻璃影,以双肺上叶明显;双侧胸膜局限性增厚和胸膜下结节影,双侧胸腔积液。

胸腔积液检查(2017-08-10):胸腔积液常规提示渗出液;胸腔积液细菌涂片和培养均阴性;胸腔积液病理细胞学未见恶性肿瘤细胞。

根据 2016 年中国成人社区获得性肺炎(CAP)诊断和治疗指南:

1. 社区发病。

2. 肺炎相关临床表现 ①新近出现的咳嗽、咳痰或原有呼吸道疾病症状加重,伴或不伴脓痰/胸痛/呼吸困难/咯血;②发热;③肺实变体征和/或闻及湿性啰音;④外周血白细胞>10×10⁹/L 或<4×10⁹/L,伴或不伴细胞核左移。

3. 胸部影像学检查显示新出现的斑片状浸润影、叶/段实变影、磨玻璃影或间质性改变,伴或不伴胸腔积液。

符合 1、3 及 2 中任何 1 项,并除外肺结核、肺部肿瘤、非感染性肺间质性疾病、肺水肿、肺不张、肺栓塞、肺嗜酸性粒细胞浸润症及肺血管炎后,可建立临床诊断。

本例患者为社区发病,具有发热、咳嗽等临床症状,外周血白细胞>10×10⁹/L,胸部 CT 提示新出现浸润影、磨玻璃影或间质性等改变(图 9-38-1A)。PCT、血沉、CRP 均有增高,社区获得性肺炎诊断明确。由于患者长期口服激素与免疫抑制剂治疗,结合胸部 CT 影像学特点,考虑免疫抑制所致机会致病菌感染可能性大。因此,初始治疗经验性抗感染药物的合理选择和尽快明确病原学诊断是患者成功治疗的关键。

问题 2:初始治疗如何合理选用经验性抗感染药物?

CAP 致病原组成和耐药特性在不同国家、地区之间存在明显差异。目前肺炎支原体和肺炎链球菌是我国成人 CAP 的主要致病原。我国肺炎链球菌对大环内酯类药物的耐药率为63.2%~75.4%。对口服青霉素、二代头孢菌素、注射用青霉素和三代头孢菌素的耐药率分别为:24.5%~36.5%、39.9%~50.7%、1.9% 和 13.4%。肺炎支原体对大环内酯类药物的耐药率超过 70%,但仍对喹诺酮类等抗菌药物敏感。此例患者有基础疾病肺结节病,长时间服用激素和硫唑嘌呤治疗,在免疫受损条件下,产 ESBL 肠杆菌、真菌和巨细胞病毒感染的可能性较大。综合我国 CAP 的病原学特点和该患者的临床特征,我们经验性予以左氧氟沙星联合美罗培南抗感染治疗,激素减量并停用硫唑嘌呤治疗;同时,采用多种方法积极明确患者的病原学诊断。

电子支气管镜检查:BALF 常规送检未见明显异常,病原学涂片阴性。

BALF 送检 mNGS 检测:提示可能致病菌:嗜麦芽寡养单胞菌。该菌为 G⁻ 杆菌,是条件致病菌,多发生于有严重基础疾病患者。鉴于目前抗感染方案可覆盖该致病菌,抗生素用药方案未调整。

患者抗感染治疗 1 周后,仍有高热,体温最高可达 40℃,一般状况明显恶化,并出现气喘等临床表现;血气分析提示重度低氧血症。综合疗效分析提示初始经验性抗感染治疗失败。

问题3:该患者肺部感染治疗效果不佳,原因是什么? 应采取哪些针对性措施?

经多学科讨论(MDT)一致认为该患者肺部感染初始治疗失败。根据我国2016版CAP指南定义:初始治疗后患者症状无改善,需要更换抗感染药物,或初始治疗一度改善又恶化,病情进展,认为初始治疗失败。究其原因,主要为以下几点:第一,是否为诊断错误。前已述及,该患者肺部感染诊断明确。第二,病原体为耐药菌或现用抗感染药物未覆盖致病菌。第三,存在其他导致病情进展的合并症。此患者基础疾病为结节病,目前仍然口服甲泼尼龙治疗中,且胸部CT影像学不符合肺结节病进展表现。综合分析,应考虑特殊病原菌感染,现用抗感染药物未能覆盖。因此,我们再次行气管镜灌洗,BALF送检mNGS。

mNGS报告:烟曲霉和巨细胞病毒(CMV)阳性。

根据mNGS结果立即调整抗感染治疗方案:保留对初次检测出的嗜麦芽寡养单胞菌有效的抗生素左氧氟沙星,停用美罗培南,增加更昔洛韦抗病毒和伏立康唑治疗曲霉菌。为防止感染加重,甲泼尼龙逐渐减量。

在此三药联合的基础上,患者体温曾有短暂的下降趋势,然而1周后再次出现高热,最高达39.0℃,气促明显。2017年8月21日复查肺CT示双肺弥漫性磨玻璃样改变,较前明显加重(图9-38-1B)。血气分析pH:7.457,二氧化碳分压:4.03kPa,氧分压:6.54kPa,氧饱和度:86.8%,患者已出现Ⅰ型呼吸衰竭。至此,患者病情仍在不断进展中。

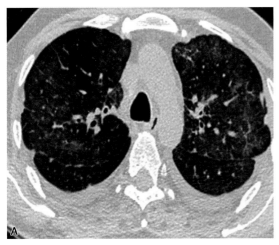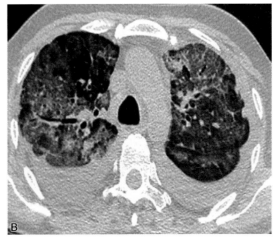

图9-38-1 胸部CT平扫

A. 双肺上叶弥漫性磨玻璃影,双侧胸膜局限性增厚和胸膜下结节影,双侧少量胸腔积液(2017-08-07);B. 经左氧氟沙星、更昔洛韦和伏立康治疗1周,双肺弥漫性磨玻璃样改变,部分实变,双侧胸腔积液(2017-08-21)

问题4:该患者病情进展原因仍是没有覆盖致病菌吗?

患者肺部感染诊断明确,多次予以针对性的强力、联合抗感染治疗。然而,无论是临床症状,还是肺部CT影像学上都明确提示肺部感染进展状态。鉴于该患者本次入院已行两次支气管镜检查,且目前病情危重难以耐受再次有创检查。为此,我们复习患者既往疾病资料,仔细阅读肺CT表现,总结患者病情特点如下:①患者肺部感染诊断明确,病情进展原因考虑目前使用药物没有覆盖致病原。②免疫受损患者,除细菌、曲霉菌、巨细胞病毒等病原体感染外,还可能有放线菌、肺结核、非结核分枝杆菌和肺孢子菌等感染的可能,需要临床进一步排查。

③患者肺 CT 特点:双肺快速进展的弥漫性磨玻璃样改变,同时合并有网状改变、补丁样磨玻璃斑片影、多发肺气囊(图 9-38-1B),这些征象高度提示肺孢子菌肺炎(PCP)。值得疑问的是,如果存在 PCP,为何 BALF 送检 mNGS 未见此菌?为此我们联系检测公司了解肺孢子菌检测情况,获悉在当时国内病原 NGS 数据库尚无该菌。即刻对原 mNGS 检测结果进行 PCP 序列比对分析,明确肺孢子菌诊断。

【最终诊断】

1. 重症肺炎(嗜麦芽窄食单胞菌、巨细胞病毒、烟曲霉、肺孢子菌肺部感染),Ⅰ型呼吸衰竭
2. 肺结节病Ⅲ期

【治疗】

在原有药物基础上,加用复方磺胺甲噁唑针对 PCP,伏立康唑改用 PCP 更加敏感的卡铂芬净,兼顾曲霉菌和肺孢子菌;同时静脉使用甲泼尼龙促进肺部病灶吸收;加强营养支持、无创辅助通气。患者体温逐渐恢复正常,咳嗽、气喘等症状明显缓解。2017 年 9 月 25 日复查肺 CT 示双肺弥漫性改变逐渐吸收(图 9-38-2A)。

【随访】

患者出院后继续口服左氧氟沙星、伏立康唑和复方磺胺甲噁唑抗感染治疗;甲泼尼龙 20mg/d,口服治疗结节病。2018 年 1 月 17 日复查肺 CT 示双肺弥漫性改变基本吸收消散(图 9-38-2B)。

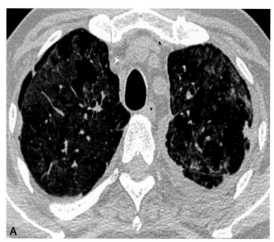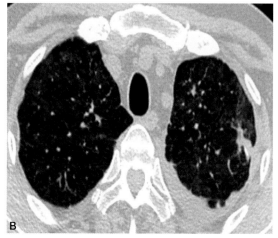

图 9-38-2　患者联用抗肺孢子菌药物后病情好转,病灶逐渐吸收
A. 复方磺胺甲噁唑、卡泊芬净、左氧氟沙星和甲泼尼龙治疗半个月,复查胸部 CT 示双肺弥漫性磨玻璃样改变,胸膜下结节影,双侧胸腔积液较 2017 年 8 月 21 日显著改善;B. 口服复方磺胺甲噁唑、伏立康唑、左氧氟沙星和甲泼尼龙治疗 3 个月后复查胸部 CT 示左上肺胸膜下结节、条索影,双侧少量胸腔积液,提示病灶基本吸收消散

【病例点评】

1. **继发性免疫缺陷患者肺部感染的常见致病菌**　免疫缺陷分为原发性免疫缺陷和获得性免疫缺陷两大类。原发性免疫缺陷是免疫系统先天性发育不全所致。继发性免疫缺陷除人类免疫缺陷病毒(HIV)感染所致的 AIDS 外,常见于营养不良、肿瘤、器官移植、长期口服激素

和免疫抑制剂等患者。继发性免疫缺陷患者的肺部机会性感染病原体主要有非发酵菌、疱疹病毒科的巨细胞病毒、结核与非结核分枝杆菌、真菌（常见曲霉菌、肺孢子菌）和弓形虫等。本例患者初诊为肺结节病，长期口服糖皮质激素和硫唑嘌呤，因此该患者属于继发性免疫缺陷。经过常规病原学检测手段和 mNGS 检测最终确诊患者为多种病原菌导致的重症肺炎，致病菌包括：嗜麦芽窄食单胞菌、巨细胞病毒、烟曲霉、肺孢子菌，几乎涵盖了继发性免疫缺陷患者所有常见致病菌。此例患者的临床经过提示我们对于长期口服激素和免疫抑制剂的继发性免疫缺陷患者，初始抗感染治疗应强力和广覆盖，尤其注意覆盖肺孢子菌感染。

2. PCP 肺炎的发病机制与影像学特点　PCP 的发病机制及病理基础是卡氏肺孢子菌的滋养体破坏Ⅰ型肺泡上皮细胞膜，使细胞坏死及毛细血管通透性增加，肺泡内充盈含有滋养体的嗜酸性渗出物、纤维蛋白和脱落的上皮细胞。同时Ⅱ型肺泡上皮细胞增殖，修复受损的肺泡毛细血管膜，肺间质内巨噬细胞、浆细胞和淋巴细胞增殖导致间质改变。PCP 的影像学表现为：实变及磨玻璃影、小叶间隔增厚、支气管血管束周围间质增厚、小叶内间质增生、胸膜下间质增生、牵拉性支气管扩张、肺气囊、马赛克表现、碎石路征和纵隔淋巴结增大等。此例患者胸部 CT 影像学表现为对称性双上肺始发的弥漫性磨玻璃影，小叶间隔增厚、支气管血管束周围间质增厚、小叶内间质增生，且有肺气囊、补丁样磨玻璃改变等较为特征性病变。因此，我们临床疑诊 PCP，并最终通过 mNGS 检测确诊。综上所述，继发性免疫缺陷患者近期出现肺部感染，HRCT 扫描出现上述间质性改变、对称性磨玻璃影、新发肺气囊及马赛克表现时应高度警惕 PCP。早期诊断可显著改善患者预后。

（张有志　李圣青）

───────── 【参考文献】 ─────────

［1］PECKHAM D，ELLIOTT M W. Pulmonary infiltrates in the immunocompromised：diagnosis management［J］. Thorax，2002，57（Suppl 2）：II3-II7.

［2］LANGELIER C，KALANTAR K L，MOAZED F，et al. Integrating host response and unbiased microbe detection for lower respiratory tract infection diagnosis in critically ill adults［J］. Proc Natl Acad Sci USA，2018，115（52）：E12353-E12362.

［3］张艳，陈平. 继发性免疫缺陷患者肺部机会性感染的诊治及其预防［J］. 临床内科杂志，2009，26（4）：221-223.

［4］杨诚，蒋瑾，路涛. 卡氏肺孢子菌肺炎的高分辨 CT 表现［J］. 实用医院临床杂志，2016，13（1）：44-45.

39　变应性支气管肺曲霉菌病继发脓毒性休克

【病例简介】

患者男性，21 岁，自由职业，因"反复胸闷、喘息 10 余年，加重 1 周"，于 2018 年 3 月 1 日入住华山医院呼吸科。患者 10 年前出现胸闷、气急，伴咳嗽、咳痰，咳黄色黏痰，受凉可诱发或加重症状。在当地医院治疗后症状稍好转，每年均有多次发作。6 年前在某医院诊断"支气管哮喘"，予布地奈德福莫特罗吸入治疗，症状可明显缓解，但用药不规律，仍间断有咳嗽、咳痰，无明显胸闷、气急。2017 年 8 月受凉后胸闷、气急再发,伴有咳嗽、咳黄痰,当地医院予抗感染、激素、吸入 ICS+LABA+LAMA 等治疗后症状仍有反复发作。2017 年 9 月至我院就诊,结合胸部 CT 典型特征(图 9-39-1A、B)、曲霉菌特异性 IgE、EOS 等结果诊断为变应性支气管肺曲霉菌病(ABPA),予泼尼松 20mg/d 口服、伊曲康唑口服液 200mg/次,2 次/d 口服,症状明显缓解,肺 CT 提示:局部病灶明显吸收(图 9-39-1C、D),故维持该方案治疗。2018 年 2 月底,患者劳累后出现发热,最高体温:42℃,伴有咳嗽、咳黄痰、气急,就诊于当地医院查肺 CT 示:双肺新发斑片实变影(图 9-39-2),予对乙酰氨基酚退热、头孢呋辛抗感染后仍有反复发热、气急。故于 2018 年 3 月 1 日再次入住我科。

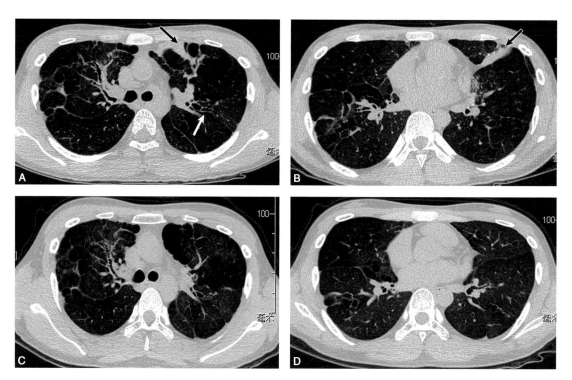

图 9-39-1　2017 年 9 月 20 日肺 CT(A,B)示双上肺肺大疱、局限性支气管扩张(白箭),局部气道可疑黏液栓,远端肺不张(黑箭);经过 2 个月的激素与伊曲康唑口服治疗,2017 年 12 月 6 日复查肺 CT(C,D)示原有肺不张及炎症较前明显吸收好转

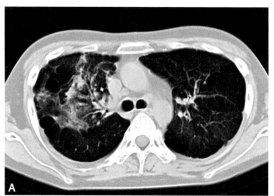
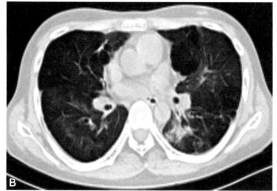

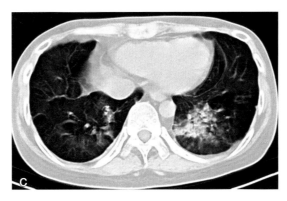

图 9-39-2　2018 年 2 月 26 日肺 CT 示:双肺多发斑片影(A)、毛玻璃影
(B)和实变影(C),以右肺上叶和左肺下叶明显

入院查体:T 38℃,P 100 次/min,R 30 次/min,BP 121/81mmHg,氧合指数 208mmHg(鼻导管流量 6L/min)。神志清楚,推入病房。可见三凹征。双上肺呼吸音偏低,双下肺可闻及局限性干性啰音及湿性啰音,未闻及胸膜摩擦音,心率 100 次/min,律齐,各瓣膜听诊区未闻及杂音。腹平软,肝脾肋下未及,全腹无压痛及反跳痛。双下肢无水肿。生理反射正常,病理反射未引出。

既往史及个人史:鼻窦炎病史,气胸及胸腔闭式引流术史。吸烟史 3 年余,每天约 10 支,未戒烟。否认高血压病、糖尿病等病史。

辅助检查:

动脉血气分析(鼻导管流量 6L/min):pH:7.548,PaO_2:93.8mmHg,$PaCO_2$:35.4mmHg。

血常规:白细胞:12.31×10^9/L,中性粒细胞:95.9%。

IgE:979.2ng/ml,EOS:22×10^6/L。

CRP:>200.00mg/L,ESR:59mm/h,PCT:4.21ng/ml。

尿素:7.1mmol/L,肌酐:51μmol/L。

乳胶凝集试验、G 试验、T-SPOT、HIV 抗体:均为阴性。

根据社区获得性肺炎诊断和治疗指南,符合 1 项主要标准或≥3 项次要标准者可诊断为重症肺炎,该患者满足 1 项主要标准(需要气管插管行机械通气治疗)和 4 项次要标准(呼吸频率≥30 次/min;氧合指数≤250mmHg;多肺叶浸润;血尿素氮≥7.14mmol/L)。综上,重症肺炎诊断成立。

根据 ABPA 诊断标准(须具备第 1 项、第 2 项和第 3 项中的至少两条):

1. 相关疾病　①哮喘;②其他:支气管扩张症、慢阻肺、肺囊性纤维化等。

2. 必需条件　①烟曲霉、特异性 IgE 水平升高,或烟曲霉皮试速发反应阳性;②血清总 IgE 水平升高(>1 000U/ml)。

3. 其他条件　①血 EOS 计数>500×10^6/L;②影像学与 ABPA 一致的肺部阴影;③血清烟曲霉特异 IgG 抗体或沉淀素阳性。

该患者 2017 年 9 月 20 日于我科住院时:①曲霉菌特异性 TIgE>1 000ng/ml,M1 青曲霉 3.35、2 级、M3 烟曲霉>100、6 级;②血清总 IgE>2 928ng/ml;③血 EOS 计数 902×10^6/L;④支气管镜检查发现支气管管腔大量脓性分泌物(图 9-39-3),肺泡灌洗液培养出烟曲霉菌;⑤影像学与 ABPA 一致(见图 9-39-1A、B)。符合 ABPA 的诊断标准。

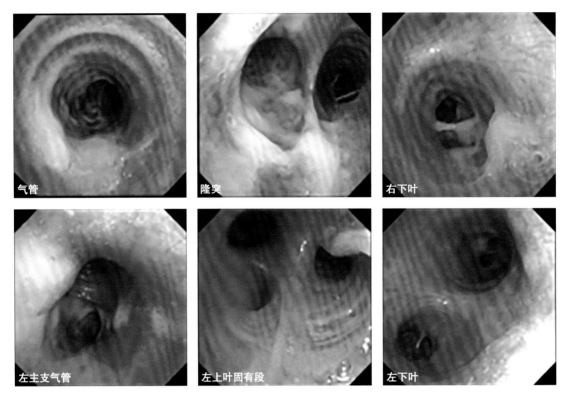

图 9-39-3　支气管镜检查示:气管、各叶、段支气管管腔见大量脓性分泌物

【初步诊断】

1. 重症肺炎,Ⅰ型呼吸衰竭,CURB-65 评分 2 分
2. 变应性支气管肺曲霉菌病(ABPA)

【病例解析】

问题 1:患者系 ABPA 复发还是社区获得性肺炎(CAP)?

患者入院后查血清总 IgE 水平和血 EOS 计数(2018 年 3 月 1 日 IgE:979.2ng/ml,EOS:22×10⁶/L)均较前(2017 年 9 月 20 日 IgE:>2 928ng/ml,EOS:902×10⁶ 个/L)显著降低,且 G 试验阴性,表明 ABPA 治疗有效,故暂不考虑 ABPA 复发。

ABPA 患者由于中央支气管扩张,长期口服和/或吸入糖皮质激素,使患者处于免疫抑制状态,在劳累、受凉等诱发因素作用下易发生感染。患者此次以发热伴咳嗽、咳黄痰起病,肺 CT 示双肺新发斑片影和实变影,双下肺可闻及局限性干啰音及湿啰音,血白细胞(12.31×10⁹/L)和中性粒百分比(95.9%)、炎症相关性指标(CRP:>200.00mg/L,ESR:59mm/h,PCT:4.21ng/ml)均升高,故考虑社区获得性肺炎(CAP)。

问题 2:CAP 的病原学?

该患者急性起病,高热,伴有咳嗽、脓痰,外周血白细胞明显升高,CRP 升高,双肺可闻及湿啰音,肺 CT 表现为呈叶段分布的炎症浸润。患者长期服用糖皮质激素治疗,处于免疫抑制状态,考虑病原学非 CAP 常见致病菌,特殊病原菌感染和混合感染的可能性大。在经验性用药前行呼吸道九联抗体检测,痰培养、支气管镜肺泡灌洗液培养,必要时行 BALF 微生物宏基因组二代测序检查以明确病原学诊断。

初步经验治疗方案：

1. 根据指南,结合 ABPA 基础疾病,予经验性抗感染治疗 左氧氟沙星 0.5g/d,静脉滴注+美罗培南 0.5g/6h,静脉滴注(该方案可有效覆盖 G⁻菌、G⁺菌、覆盖非典型病原体和厌氧菌等)。

2. 治疗原发病 ABPA 泼尼松 20mg/d,口服+伊曲康唑 200mg/次,2 次/d,口服。

3. 入住 RICU,BiPAP 模式无创通气治疗。

初始治疗后疗效评估(入院后 48 小时):

1. 体温有下降趋势,气急较前好转,但肺部听诊哮鸣音增多。

2. 复查化验结果 白细胞、PCT、CRP、ESR 下降,嗜肺军团菌 IgM 抗体检测阳性。

3. 动脉血气分析(鼻导管氧流量 3L/min) pH:7.466,$PaCO_2$:5.39kPa,PaO_2:10.39kPa,SaO_2:95.9%。

病情评估提示初始经验治疗有效。入院第 5 天,患者体温再次升高,满肺哮鸣音;SBP<90mmHg,持续性低血压,液体复苏无改善;WBC、PCT、CRP、ESR、BUN 再次进行性升高;氧合指数<200mmHg;乳酸 1.6mmol/L。立即给予以下处理:

1. 气管插管,机械通气(低潮气量保护性肺通气 5ml/kg×45kg)。

2. 镇静剂减轻人机对抗(丙泊酚),参考用量:0.3~0.4mg/(kg·h),实际用量:4mg/h。

3. 早期液体复苏+血管活性药物(去甲肾上腺素),参考用量:0.02~0.2μg/(kg·min),实际用量:0.1mg/h。

4. 抗感染+引流排痰 美罗培南 0.5/6h+阿奇霉素 0.5g/d。

5. ABPA 继发哮喘持续状态 甲泼尼龙 40mg/d+伏立康唑 200mg,每 12 小时一次。

再次评估病情如下:

1. 复查白细胞、PCT、CRP、ESR 进行性升高,提示感染未有效控制。故于 2018 年 3 月 7 日行床旁镜吸痰,标本送检微生物宏基因组二代测序以明确病原体。

2. 序贯性器官功能衰竭(SOFA)评分 氧合指数<200mmHg+需呼吸支持(3 分),需去甲肾上腺素维持循环功能,且剂量≤0.1μg/(kg·min)(3 分),故满足 SOFA 评分≥2 分。根据 Sepsis 3.0 诊断标准:脓毒症=感染+SOFA≥2,故该患者脓毒症诊断成立。Sepsis 3.0 脓毒症休克=脓毒症+输液无反应性低血压+使用缩血管药物维持 MAP≥65mmHg+血乳酸≥2mmol/L,患者动脉血气乳酸为 1.6mmol/L,故根据 Sepsis 3.0 诊断标准,尚未达到脓毒症休克。鉴于该标准存在争议,我们认为其并不能准确反映该患者病情。因此我们参考中国严重脓毒症/脓毒性休克治疗指南(2014),仍然诊断患者为脓毒症休克。治疗原则为:纠正呼衰,恢复灌注,引流排痰和有效抗感染。

问题 3:如何选择机械通气策略?

根据中国严重脓毒症/脓毒性休克治疗指南(2014),推荐对脓毒症诱发 ARDS 患者进行机械通气时设定低潮气量(6ml/kg)(1B);建议测量 ARDS 患者的机械通气平台压,平台压的初始上限设定为 30cmH₂O 以达到肺保护目的(2B);对脓毒症诱发 ARDS 的患者应使用 PEEP 防止肺泡塌陷(1C);建议对脓毒症诱发的中、重度 ARDS 患者使用俯卧位通气,尤其适用于 PaO_2/FiO_2<100mmHg 的患者(2B);建议对脓毒症诱发的轻度 ARDS 使用无创通气(2C);高频振荡通气不能改善脓毒症 ARDS 患者病死率(2A);建议无组织低灌注证据的情况下,对脓毒症所致的 ARDS 使用限制性液体策略(2C)。

结合患者的具体病情,参考指南,给予患者气管插管,机械通气(低潮气量 6ml/kg×45kg),采用 SIMV 辅助通气模式;吸入氧浓度 50%,PEEP 为 6cmH₂O;丙泊酚联合咪达唑仑镇静。经过上述处理,2018 年 3 月 5 日患者指脉氧跌至 88%~92%,呼吸频率、心率均有上升。

问题 4:患者病情突发进展的原因是什么?

患者肺部听诊左侧呼吸音消失,结合既往自发性气胸病史,考虑并发气胸可能性大。急查床旁胸片示:左侧气胸,左肺压缩约 90%(图 9-39-4A)。遂予胸腔闭式引流,低负压持续引流,床旁支气管镜吸痰,保持气道通畅。复查床旁胸片示气胸逐渐吸收(图 9-39-4B),但肺部炎症好转后再次明显加重(图 9-39-4C)。患者体温及各项炎症指标(ESR、CRP、PCT)也再次升高。

2018 年 3 月 9 日 BALF 微生物宏基因组二代测序结果回报:鲍曼不动杆菌(检出序列数 8173)、嗜血杆菌(检出序列数 252)、巨细胞病毒(检出序列数 63)、耶氏肺孢子虫感染(检出序列数 74)。

至此,患者病原学诊断已基本明确。

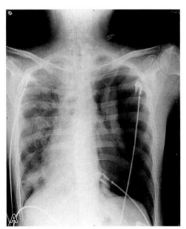
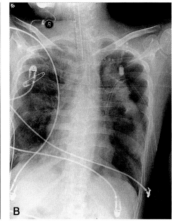
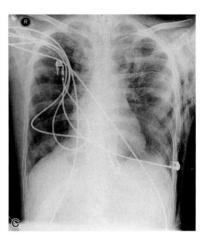
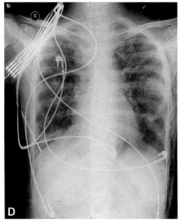
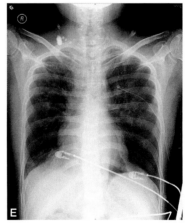

图 9-39-4　患者治疗过程中影像学(胸片)的演变

A. 2018 年 3 月 5 日胸片示左侧气胸,压缩约 90%,右肺弥漫性斑片影和实变影;B. 2018 年 3 月 7 日胸片示左侧胸腔引流术后,右肺弥漫性病变较前吸收;C. 2018 年 3 月 9 日胸片示左侧气胸基本吸收,双肺炎症,左侧为著,左侧胸壁皮下软组织积气;D. 2018 年 3 月 11 日胸片示双肺炎症较前吸收,左侧胸壁皮下软组织积气较前吸收;E. 2018 年 3 月 20 日胸片示双肺炎症较前明显吸收,左侧胸壁皮下软组织积气较前基本吸收,左侧少量气胸

【最终诊断】

1. 重症肺炎 鲍曼不动杆菌、流感嗜血杆菌、巨细胞病毒、卡氏肺孢子虫、军团菌混合感染
2. 脓毒血症并脓毒性休克
3. 急性呼吸窘迫综合征
4. 变应性支气管肺曲霉菌病继发哮喘持续状态

【治疗】

结合患者的肝肾功能情况,调整抗感染治疗方案如下:

1. 肺孢子菌 co-SMZ 1 粒,每 6 小时一次,口服;甲泼尼龙 40mg/d,静脉推注×3 天,20mg/d,口服×7 天,16mg/d,口服维持。

2. 鲍曼不动杆菌、嗜血杆菌 头孢哌酮舒巴坦 1.5g,每 12 小时一次,静脉滴注。

3. 巨细胞病毒 更昔洛韦 0.5g,每 12 小时一次,静脉滴注。

4. 军团菌 克拉霉素 0.25g,每 12 小时一次,口服。

经过上述抗感染方案调整,患者体温、白细胞、CRP、PCT 逐渐下降至正常。调整后第 6 天复查胸片示炎症较前明显吸收(图 9-39-4D)。患者心电监护各项指标改善,自觉症状也逐渐改善。镇静、升压药物逐渐减量直至撤离。

问题 5:拔管时机的选择?

2018 年 3 月 11 日复查动脉血气:pH:7.444,PaO_2:114mmHg,$PaCO_2$:51.9mmHg,SaO_2:98.2%,提示患者氧合明显改善。拔管前行自主呼吸测试(SBT)2 小时,提示患者能耐受脱机及拔管,故于机械通气 1 周(2018-03-12)后拔除气管插管,恢复自主呼吸。

问题 6:如何实施重症肺炎患者的呼吸康复治疗?

患者住院期间长期卧床,消耗明显,表现为四肢肌力减退,活动受限。拔管后由呼吸康复治疗师进行呼吸康复治疗,包括关节松动训练、作业治疗、平衡治疗等康复训练,每天 2 次,每次持续 1 小时。持续训练 1 周,患者已基本可以下床活动,生活部分自理。

患者拔管后 1 周复查胸片(图 9-39-4E)示肺部炎症基本吸收。故将抗感染药物序贯为口服治疗:SMZ、甲泼尼龙、伏立康唑、头孢克洛。口服药物治疗 5 天后复查血气(未吸氧)示:pH:7.463,PaO_2:97.6mmHg,$PaCO_2$:34.5mmHg。达到出院标准。嘱出院后规律服药,SMZ、头孢克洛总疗程 4 周。此外予甲泼尼龙(16mg/d)联合伊曲康唑口服液(200mg/次,2 次/d)治疗 ABPA,定期复查,继续康复训练。

【随访】

出院 1 个月后患者体温正常,活动耐量逐渐恢复。无哮喘发作。

【病例点评】

1. ABPA 患者由于中央支气管扩张,长期口服和/或吸入糖皮质激素,使患者处于免疫抑制状态,在劳累、受凉等诱发因素作用下易发生感染。因此 ABPA 患者症状加重需鉴别 ABPA 复发和 ABPA 基础上的 CAP。

2. 早期识别并及时规范处理脓毒性休克,对降低病死率至关重要。

3. 免疫受损患者易并发特殊病原菌感染与混合感染,BALF 微生物宏基因组二代测序有助于病原学的精准诊断与治疗。

4. RICU 患者的早期康复训练可缩短病程、提高生活质量。

（周霞 章鹏 夏敬文 李圣青）

【参考文献】

[1] SALIH W,SCHEMBRI S,CHALMERS J D. Simplification of the IDSA/ATS criteria for severe CAP using meta-analysis and observational data[J]. Eur Respir J,2014,43(3):842-851.

[2] 中华医学会呼吸病学分会.中国成人社区获得性肺炎诊断和治疗指南(2016年版)[J]. 中华结核和呼吸杂志,2016,39(4):253-279.

[3] 中华医学会呼吸病学分会哮喘学组.变应性支气管肺曲霉病诊治专家共识[J].中华医学杂志,2017,97(34):2650-2656.

[4] 汤蕊,文昭明.变应性支气管肺曲菌病治疗中需警惕感染[J].中华临床免疫和变态反应杂志,2017,11(3):228-231.

[5] SINGER M,DEUTSCHMAN C S,SEYMOUR C W,et al. The Third International Consensus Definitions for Sepsis and Septic Shock(Sepsis-3)[J]. JAMA,2016,315(8):801-810.

[6] 中华医学会重症医学分会.中国严重脓毒症/脓毒性休克治疗指南(2014)[J].中华内科杂志,2015,54(6):557-581.

[7] 俞森洋.机械通气临床实践[M].北京:人民军医出版社,2008.

40 腺病毒肺炎

【病例简介】

患者男性,46岁,工程师。主因"发热4天"入院。患者于4天前受凉后出现发热,最高体温39.8℃,伴肌肉酸痛。无畏冷、寒战,无咳嗽、咳痰,无胸闷、气促,无尿频、尿急、尿痛等不适。当地医院予"对乙酰氨基酚缓释片"退热处理后体温下降后复升,曾予"阿莫西林、阿奇霉素、青霉素、甲硝唑"抗感染治疗,效果欠佳,于2017年12月26日入我院急诊。查血常规示:白细胞:4.71×10⁹/L、中性粒细胞:72%。血气提示:pH:7.382,PaO₂:5.36 kPa,PaCO₂:4.66 kPa,SaO₂:77.2%。Ⅰ型呼吸衰竭。肺部CT(图9-40-1A)提示:右下肺炎症。予"头孢曲松"抗感染治疗后效果欠佳,当日以"社区获得性肺炎"收入我科。患病以来精神可,胃纳可,睡眠差,因发热无法入睡,大小便正常,无体重明显下降。

入院查体:T 39.1℃,P 101次 min,R 20次/min,BP 100/58mmHg;MEWS评分5分,身高170cm,体重85kg。神清,步入病房。全身皮肤黏膜无黄染和皮疹,无肝掌,未见瘀点、瘀斑;巩膜无黄染,睑结膜充血,全身浅表淋巴结未触及肿大。口唇无发绀,咽部充血,扁桃体Ⅰ度肿大。胸廓对称无畸形,胸骨无压痛;双肺呼吸音稍粗,右下肺可闻及湿性啰音。心前区无隆起,心界无扩大,心率101次/min,律齐,各瓣膜听诊区未闻及杂音。腹软,全腹无压痛及反跳痛,肝、脾肋下未触及,肝肾无叩痛,肠鸣音4次/min。双下肢无水肿。四肢肌力正常,生理反射正常,病理反射未引出。

既往史及个人史:有肝炎史,乙肝小三阳,服用"保肝灵",肝功能可。否认结核接触史。否认手术外伤史,否认食物药物过敏史。否认疫区接触史,否认有毒有害物质接触史,吸烟20

包年,未戒烟,无酗酒史。父亲高血压病,家族史余无特殊。已婚已育,家人体健。

初步诊断:

1. 肺部感染

2. 慢性乙型肝炎,小三阳

3. 脂肪性肝病

【病例解析】

问题1:患者初步诊断肺部感染,如何明确病原学诊断?

患者病情有如下特点:①中年男性,发热4天,急性起病,全身肌肉酸痛中毒症状明显。②我院胸部CT提示右肺下叶实变影,血象不高。③按社区获得性肺炎行经验性抗生素抗感染治疗无显效,且病情进展。综合以上病情特点,考虑患者特殊感染可能大,由于为流感流行季节,需重点除外病毒、支原体肺炎等。为明确病原学诊断,我们进行以下检查:

辅助检查(2017-12-27):

血常规、C反应蛋白、血沉:白细胞:7.11×10⁹/L,中性粒细胞:80%↑,血红蛋白:156g/L,血小板:123×10⁹/L,淋巴细胞:14.9%↓,单核细胞:5.1%,嗜酸性粒细胞:0%↓,嗜碱性粒细胞:0,CRP:175mg/L↑,ESR:29mm/h↑。

降钙素原PCT:0.41ng/ml↑。

肝功能、肾功能、电解质、血脂全套、DIC:ALT:67U/L↑,AST:46U/L↑,余未见明显异常。

肿瘤标志物、细胞免疫、体液免疫:均正常。

呼吸道病原体九联抗体检测:均为阴性。

乳胶凝集实验、G实验、T-SPOT、HIV抗体:均阴性。

血培养:5天未生长细菌、真菌。

胸部CT(2017-12-29):右肺实变影较前(2017-12-26)加重,累及叶段明显增多(图9-40-1B)。

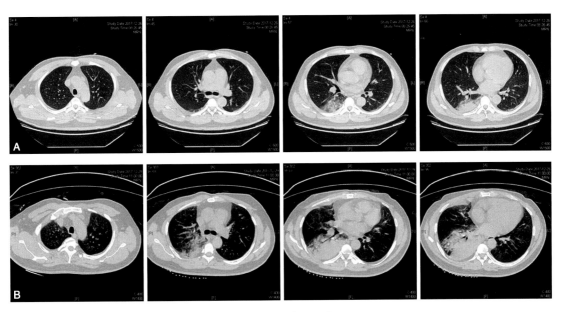

图9-40-1　胸部CT表现

A.右肺下叶后基底段实变影;B.肺部实变影累及右肺上叶后段、下叶背段和下叶基底段

综合以上检查结果考虑肺部特殊病原体感染,如病毒、支原体等,但是传统病原学检查方法无阳性发现。

问题2:如何进一步明确病原学诊断?

由于患者病原学诊断困难,我们决定采用有创方法取标本,送检病理和病原体宏基因组测序(mNGS)方法明确病原学诊断。

支气管镜检查(2017-12-29):各管腔通畅,未见明显异常,于右肺下叶背段给予 NS 40ml 灌洗,送病原学检查和 mNGS。

支气管肺泡灌洗液(右肺下叶背段回报):涂片未见可疑病原菌,培养见正常菌群(1+)。

mNGS 检测:人类腺病毒 B1,检出 21 753 条序列;人类腺病毒 B2,检出 905 条序列;人类腺病毒 E,检出 46 条序列;提示腺病毒感染。

CT 引导下肺穿刺(2017-12-30):于左肺下叶背段穿刺活检送病理:镜下可见大片坏死,细胞内见大量病毒包涵体,倾向病毒感染(图 9-40-2)。

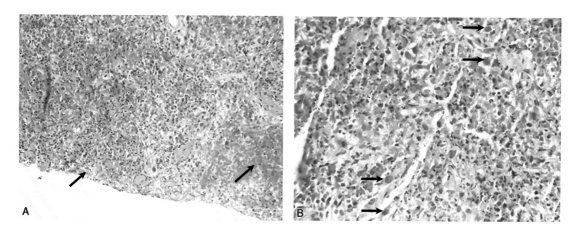

图 9-40-2　肺穿刺活检病理

A. 见大量炎症细胞及出血坏死,无正常肺组织结构(黑箭,×10);B. 细胞核中见病毒包涵体(黑箭,×40),倾向病毒感染

患者 CURB-65 评分为 0 分,不需要气管插管机械通气治疗,因此评估为低危患者,收住普通病房。

【最终诊断】

1. 社区获得性肺炎　腺病毒肺炎
2. Ⅰ型呼吸衰竭
3. 慢性乙型肝炎,小三阳
4. 脂肪性肝病

【治疗】

1. 高流量氧疗;
2. 化痰、保肝、护胃等对症处理;
3. 甲泼尼龙 40mg/次,2 次/d,静脉滴注×7 天;
4. 利巴韦林 0.5g/次,2 次/d,静脉滴注×7 天;

5. 莫西沙星 400mg/d,静脉滴注×7 天。

患者用药 2 天后,体温降至 37.5℃,气急、乏力症状明显改善,Ⅰ 型呼衰纠正。5 天后,CRP、ESR、PCT 等指标均恢复正常,7 天后出院。

问题 3:病毒性肺炎患者使用激素的剂量与疗程?

病毒性肺炎患者,在有效抗病毒的同时,需激素中等剂量短程治疗,以缓解全身与局部炎症反应带来的炎症性损害。患者使用甲泼尼龙 40mg/次,2 次/d,静脉滴注 7 日,症状改善后改为 40mg/d 静脉滴注 3 日后出院,出院后改为甲泼尼龙片 32mg/d 口服,每周减量 4mg 至停药。患者用药期间无明显不适。

【随访】

出院医嘱:

1. 甲波尼龙片 32mg/d,口服,每周减量 4mg 至停药;

2. 双环醇片 50mg/次,3 次/d,口服;

3. 多烯磷脂酰胆碱胶囊 456mg/次,2 次/d,口服;

4. 奥美拉唑肠溶胶囊 20mg/d,口服;

5. 碳酸钙 D_3 片 2 片/d,口服。

4 周后门诊随访复查胸部 CT 示肺部病灶已大部分吸收消散(图 9-40-3)。

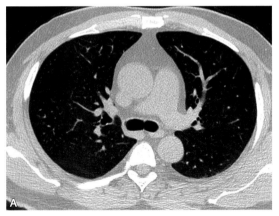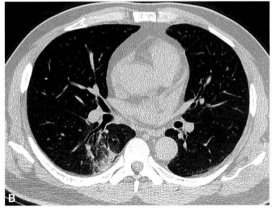

图 9-40-3　抗病毒治疗后复查胸部 CT(2018-02-05)

A. 右上肺病灶完全吸收;B. 右下叶实变影较前明显吸收,残留纤维斑片影

【病例点评】

1. 对于社区获得性肺炎(CAP)症状不典型,表现为白细胞不高,全身肌肉酸痛、乏力等中毒症状明显,早期出现呼吸衰竭及肺外并发症,在常规抗感染无效的情况下,应考虑病毒感染的可能。

2. 病毒性肺炎常见病原学分类　通常可分为两类:呼吸道病毒和疱疹病毒。呼吸道病毒包括流感病毒、副流感病毒、高致病性禽流感病毒、麻疹病毒、腺病毒、呼吸道合胞病毒、SARS-CoV 等,经呼吸道传播,具有较强的传染性和一定的季节性。疱疹病毒包括水痘-带状疱疹病毒(简称水痘病毒)、单纯疱疹病毒和巨细胞病毒等,其中水痘病毒经呼吸道传播;其余传染性弱,多为接触传播,多见于免疫低下宿主。其他如肺出血综合征的汉坦病毒,主要在美洲,也见于欧洲。

3. 病毒性肺炎的病理　早期多为间质性肺炎,肺泡隔大量单核细胞,肺泡水肿,表面覆盖含蛋白及纤维素的透明膜,肺泡弥散膜增厚。细胞内见大量病毒包涵体。病变范围或局限或弥漫。随着病情进展导致肺实变,吸收后可留有纤维化。

4. 临床表现　因病情严重程度度差异很大。大多数急性起病。全身症状有发热、头痛、全身肌肉酸痛、乏力等。呼吸道症状有咳嗽,以干咳为主,偶有痰血或咯血。常有呼吸困难,呼吸道合胞病毒有明显喘息。儿童、老年人、免疫低下者病毒性肺炎以及某些病毒如巨细胞病毒、SARS-CoV、汉坦病毒等所致肺炎病情严重,常导致心肺功能衰竭。X线片及CT影像早期表现为间质性浸润,呈磨玻璃状;随着病情发展可出现肺泡实变和融合,呈小片浸润乃至大片致密影如"白肺"。

5. 病毒性肺炎的诊断　病毒培养,或血清学检测,或组织病理见病毒包涵体。本例患者采用目前先进的宏基因组测序方法最终明确为腺病毒感染。

6. 病毒性肺炎的治疗　抗病毒治疗需选用特异性较强的药物。流感病毒可早期(48小时内)选用金刚烷胺、金刚乙胺、神经氨酸酶抑制剂奥司他韦和扎那米韦,前两者仅作用于甲型流感病毒,后两者对甲、乙型均有效。疱疹病毒可选用阿昔洛韦(水痘病毒、单纯疱疹病毒)和更昔洛韦(巨细胞病毒)。利巴韦林具有广谱抗病毒作用,可用于腺病毒、呼吸道合胞病毒、SARS和汉坦肺出血综合征等治疗。

（王凯旋　章鹏　夏敬文　李圣青）

【参考文献】

[1] CAO B,HUANG Y,SHE D Y,et al. Diagnosis and treatment of community-acquired pneumonia in adults:2016 clinical practice guidelines by the Chinese Thoracic Society,Chinese Medical Association[J]. Clin Respir J, 2018,12(4):1320-1360.

[2] WUNDERINK R G,WATERER G. Advances in the causes and management of community acquired pneumonia in adults[J]. BMJ,2017,358:j2471.

[3] 宁光. 糖皮质激素类药物临床应用指导原则[J]. 中华内分泌代谢杂志,2012,28(2):171-202.

第十章 肺淋巴瘤

 41 以肺部阴影起病的肺原发淋巴瘤

【病例简介】

患者男性,60岁,以"反复咳嗽、咳痰2个月,发热10天"入院。患者2017年9月着凉后出现咳嗽、咳痰,痰白易咳,量不多,无咯血,无胸闷、胸痛,无恶心、呕吐,无腹痛、腹胀,无畏寒、发热,无夜间盗汗,未予重视及诊治。10天前患者又出现发热,以午后及夜间发热为主,最高体温为41℃,伴畏寒,无寒战,伴胸闷,全身肌肉酸痛,咳嗽、咳痰性质同前,遂于当地某三甲医院就诊,查胸部B超:右侧大量胸腔积液(91mm×73mm);血常规:白细胞:14.6×10⁹/L,中性粒细胞:82.8%,CRP:162mg/L;血沉:96mm/h;肿瘤标志物CA125和SCC偏高;胸腔积液常规:总蛋白:48g/L,LDH:776U/L,细胞数:16×10⁹/L,单核比例:60%,治疗过程不详,效果欠佳;2017年11月14日于上海某中心医院就诊,查胸部CT:两肺散在肺大疱,两肺散在炎性病变伴两上肺支扩,右侧胸腔积液(经穿刺为血性胸腔积液),纵隔内多发肿大淋巴结。血液与胸腔积液T-spot:均阴性;乳胶凝集试验:阴性;胸腔积液脱落细胞检查:见大量淋巴样细胞,部分细胞略有异形,建议流式细胞检查除外淋巴造血系统病变;PET-CT:右下肺门肿块,边缘有毛刺,边界不清,建议进一步肺穿刺除外中央型肺癌。门诊以"肺部阴影待查"收住我科。患病以来精神好,胃纳可,睡眠好,大小便正常,体重下降4kg。

入院查体: T 37.0℃,P 76次/min,R 19次/min,BP 120/70mmHg,身高175cm,体重56kg。神志清楚,步入病房。皮肤无溃疡和糜烂,全身浅表淋巴结未触及肿大,口唇无发绀,咽不红,扁桃体无肿大。胸廓双侧对称无畸形,胸骨无压痛,触觉语颤对称,未触及胸膜摩擦感,右肺呼吸音偏低,左肺呼吸音粗,右肺叩诊浊音,左肺叩诊清音,双肺未闻及干、湿性啰音,未闻及胸膜摩擦音。心前区无隆起,心界无扩大,心率76次/min,律齐,各瓣膜听诊区未闻及杂音。腹软,全腹无压痛及反跳痛,肝脾肋下未及,肝肾区无叩击痛。双下肢无水肿,四肢肌力正常。生理反射正常,病理反射未引出。

既往史及个人史: 有"乙肝及强直性脊柱炎"病史;有"结核性脑膜炎"病史5年,经正规抗结核治疗后已愈;有"青霉素"过敏史;否认"高血压、糖尿病"病史;否认手术、外伤史,否认中毒、输血史;有吸烟史30余年,平均20支/d,未戒;否认酗酒史。否认家族遗传性疾病。

辅助检查:

外院全身PET-CT(2017-11-22):①右下肺门肿块,FDG摄取增高,考虑为感染性病变可能,建议纤支镜检查,排除中央型肺癌;余两肺野内散在多发实变影,FDG摄取增高,考虑为感染性病变可能;两肺门和纵隔、前心膈角多发淋巴结肿大,FDG 摄取增高,考虑慢性淋巴结炎可能。右侧胸腔积液。②两肺肺气肿并多发肺大疱。③肝右前叶囊肿,左肾盂结石。④颈胸腰椎椎体边缘骨质增生,部分椎体呈竹节样改变,两侧骶髂关节间隙变窄,关节面密度增高,FDG 未见异常摄取,符合强直性脊柱炎表现;L5/S1 椎间盘膨出。⑤右侧上颌窦慢性炎症,脑FDG 代谢未见异常。

初步诊断:
1. 肺部阴影待查
2. 强直性脊柱炎
3. 慢性乙型肝炎

【病例解析】

问题1:患者以肺部阴影合并胸腔积液起病,如何明确诊断?

患者病情特点如下:①老年男性,咳嗽、咳痰伴发热,体重下降明显;②外院 PET-CT 提示右下肺门肿块,肺门、纵隔多发淋巴结肿大;③实验室检查血象高、血沉快、CRP、CA125 和 SCC均偏高,胸腔积液 LDH 大于 500U/L,胸腔积液脱落细胞检查见大量淋巴样细胞;④未发现任何病原学感染证据;⑤按常规对症支持治疗无显效,且病情进展。综合以上病情特点,考虑患者恶性肿瘤可能性大,如支气管肺癌、淋巴瘤等。为明确诊断,拟进一步做以下相关检查:

胸腔积液常规:红色、浑浊,李凡他试验+++,红细胞 12 000×10⁶/L,有核细胞 9×10⁶/L。

血气分析:低氧血症,PaO₂:65.1mmHg,SaO₂:92.4%。

肺功能检查:轻度混合性肺通气功能障碍,小气道重度陷闭,肺弥散功能中度减退,呼气NO 浓度均值:37μg/L。

胸部 CT 检查:两肺多发实变,右侧大量胸腔积液;双侧肺门、纵隔多发淋巴结肿大(图 10-41-1)。

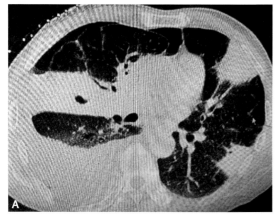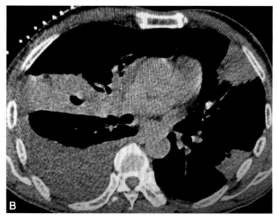

图 10-41-1　胸部 CT
A. 两肺多发实变影,右侧大量胸腔积液及少量积气;B. 肺门、纵隔多发淋巴结肿大

支气管镜检查:右肺中叶支气管黏膜水肿,管腔狭窄,在此行 BALF 送检。

BALF 病理细胞学检查:查见大量淋巴样细胞。

BALF 病原学检查:涂片革兰氏染色、抗酸染色均为阴性;普通培养+鉴定:培养 3 天无细菌生长。

问题2:如何进一步明确诊断?

患者胸腔积液LDH大于500U/L(常提示为恶性);外院PET-CT提示右下肺门肿块,肺门、纵隔多发淋巴结肿大并高代谢;未发现感染依据。支气管镜检查未能确诊但是仍然不能除外恶性病变,因此我们采用CT引导下的肺穿刺活检取组织送病理检查。

肺穿刺病理:倾向淋巴造血系统病变。(左肺)少量穿刺组织内为大片小淋巴细胞,细胞有异常,淋巴造血系统肿瘤不能排除,建议再做酶标及基因重排确诊(图10-41-2)。

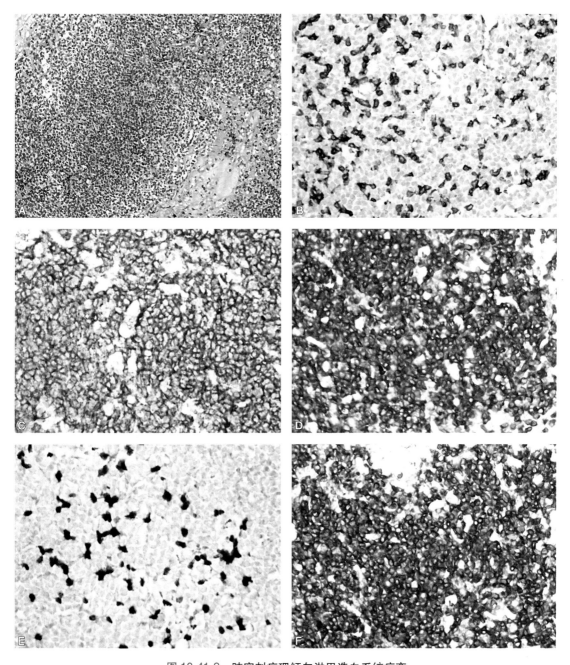

图10-41-2 肺穿刺病理倾向淋巴造血系统病变

A. HE染色可见大片小淋巴细胞(×200);B. CD5散在T细胞阳性(×400);C. CD20弥漫性阳性(×200);D. CD79a弥漫性阳性(×200);E. Ki67 30%阳性(×400);F. LCA弥漫性阳性(×400)

基因重排检测:B细胞重排管家基因片段检出100、200、300bp,检测结果示 IgH D110~290bp 段现单克隆峰,疑似阳性,其余片段为阴性,考虑 B 细胞淋巴瘤可能。

综合以上检查结果考虑患者为原发于肺的 B 细胞淋巴瘤。

【最终诊断】

1. 原发性肺 B 细胞淋巴瘤
2. 强直性脊柱炎
3. 慢性乙型肝炎

【治疗】

患者回当地医院予 CHOP 方案化疗及放疗,并密切随访。

【病例点评】

1. 原发性肺淋巴瘤是一种极少见的疾病,仅占肺部恶性疾病的 0.5%~1%,占非霍奇金淋巴瘤病例的 1%,占结外非霍奇金淋巴瘤的 3%~4%。原发性肺淋巴瘤起源于支气管黏膜下淋巴组织和动静脉周围淋巴组织。诊断标准包括:①明确的病理组织学诊断;②病变局限于肺,可伴有或不伴有肺门、纵隔淋巴结受累;③确诊后 3 个月内无肺和支气管外组织或器官淋巴瘤。其临床表现缺乏特异性,患者年龄普遍较大,多见于 60~70 岁老年人,男女比例约为 2:1。大多数患者伴有咳嗽和气促,部分患者发病时无症状,通常在胸部影像学检查时才发现;少数患者有发热,体质量减轻以及咳嗽、呼吸困难、咯血、胸痛等呼吸道症状。

2. 原发性肺淋巴瘤的胸部 CT 表现具有多样性,可表现为结节影、肺实变、磨玻璃影、气管、支气管内占位、纵隔占位、侵及胸膜或胸壁、合并胸腔积液、心包积液等,因此原发性肺淋巴瘤的诊断通常需要排除肺部感染性疾病,同时与原发性支气管肺癌相鉴别。原发性肺淋巴瘤胸腔积液的发生机制尚不明确,与淋巴管和/或静脉阻塞有关,也有学者认为是淋巴瘤胸膜转移所致。淋巴瘤侵犯胸膜产生的胸腔积液以淋巴细胞为主,且 ADA 水平升高,有文献报道可通过检测 ADA 同工酶 ADA1 与结核性胸腔积液相鉴别。

(朱庆华　龚益　李圣青)

──────────── 【参考文献】 ────────────

[1] CORDIER J F, CHAILLEUX E, LAUQUE D, et al. Primary pulmonary lymphomas. A clinical study of 70 cases in nonimmunocompromised patients[J]. Chest, 1993, 103(1):201-208.

[2] ZHANG X Y, GU D M, GUO J J, et al. Primary Pulmonary Lymphoma: A Retrospective Analysis of 27 Cases in a Single Tertiary Hospital[J]. Am J Med Sci, 2019, 357(4):316-322.

[3] YAO D, ZHANG L, WU P L, et al. Clinical and misdiagnosed analysis of primary pulmonary lymphoma: a retrospective study[J]. BMC Cancer, 2018, 18(1):281.

[4] CARDINALE L, ALLASIA M, CATALDI A, et al. CT findings in primary pulmonary lymphomas[J]. Radiol Med, 2005, 110(5-6):554-560.

[5] LAOHABURANAKIT P, HARDIN K A. NK/T cell lymphoma of the lung: a case report and review of literature [J]. Thorax, 2006, 61(3):267-270.

42 疑诊为中央型肺癌的淋巴瘤

【病例简介】

患者女性,53 岁,因"咳嗽、咳痰,发现肺部阴影 10 余天"于 2017 年 11 月 2 日入院。患者因"反复心慌半月余"在当地医院住院,2017 年 10 月 18 日外院胸部平扫和增强 CT 报告"纵隔及两肺门多发淋巴结肿大,右侧胸腔积液伴右肺下叶部分肺不张"。外院支气管镜检查示"右中间段支气管黏膜充血、肥厚明显,致管腔狭窄;病理检查未见明显异常(具体不详)"。B 超示"双侧锁骨上窝多发淋巴结肿大(右侧部分淋巴结有液化)"。头颅 MR 平扫+增强示"空泡蝶鞍征象,双侧上颌窦囊肿"。住院期间出现右眼睑下垂,头痛、头晕等不适,为进一步诊疗收入我科。患病以来精神、食欲差,睡眠可,二便正常,体重较前下降近 3kg。

入院查体: T 36.2℃, P 84 次/min, R 20 次/min, BP 149/109mmHg。神清,前胸及后背部可见红色皮疹。全身浅表淋巴结可触及多发肿大。口唇无发绀,咽部无充血,颈静脉无怒张,甲状腺无肿大。胸廓对称无畸形,胸骨无压痛,叩诊清音,双肺呼吸音清,未闻及干、湿性啰音;无胸膜摩擦音。心率 84 次/min,律齐,各瓣膜听诊区无杂音。腹软,无压痛,肝脾肋下未及;肠鸣音减弱。四肢无水肿,肌力正常。生理反射正常,病理反射未引出。

既往史及个人史: 2 型糖尿病史 10 余年,规律使用重组人胰岛素注射液,血糖控制良好。曾外院使用保肝药(具体不详)后,出现胸、背部皮疹,伴瘙痒,遂停用。否认吸烟、酗酒史,无冶游史。

初步诊断:

1. 肺门、纵隔淋巴结肿大原因待查
2. 2 型糖尿病

【病例解析】

问题 1:患者诊断肺部阴影,如何明确诊断及鉴别诊断?

患者病情有如下特点:①中年女性,症状为咳嗽、咳痰,病程 2 周;②全身浅表淋巴结多发肿大,前胸及后背部有皮疹;③外院胸部 CT 示双侧肺门及纵隔多发淋巴结肿大;④外院气管镜检查可见右中间段支气管黏膜充血、肥厚、管腔狭窄,病理未见恶性细胞。综上所述,患者肺部阴影需考虑以下可能性:①感染性疾病:包括淋巴结结核、真菌感染等;②非感染性疾病:包括中央型肺癌、淋巴瘤、结节病等。为明确诊断,需完善以下检查:

辅助检查:

血常规:白细胞:$5.81×10^9/L$,中性粒细胞:77.9%,红细胞:$4.18×10^{12}/L$,血红蛋白:119g/L,血小板:$169×10^9/L$。

降钙素原:0.06ng/ml↑,C 反应蛋白:16.9mg/L↑,血沉:18mm/h。

铁蛋白:405.4ng/ml↑,乳酸脱氢酶:485U/L↑,α 羟丁酸脱氢酶:367U/L↑。

肝、肾功能、电解质:正常。

呼吸道病原体 IgM 抗体九联检测:均阴性。

T-SPOT:阴性。

肿瘤标志物:神经元特异性烯醇化酶:18.73ng/ml↑,其余均阴性。

尿轻链:尿-κ-轻链:9.91mg/L↑,尿-λ-轻链:<3.84mg/L。

血清免疫固定电泳:单克隆免疫球蛋白:未发现。

尿免疫固定电泳:本-周蛋白:未发现。

尿 β_2 微球蛋白:0.61mg/L↑,血 β_2 微球蛋白:2.6mg/L↑。

免疫球蛋白系列:血免疫球蛋白G:8.67g/L,血免疫球蛋白A:1.9g/L,血免疫球蛋白M:0.64g/L,血免疫球蛋白E:<45.84ng/ml。

DIC:纤维蛋白原 3.4g/L↑,D-二聚体 0.85 FEUmg/L↑,纤维蛋白原降解产物 <2.5μg/ml。

C 反应蛋白:51.6mg/L↑。

自身抗体、补体系列:抗核抗体(-),cANCA(-),pANCA(-);C3、C4 正常。

乳胶凝集试验(-),G 实验、HIV、RPR、TP:均(-)。

心电图:心房颤动伴房室连接处逸搏;T 波改变(Ⅱ、Ⅲ、aVF、V$_5$、V$_6$ T 波低平)。

胸部 CT 平扫(2017-11-10):肺窗示双侧肺野清晰,纵隔增宽,双侧肺门影增大,双侧支气管显著受压狭窄;纵隔窗示纵隔及双侧肺门淋巴结明显肿大,右侧少量胸腔积液(图 10-42-1)。

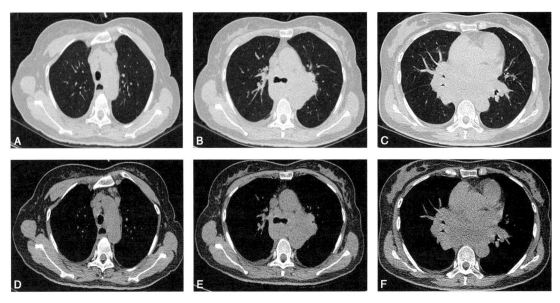

图 10-42-1　肺 CT 平扫:肺窗示双侧肺野清晰,纵隔增宽,双侧肺门影增大,双侧支气管显著受压狭窄(A、B、C);纵隔窗示纵隔及双侧肺门淋巴结明显肿大,双侧支气管显著受压狭窄,右侧少量胸腔积液(D、E、F)

心脏超声:左房增大,极少量心包积液,左心收缩功能正常。

支气管镜 EBUS-TBNA 淋巴结(7 组)活检病理:细胞涂片可见大量红细胞及淋巴细胞,未见上皮细胞。组织学检查见少量淋巴组织,酶标示 CK(-),无转移性肿瘤证据。细胞核较成熟淋巴细胞大,易见核分裂,建议做淋巴结活检。

ROSE 报告:部分细胞坏死变性,见到可疑核异质细胞,部分为分化较好中小淋巴细胞。

PET/CT 报告示:双侧锁骨区多发肿大淋巴结,放射性摄取异常增高,呈融合状,较大者约 2.1cm,SUV 最大值 12.1。右下肺近肺门见不规则软组织影,纵隔及双肺门见弥漫性肿大淋巴结,呈融合状,PET 示上述病灶及右侧膈上淋巴结放射性摄取异常增高,SUV 最大值 22.2;右下肺近胸膜见弥漫增厚软组织放射性摄取异常增高,SUV 最大值 12.7;左肺野内、食管等未见放射性摄取异常增高灶。胃小弯侧、腹膜后、肠系膜见弥漫多发肿大淋巴结放射性摄取异常增高,最大约 1.5cm,SUV 最大值 10.5;左侧肾上腺形态饱满伴放射性摄取轻度异常增高,SUV 最大值 2.8。结论:右下肺近肺门软组织影、双侧锁骨区淋巴结、纵隔及双侧肺门淋巴结、右侧膈上淋巴结、右下肺近胸膜增厚软组织、胃小弯侧、腹膜后及肠系膜淋巴结、左侧肾上腺 FDG 代谢异常增高,考虑恶性病变所致(肺癌? 淋巴瘤?)。

综合上述检查结果,可除外感染性疾病,需进一步除外肺癌、淋巴瘤或结节病等非感染性疾病。

问题 2:如何鉴别以肺门和纵隔淋巴肿大为特点的肺癌、淋巴瘤或结节病?

①原发性中央型支气管肺癌:多发生于近端段以上支气管,常引起单侧肺门或纵隔淋巴结肿大,也可转移导致远处多发淋巴结肿大。患者外院及我院支气管镜检查送病理均未发现肺癌证据;实验室检查亦未发现肺癌依据。②结节病:这是一种原因未名、多器官受累的非坏死性肉芽肿性疾病。肺结节病早期多表现为双侧肺门和纵隔淋巴结肿大;合并肺外结节病时主要累及全身淋巴结、皮肤、心脏和眼睛等。EBUS-TBNA 淋巴结活检不足以提供结节病的病理诊断,需做淋巴结活检。③淋巴瘤:胸部淋巴瘤依据不同的起源分为三类:胸部继发性淋巴瘤,胸部原发性淋巴瘤,免疫缺陷相关性胸部淋巴瘤。胸部淋巴瘤的表现形式多样,双侧肺门和纵隔淋巴结肿大是常见临床表现,可同时伴有全身多发淋巴结肿大,EBUS-TBNA 淋巴结活检不足以提供淋巴瘤的病理诊断,同样需要做淋巴结活检。

综上所述,请外科会诊取锁骨上肿大淋巴结活检送病理以明确诊断。

淋巴结病理报告(2017-11-16):(右锁骨上)非 Hodgkin 淋巴瘤,弥漫大 B 细胞性,Non-GCB 亚型,CD68(−),CK(−),TTF-1(−),P63(散在+),LCA(+),CD20(+),CD3(散在+),Bcl-2(+),CD10(−),Bcl-6(+/−),CD5(部分+),CyclinD1(−),MuM-1(+),CD30(−),EMA(−),PX5(+),EBER(−)。

【最终诊断】

1. 弥漫大 B 细胞淋巴瘤Ⅳ期 A 组
2. 心房颤动
3. 2 型糖尿病

【治疗】

患者遂转入血液科进一步评估淋巴瘤病情:

脑脊液细胞形态学报告(2017-11-20):片上可见较多有核细胞,部分为分化较好中小淋巴细胞,部分为异常淋巴细胞,该类细胞胞体大小不一,圆形或类圆形,胞质量中等,色蓝,少数可见空泡,核圆形或类圆形,部分有切迹、折叠,核染色质较细致,部分可见 1~2 个核仁。偶见该类细胞双核性。还可见少量破碎细胞。

骨髓穿刺活检流式检测报告:未见明显异常细胞群。

骨髓细胞形态学报告:增生性骨髓象,粒系增生活跃,部分伴退行性变表现。红系轻度增生,铁染色示铁利用障碍表现。片上可见少量异形淋巴细胞。

骨髓活检示:6~7 个髓腔,造血细胞约占 40%,巨核细胞可见,并见成熟中性粒细胞散在分布,各系造血细胞未见明显异常,请结合临床。网状染色(−)。

眼科会诊未见眼内累及。

颈胸椎 MRI 增强(2017-11-25)扫描:枕大孔区至 C7 水平椎管内硬膜外异常强化灶,考虑淋巴瘤累及可能,请结合临床。

综合评估患者病情,给予以下治疗方案:

1. 化疗方案　利妥昔单抗 100mg D1+利妥昔单抗 400mg D2+环磷酰胺 1g D2+VDS 4mg D2+表柔比星 100mg D2 +地塞米松 15mg D1~7+氨甲蝶呤 5g D3;

2. 辅以水化、碱化、止吐,亚叶酸钙解救等支持治疗;

3. 2017 年 11 月 28 日予阿糖胞苷 50mg+地塞米松 5mg 鞘内注射。

【随访】

患者完成 2 周期化疗,于 2017 年 12 月 27 日复查胸部增强 CT 示:气管隆突下占位及膈上、膈下多发淋巴结肿大伴部分囊性变和坏死,较治疗前病灶明显缩小(图 10-42-2)。提示淋巴瘤治疗有效。

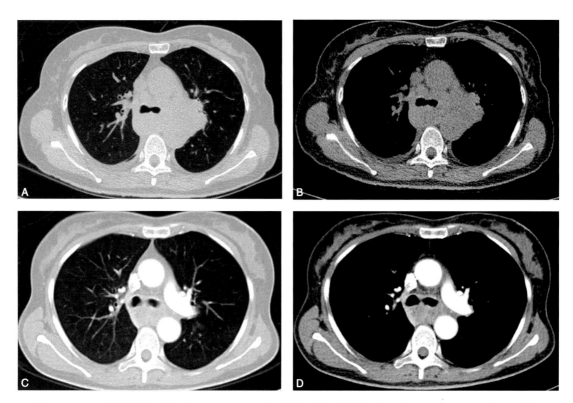

图 10-42-2　治疗前(肺 CT 平扫,2017-11-10,A、B)与治疗后(胸部增强 CT,2017-12-27,C、D)对比示:纵隔及双侧肺门淋巴结显著缩小,提示淋巴瘤治疗有效

【病例点评】

肺门增大是肺部 CT 常见的影像学征象,以肺门淋巴结肿大较常见。引起肺门淋巴结肿大的原因很多,单侧和双侧性的肺门增大具有一定的鉴别意义。单侧肺门增大以肺门淋巴结核、支气管肺癌、支气管腺瘤多见。而双侧肺门增大则需要考虑肺水肿、肺动脉扩张、淋巴瘤、结节病等。此患者以双侧肺门淋巴结肿大为主要表现,自发病到确诊,不到半年时间内进展迅速,短期内出现全身多发淋巴结肿大,需要考虑淋巴瘤可能。

肺内淋巴瘤的 CT 表现复杂多样,一般可分为 4 型:①结节、肿块型,最常见;②支气管、血管、淋巴管型;③肺炎、肺泡型;④粟粒型。多数肺内淋巴瘤病例具备 2 种或 2 种以上形式的肺部影像学表现。肺内淋巴瘤可分为原发性或继发性,原发性淋巴瘤以结节肿块型多见。继发性淋巴瘤除上述4种CT表现外,还可出现纵隔、肺门淋巴结肿大和胸腔积液等。

（张馨赟　章鹏　夏敬文　李圣青）

────── 【参考文献】 ──────

[1] GANDOTRA S, DOTSON T, LAMAR Z, et al. Endobronchial Ultrasound Transbronchial Needle Aspiration for the Diagnosis of Lymphoma[J]. J Bronchol Interv Pulmonol,2018,25(2):97-102.

[2] ZAROGOULIDIS P, HUANG H, BAI C, et al. Endobronchial ultrasound convex probe for lymphoma, sarcoidosis, lung cancer and other thoracic entities[J]. A case series. Respir Med Case Rep,2017,22:187-196.

[3] TALEBIAN-Yazdi M, von BARTHELD M B, et al. Endosonography for the diagnosis of malignant lymphoma presenting with mediastinal lymphadenopathy[J]. J Bronchol Interv Pulmonol,2014,21(4):298-305.

[4] RAJU S, GHOSH S, MEHTA A C. Chest CT Signs in Pulmonary Disease: A Pictorial Review[J]. Chest,2017, 151(6):1356-1374.

43　表现为肺实变的原发性肺淋巴瘤

【病例简介】

患者男性,64岁。主因"反复咳嗽、咳痰5年,加重伴发热2天"入院。5年前无明显诱因出现咳嗽、咳黄痰,偶痰中带血,伴发热,体温最高39.5℃。胸部CT平扫显示:右肺大片实变影。先后在当地医院予"青霉素、头孢菌素"等抗感染治疗;"氟康唑"抗真菌治疗;"异烟肼、利福平、乙胺丁醇和吡嗪酰胺"正规抗结核治疗9个月。病程中发热、咳嗽、咳黄痰反复出现,症状时轻时重。现为求进一步治疗,收入我科。患病以来精神好,胃纳可,睡眠好,大小便正常,体重无明显下降。

入院查体:T 38.2℃,P 86次/min,R 20次/min,BP 134/82mmHg。神清,步入病房,营养稍差。皮肤、黏膜无黄染,无皮疹、紫癜,无肝掌及蜘蛛痣。全身浅表淋巴结未扪及肿大。口唇无发绀,咽不红,扁桃体无肿大。胸廓双侧对称,无畸形;右侧语颤增强,叩诊呈浊音;右肺呼吸音粗,未闻及明显干、湿性啰音;未闻及胸膜摩擦音。心率86次/min,律齐,各瓣膜听诊区未闻及杂音。腹软,全腹无压痛及反跳痛,肝、脾肋下未触及,肝肾区无叩击痛。双下肢无水肿。四肢肌力正常;生理反射存在;病理反射未引出。

既往史及个人史:既往体健。否认食物、药物过敏史。家族史无特殊。个人无烟酒嗜好,否认疫区居留史及特殊不良嗜好。

初步诊断:

肺部阴影待查:肺部感染? 机化性肺炎? 肺癌? 淋巴瘤?

【病例解析】

问题1:患者是肺部慢性感染性疾病吗?

患者病情有如下特点:①老年男性,反复发热伴咳嗽、咳痰5年余;②胸部CT以右肺实变为主要表现;③外院先后给予抗细菌、抗真菌和抗结核菌治疗均无显效,病程迁延,症状反复出现。综合患者病情特点分析如下:①如果考虑肺部感染,则特殊病原菌感染的可能性大;②应考虑慢性迁延性肺部感染的鉴别诊断:机化性肺炎、肺炎型肺癌和原发于肺的淋巴瘤等少见疾病。为明确诊断,入院后完善以下检查:

血常规:正常。

肝、肾功能:正常。

降钙素原、血沉、CRP:正常。

甲肝、乙肝六项,丙肝:阴性。

肿瘤标志物:CA125:148.60U/ml,CY211:3.99ng/ml,CA199:159.40U/ml;AFP、CEA、CA153、CA724、NSE、PSA、F-PSA、FPSA/PSA:均正常。

免疫指标:ANA:1:100;ANA抗体谱:均阴性;抗中性粒细胞胞浆抗体、PR3和MPO:均阴性;抗心磷脂抗体:均阴性。

甲状腺功能:TSH:9.11mIU/L,FT4:正常,FT3:正常。

血糖、糖化血红蛋白:正常。

免疫球蛋白系列,总IgE:正常。

呼吸道病原体九联抗体:均阴性。

真菌D-葡聚糖检测:阴性;乳胶凝聚试验:阴性。

胸部CT扫描(2016-06-20):右肺中叶、右肺下叶后基地段可见大片肺实变,伴支气管充气征及牵拉性支气管扩张(图10-43-1)。

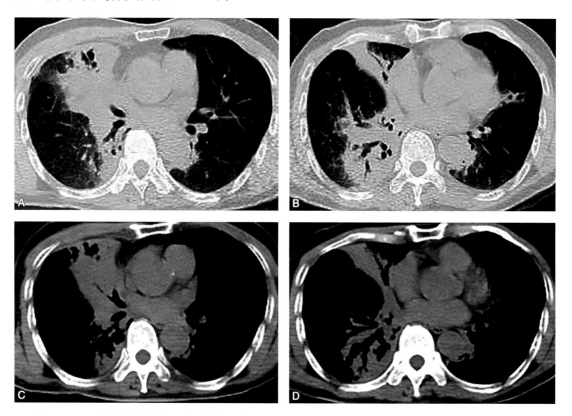

图10-43-1　胸部CT扫描示:右肺大片实变影,左肺下舌段和下叶可见少量实变影(A、B);纵隔窗可见支气管充气征和典型的牵拉性支气管扩张(C、D)

电子支气管镜检查：气管、左右主支气管与各叶、段支气管通畅，黏膜光滑。

超声支气管镜纵隔淋巴结穿刺（EBUS+TBNA）：于右肺中下叶开口处探及异常密度回声（12R），行 EBUS 针吸活检，送检脱落细胞及组织学检查。

EBUS 淋巴结活检涂片：普通细菌培养：阴性；抗酸染色阴性；真菌涂片和培养：阴性。

EBUS 淋巴结活检组织病理：见散在淋巴细胞，未见明显异型细胞。

综合分析上述检查结果有以下特征：①从病原学和病理学两方面均未发现感染证据，且长期抗感染治疗无效，因此可基本除外肺部感染；②免疫学指标与自身抗体检查等可除外自身免疫性疾病所致肺部阴影；③支气管镜检查未见明显的支气管狭窄与腔内肿物，因此以占位为表现的肺癌可能性不考虑，以炎症为表现的肺癌需进一步除外；④原发于肺的淋巴瘤或淋巴瘤肺浸润不能除外。

问题 2：患者可能是炎症型肺癌或淋巴瘤吗？

为了获得满意的肺组织标本，我们给患者行 CT 引导下经皮肺穿刺活检。

经皮肺穿刺活检病理：小 B 细胞性淋巴瘤，边缘区淋巴瘤（图 10-43-2）。

病理免疫组化标志物解析：CD20、CD79a、PAX5 为 B 淋巴细胞来源标志；CD5 除在 T 细胞表达，在套细胞淋巴瘤、慢性淋巴细胞白血病等可呈阳性；CD43 除在 T 细胞表达，在 B 细胞肿瘤如套细胞淋巴瘤、小 B 细胞淋巴瘤、某些边缘区淋巴瘤也可以是阳性。Ki67 用于标记肿瘤细胞增殖活性。LCA 标记淋巴结边缘区；BCL2 则标记生发中心。至此，患者确诊为小 B 细胞淋巴瘤。小 B 细胞淋巴瘤是主要发生在中老年人群中的一种成熟 B 淋巴细胞克隆增殖性肿瘤，以淋巴细胞在外周血、骨髓、脾脏、淋巴结和组织器官聚集为特征。

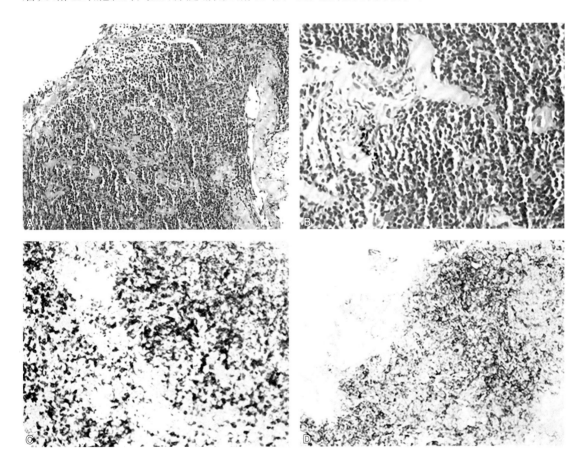

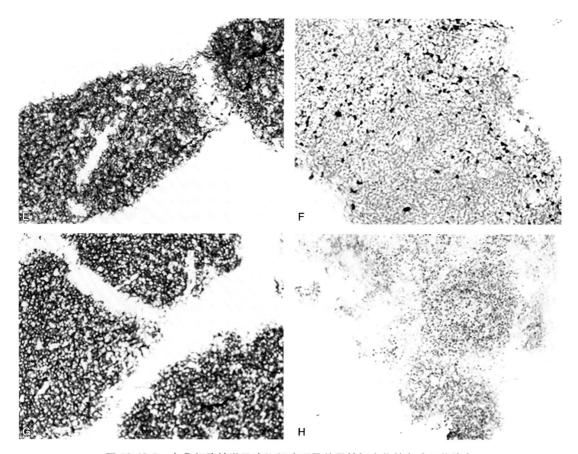

图 10-43-2　小 B 细胞性淋巴瘤组织病理及特异性标志物的免疫组化染色

A. HE 染色见大量淋巴细胞浸润(×200);B. HE 染色见大量淋巴细胞浸润(×400);C. CD5(+);
D. CD43(+);E. CD79a(+);F. Ki67(10%+);G. LCA(+);H. PAX5(+)

问题 3:患者是原发于肺部的淋巴瘤还是淋巴瘤肺浸润?

肺淋巴瘤可分为 4 种类型,包括:①原发性肺淋巴瘤(primary pulmonary lymphoma,PPL):是指原发于肺内淋巴组织的恶性淋巴瘤,是结外淋巴瘤中一种罕见类型,其定义为肺实质或支气管淋巴组织的克隆性异常增生,伴或不伴有肺门淋巴结肿大,在发病或确诊后 3 个月内没有肺外病变的证据;②继发性肺淋巴瘤;③获得性免疫缺陷综合征相关淋巴瘤;④移植后淋巴增殖性疾病。

PPL 的病理类型主要包括:①黏膜相关淋巴组织结外边缘(extranodal marginal zone lymphoma of mucosa associated lymphoid tissue,MALT)淋巴瘤,是 PPL 最为常见的类型,约占 PPL 的 70%~90%,属低度恶性 B 细胞肿瘤;②弥漫大 B 细胞淋巴瘤(diffuse large B-cell lymphoma,DLBCL),是 PPL 第二常见类型,约占 PPL 的 10%~20%;③其他一些罕见的 B 细胞起源的淋巴瘤;④霍奇金淋巴瘤;⑤T 细胞或 NK 细胞起源的淋巴瘤。

判断患者为原发于肺部的淋巴瘤需满足以下两个条件:①肺部受累,但无明显纵隔或肺门淋巴结肿大;②无肺及支气管外其他部位淋巴瘤的证据。为此,我们进一步完善了以下检查:

胃肠镜检查:阴性;

骨髓穿刺检查:阴性;

全身 PET/CT 检查:右肺大部分区域和左肺小部分区域实变并 SUV 值显著升高;未发现

肺及气管、支气管外其他部位淋巴瘤的证据。

【最终诊断】

肺原发边缘区小 B 细胞性淋巴瘤

问题 4：肺原发 MALT 淋巴瘤如何与肺部感染相鉴别？

此例患者因肺实变在外院按照肺部细菌、真菌和结核感染多次、反复治疗，疗效欠佳且病情进展。肺实变是肺 MALT 淋巴瘤最常见 CT 表现，约 90% 的肺原发淋巴瘤患者表现为肺叶、段、亚段多发实变，密度较为均匀，增强后轻中度均匀强化，内见强化血管影。实变的病理基础是淋巴瘤浸润周围组织，使肺间质增厚或气腔完全被瘤组织充盈所致。临床上常常需要与以肺实变为表现的感染性疾病相鉴别：①肺部细菌感染：以肺实变为表现的肺部感染常见于肺炎链球菌所致大叶性肺炎；②肺部非典型病原体感染：轻症患者表现为间质性炎症，重症者可表现为肺实变；③病毒性肺炎：重症患者常常表现为多叶段的肺实变；④肺部真菌感染：肺部真菌感染表现为实变时，实变肺组织内可见坏死、空洞影，周围可见晕征，增强扫描多不均匀强化；⑤干酪性肺炎：表现为好发于上肺叶、肺段的实变，可有虫蚀样空洞、干酪样坏死。同侧或对侧下肺野可有播散灶。多好发于青少年，临床有低热、盗汗等症状。

【治疗及随访】

患者转入血液科治疗、随访。

【病例点评】

1. 肺原发性淋巴瘤的鉴别诊断 除了与肺部感染性疾病相鉴别，还需与以下肺部疾病相鉴别：①炎症型肺癌：病理通常为黏液性腺癌。临床多表现为咳大量白色泡沫样痰。CT 表现为双肺或单肺多发实变，合并多发性结节影、肿块影，与肺 MALT 淋巴瘤 CT 表现相似，但其内含气支气管扭曲不规则、狭窄、中断等，呈枯枝征。实变肺密度较低，增强扫描实变区无强化或轻微强化。肺 MALT 淋巴瘤实变区域含气支气管可达病灶边缘，管腔不狭窄，反而轻度扩张，增强扫描实变区增强均匀，表现为轻度至中度均匀强化。②继发性肺淋巴瘤：是肺外淋巴瘤浸润肺部所致，肺内表现形式多样，多合并纵隔、肺门或其他部位淋巴结肿大。③隐源性机化性肺炎：常表现为沿支气管血管束或胸膜下分布的肺实变和磨玻璃影，可见反晕征，多呈游走性的特征性表现。总之，与肺部感染性疾病比较，肺 MALT 淋巴瘤患者就诊时临床表现较轻，无特异性，但肺内影像学改变往往较重，影像表现与临床表现不符合。肺 MALT 淋巴瘤的 CT 主要表现为双肺或单肺多发实变，可见充气扩张支气管征、血管造影征，且多跨叶分布，可表现为肿块、小结节、斑片影、肺气囊等多种征象。病变进展较慢，病程相对较长。

2. 肺原发性淋巴瘤的 CT 表现及其对应的病理特征 ①PPL 最常见的 CT 表现为肺实变病灶，合并支气管充气征或支气管扩张。对应的病理表现为瘤细胞向肺泡腔内浸润，仅累及肺实质，尚未浸润支气管，此时 CT 表现为实变影内有支气管充气征；实变影合并支气管扩张是由于淋巴瘤组织的浸润导致肺泡塌陷及支气管周围肺间质与实质的破坏造成的。②肺部单发或多发肿块影和结节影，边缘毛糙、模糊或周缘晕征，是 PPL 另一相对特征性表现。其病理基础为肿瘤浸润周围组织，间质轻度增厚或气腔不完全充盈所致。③其他征象包括磨玻璃影、CT 血管造影征及肺间质性改变等。磨玻璃影是肺淋巴瘤的少见征象，是淋巴瘤细胞早期局部肺组织浸润的表现。CT 血管造影征是肺淋巴瘤沿着支气管周围中央间质浸润，导致支气管血管束增粗时在 CT 纵隔窗的特征性表现。④除肺内病灶外,少数 PPL 患者可合并胸腔积液、纵隔或肺门淋巴结浸润,为淋巴瘤组织沿着肺内淋巴系统转移的表现。⑤PPL 胸部 CT 的多发性和多形性特征。70%以上的 PPL 患者 2 种以上病变共存。

（张媛媛　董樑　龚益　龙丰）

──────── 【参考文献】 ────────

[1] MIAN M, WASLE I, GRITSCH S, et al. B cell lymphoma with lung involvement: what is it about [J]? Acta Haematol, 2015, 133(2): 221-225.

[2] 中华医学会血液学分会白血病淋巴瘤学组,中国抗癌协会血液肿瘤专业委员会,中国慢性淋巴细胞白血病工作组.中国 B 细胞慢性淋巴增殖性疾病诊断专家共识[J].中华血液杂志,2014,35(4): 367-370.

[3] 张瑶,徐凌.原发性肺淋巴瘤的临床进展[J].国际呼吸杂志,2019,39(9):699-705.

44　淋巴瘤肺转移继发噬血细胞综合征

【病例简介】

患者男性,29 岁。主因"发热伴咳嗽 20 余天"入院。2017 年 5 月 11 日无明显诱因出现发热伴咳嗽,咳少量白痰。体温 37.7℃,16:00 左右体温开始升高至第 2 天清晨有所降低,体温变化超过 1℃。遂至上海市某三级医院就诊,予莫西沙星+头孢吡肟抗感染治疗,无效后改为莫西沙星+万古霉素+亚胺培南西司他丁/美罗培南抗感染治疗,加用地塞米松抗炎,患者体温渐恢复正常,但是停药后再次出现高热。2017 年 5 月 26 日外院胸部 CT 示:右肺下叶炎症,右侧胸腔积液。胸腔积液细胞学检查未见肿瘤细胞,ADA 升高(具体不详)。出院后,继续口服莫西沙星、头孢地尼等,体温渐正常,停药后再次出现高热,发热症状未见改善。为进一步诊治,收入我科。

入院查体:T 38.7℃,P 80 次/min,R 20 次/min,BP 117/61mmHg。步入病房,精神尚可。巩膜黄染,全身浅表淋巴结无肿大。右下肺呼吸音粗糙,余双肺呼吸音清晰,未闻及干、湿性啰音,未闻及胸膜摩擦音。心率 80 次/min,律齐,各瓣膜听诊区未闻及病理性杂音。肝肋下未触及,脾肋下两指可触及,肝肾区无叩击痛,移动性浊音阴性。左下肢水肿。生理反射存在,病理反射未引出。

既往史及个人史:2016 年 3 月确诊"NK/T 细胞淋巴瘤 Ⅱ 期"。于 2016 年 4 月 1 日行 DICE 方案化疗(地塞米松、异环磷酰胺、顺铂和依托泊泔)2 周期及放疗 21 次。之后未再行放化疗及淋巴瘤相关治疗。否认吸烟饮酒史,否认高血压、糖尿病史,否认食物药物过敏史。

初步诊断:

1. 肺部阴影待查

2. NK/T 细胞淋巴瘤放化疗后

【病例解析】

问题1:患者肺部阴影是感染吗?

综合分析患者病情有以下特点:①青年男性,以发热伴咳嗽急性起病;②胸部CT报告右下肺阴影;③外院反复抗感染治理无法退热;似乎对糖皮质激素治疗有效;④确诊"NK/T细胞淋巴瘤Ⅱ期",淋巴瘤放化疗后观察1年余。年轻男性发热、咳嗽伴肺部阴影,首先应考虑社区获得性肺炎,但是外院按照社区获得性肺炎抗感染治疗无显效,提示患者可能为特殊病原感染或者原有NK/T细胞淋巴瘤复发所致肺浸润。为明确诊断,我们完善了以下检查:

辅助检查(2017-06-14):

血常规:白细胞:$0.72×10^9$/L↓,红细胞:$4.05×10^{12}$/L↓,血红蛋白:117g/L↓,血细胞比容:35.4%↓,中性粒细胞及淋巴细胞:数量少,难以分类,血小板:$35×10^9$/L↓。

肝、肾功能、电解质:丙氨酸转氨酶:584U/L↑,天冬氨酸转氨酶:383U/L↑,总胆红素:99.3μmol/L↑,结合胆红素:85.2μmol/L↑,总胆汁酸:407μmol/L↑,碱性磷酸酶:528U/L↑,γ-谷氨酰转移酶:305U/L↑,总蛋白:52g/L↓,白蛋白:31g/L↓,球蛋白:21g/L,白球比例:1.48,前白蛋白:80mg/L↓,钾:4.4mmol/L,钠:134mmol/L↓,氯化物:102mmol/L,二氧化碳结合力:17.7mmol/L↓,血钙:2.03mmol/L↓,无机磷:1.28mmol/L,血镁:0.84mmol/L,尿素:6mmol/L,肌酐:53μmol/L,尿酸:0.206mmol/L。

血脂全套:胆固醇:2.16mmol/L↓,甘油三酯:3.2mmol/L↑,高密度脂蛋白胆固醇:0.27mmol/L↓,低密度脂蛋白胆固醇:0.68mmol/L↓。

血沉:2mm/h,C反应蛋白:29.5mg/L↑。RF、抗"O"正常。

降钙素原:0.51ng/ml。

T-SPOT:抗原A(ESAT-6)孔:0,抗原B(CFP-10)孔:0。

G试验(血浆1-3-B-D葡聚糖):<10pg/ml。

血清铁蛋白:1 500μg/L。

胸部增强CT示:肺部阴影,右侧胸腔积液(图10-44-1)。

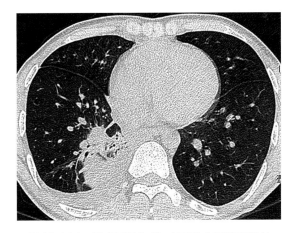

图10-44-1 胸部CT扫描:右下叶内侧基底段结节影和实变影;右侧少量胸腔积液

入院后立即予以美罗培南、万古霉素联合抗感染治疗,患者病情无改善,仍有高热。综合分析上述检查结果:①血常规示三系显著下降,血清铁蛋白显著升高,无PCT升高,无其他病原学证据,提示三系减低继发于恶性病变可能性大;②肝功能检查提示转氨酶和胆红素显著升高,总蛋白和白蛋白显著下降,提示可能为恶性病变肝转移或恶病质的表现;③结合患者淋巴瘤病史,考虑患者淋巴瘤复发,合并骨髓浸润和肝脏浸润。为明确诊断需行骨髓穿刺活检和肺穿刺活检,但是患者目前血小板、白细胞明显减少,有出血和感染风险,暂不予胸腔穿刺及气管镜检查。经过充分与患者及家属沟通后行骨髓穿刺活检。

骨髓流式细胞学检查提示:4.4%异常NK细胞,其中较小NK淋巴细胞占3%,大NK淋巴细胞约占1.4%。

T、B、NK 细胞分类:CD3+T 细胞:60%,CD4+ T 细胞:22%↓,CD8+ T 细胞:29%,CD4+/CD8+:0.76↓,CD19+B 细胞:9%,NK 细胞:29%↑,T+B+NK 细胞:98%。

骨髓穿刺活检结果提示患者 NK/T 细胞淋巴瘤复发;肺部实变影临床考虑为肺继发性淋巴瘤;肝功能异常临床考虑淋巴瘤所致肝损害。

问题2:患者三系下降和凝血功能异常的原因是什么?

患者入院后给予连续血常规监测提示三系持续下降(表 10-44-1),给予升白细胞、升血小板和血小板输注治疗,患者改善不明显。

表 10-44-1 血常规监测

日期	红细胞计数 (×10¹²/L)	血红蛋白 (g/L)	白细胞计数 (×10⁹/L)	中性粒细胞 (×10⁹/L)	血小板计数 (×10⁹/L)
2017-06-15	4.05	117	0.72	-	35
2017-06-16	3.98	116	2	-	31
2017-06-17	4.1	121	3.39	3.18	22
2017-06-19	3.51	101	3.97	3.45	31

患者三系减低必然影响凝血功能,凝血功能监测提示患者纤维蛋白原持续下降,最低至 0.8g/L;D-二聚体持续升高,提示患者纤溶系统显著激活(表 10-44-2)。

表 10-44-2 凝血功能监测

日期	国际标准化比率	凝血酶原时间(s)	纤维蛋白原(g/L)	D-二聚体(FEU mg/L)	凝血酶时间(s)
2017-06-15	1.16	13.6	1.7	1.75	21.4
2017-06-16	1.45	16.8	1.3	10.67	23.2
2017-06-17	1.24	14.5	1.2	10.7	28.7
2017-06-19	1.11	13.2	0.8	10.41	30.5

综合以上检查结果,患者临床表现有高热、肝脾肿大、3 系血细胞减少、高甘油三酯血症和低纤维蛋白原血症的特点;骨髓穿刺活检结果提示 NK/T 细胞淋巴瘤复发;考虑患者在淋巴瘤病情复发进展的基础上并发继发性噬血细胞综合征。

问题3:什么是噬血细胞综合征? 如何诊断?

噬血细胞综合征(HPS)又称嗜血细胞性淋巴组织细胞增多症(HLH),是一组因遗传性或获得性免疫缺陷导致的以过度炎症反应为特征的疾病,于 1975 年由 Chandra 首先报道,临床以发热、肝脾肿大、全血细胞减少、凝血障碍以及组织细胞吞噬形态完整的红细胞、白细胞和血小板为主要表现的临床症候群。

根据 2004 年国际组织细胞协会修订的诊断标准,满足以下 2 条之一即可建立噬血细胞综合征诊断:

1. 分子生物学诊断符合 HPS,包括编码穿孔素的基因突变、UNC13D 基因突变、STX11 及 RARB27a 基因突变等。

2. 符合 HPS 的临床诊断标准(以下 8 项中的 5 项)

（1）发热:持续≥7 天,体温≥38.5℃;

（2）脾肿大:肋缘下≥3cm;

（3）血细胞减少,累及三系中的至少两系:血红蛋白<90g/L,血小板<100×10⁹/L,中性粒细胞<1.0×10⁹/L;

（4）甘油三酯≥3.0mmol/L 和/或纤维蛋白原<1.5g/L;

（5）骨髓、肝、脾、淋巴结中的噬血现象;

（6）NK 细胞活性减低或缺乏;

（7）铁蛋白≥500mg/L;

（8）sCD25≥2 400U/ml。

该患者符合第 2 条的 1~4 项和 6~7 项,结合 NK/T 细胞淋巴瘤复发,可临床诊断为继发性噬血细胞综合征。

【最终诊断】

1. NK/T 细胞淋巴瘤(骨髓、肝脏浸润)

2. 继发性噬血细胞综合征

3. 淋巴瘤肺浸润

【治疗及随访】

患者转入血液科继续治疗随访。

【病例点评】

1. 继发性 HPS 的常见病因　HPS 分为两大类:一类为原发性或家族性疾病,又称家族性血细胞吞噬性网状细胞增生症,为较罕见的综合征,发生于 0~2 岁的婴幼儿,为常染色体隐性遗传,预后差,5 年存活率只有 17%。另一类为继发性疾病,潜在的疾病或原因包括感染(病毒、细菌、真菌、支原体、立克次体、寄生虫)、血液肿瘤(尤其是淋巴瘤)、非血液肿瘤(转移性肿瘤、胃癌和恶性畸胎瘤等)、免疫反应性疾病(系统性红斑狼疮、类风湿关节炎、脂膜炎、结节病和溃疡性结肠炎等)、免疫缺陷状态(免疫抑制剂和/或细胞毒药物治疗后、脾切除后和成人呼吸窘迫综合征等),其中以淋巴瘤为继发性 HPS 的常见原因。

2. HPS 的治疗　包括对症支持治疗、消除诱因、抑制炎症反应和组织细胞增殖以及造血干细胞移植。HPS 的支持治疗可参照全身炎症反应综合征和多器官功能衰竭患者的治疗标准。此外,HPS 患者自发性出血风险很高。对于急性出血病人可输注血小板、新鲜冰冻血浆或Ⅷ因子。继发于感染的 HPS 合并中性粒细胞缺乏时可采用 GCSF 治疗;继发于全身性自身免疫性疾病的 HPS 多使用甲泼尼龙冲击治疗;出现中枢神经系统受累时,首选地塞米松,它比泼尼松和甲泼尼龙更易穿透血-脑脊液屏障。环孢素是一个比较常用的免疫抑制药物,在自身免疫性疾病中可使存活率达到 76%。成人复发或重症 HPS 推荐使用依托泊苷。HPS 死亡率可高达 41%,与原发病相关。恶性肿瘤尤其是 NK 或 T 细胞淋巴瘤伴发的 HPS 预后差,病毒感染或免疫系统疾病继发的 HPS 预后好。HPS 治愈后一般较少复发。

（周霞　张有志　李圣青）

【参考文献】

［1］ HENTER J I, HORNE A, ARICÓ M, et al. HLH-2004: Diagnostic and therapeutic guidelines for hemophagocytic lymphohistiocytosis［J］. Pediatric Blood Cancer, 2007, 48(2): 124-131.

［2］ 赵明哲, 赵维莅, 沈志祥. 成人嗜血细胞综合征 19 例临床分析［J］. 上海交通大学学报(医学版), 2010, 30 (10): 1300-1302.

第十一章 支气管扩张症

45 家族遗传性 Kartagener 综合征 2 例

【病例简介】

病例1：患者男性，33岁，已婚已育。因"反复咳嗽、咳黄脓痰并咯血23年，加重1周"于2013年12月23日入院。患者自23年前开始出现鼻塞、流脓涕，多次在外院诊断为"鼻窦炎"。2年前在外院确诊为"支气管扩张症"，并发现右位心和腹腔脏器反位。近1周来咯血量共约250ml，色鲜红。

入院查体：T 36.5℃，P 72次/min，R 20次/min，BP 112/84mmHg，SO_2：99%。神清，发育正常，营养可，矮胖体型，无杵状指、趾，口唇无发绀，咽部充血。双侧上颌窦压痛(+)。胸廓对称无畸形，肺部叩诊清音，右下肺可闻及湿性啰音。心尖冲动于右锁骨中线第五肋间内0.5cm，叩诊心浊音界为右位心，心音于右侧的心前区清晰，心律齐，各瓣膜听诊区未闻及病理性杂音。腹平软，肝、脾未触及。生理反射正常，病理反射未引出。双下肢无水肿。

既往史及个人史：平素体弱，自幼起有反复呼吸道感染病史。否认吸烟史。父母为近亲结婚。患者舅舅有"支气管扩张"病史，父母体健。

辅助检查：

血常规：红细胞：$4.6×10^{12}/L$，白细胞：$9.77×10^9/L$，中性粒细胞：73.1%，淋巴细胞：20.6%。

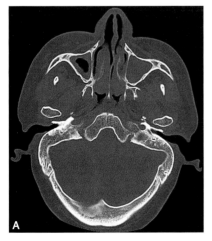

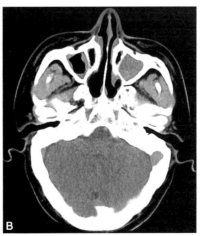

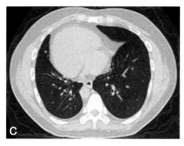
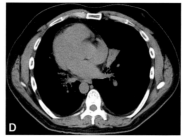
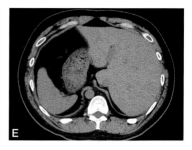

图 11-45-1　鼻窦 CT 示两上颌窦、蝶窦、筛窦内异常密度增高影,鼻甲略肥大(A、B);胸部 CT 示左肺舌叶部分肺不张,右肺下叶支气管轻度扩张(C),纵隔窗示右位心(D)和腹部内脏转位(E)

粪常规、肝肾功能、血糖及电解质均正常。

2013 年 12 月 27 日鼻窦 CT:两上颌窦、蝶窦、筛窦内异常密度增高影,窦壁尚完整。鼻甲略肥大。鼻中隔居中(图 11-45-1)。

2014 年 1 月 2 日胸部 CT:右肺炎症,左肺部分不张;右下肺支气管轻度扩张;内脏转位(图 11-45-1)。腹部 B 超:内脏转位;肝、胆、胰、脾、双肾未见异常。

病例 2:患者女性,35 岁,已婚已育(病例 1 的姐姐)。因"反复咳嗽、咳黄脓痰伴鼻塞 20 年"入院。患者自幼起有反复呼吸道感染病史。2004 年外院胸部 CT 检查示:两肺散在分布点状高密度影,以两下肺为甚,考虑为支气管扩张症并感染;心脏、大血管及肝、脾、胃呈反位改变,考虑为镜面心(图 11-45-2)。在当地医院曾诊断为"支气管扩张症"。2006 年在外院行鼻窦 CT 示:两上颌窦、筛窦黏膜增厚(图 11-45-2)。在当地医院诊断为"鼻窦炎",曾行鼻窦手术治疗。2007 年外院胸片检查示:心尖位于右侧胸腔,两下肺纹理粗乱(图 11-45-2)。

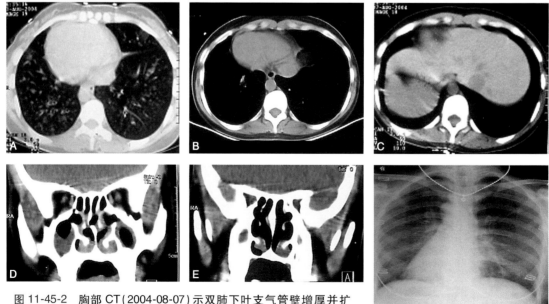

图 11-45-2　胸部 CT(2004-08-07)示双肺下叶支气管壁增厚并扩张,弥漫性结节影和小片状阴影(A),纵隔窗示右位心(B)和腹部内脏转位(C);鼻窦 CT(2006-01-12)示两上颌窦、筛窦黏膜增厚,两上颌窦内异常密度增高影(D、E);胸片(2007-05-20)示心尖位于右侧胸腔,两下肺纹理粗乱(F)

入院查体：T 36.0℃，P 70 次/min，R 18 次/min，BP 120/80mmHg。发育正常，营养可，体型匀称，无杵状指、趾。口唇无发绀，双上颌窦压痛（+）。胸廓无畸形，肺部叩诊清音，双下肺可闻及湿性啰音。心尖冲动位于右锁骨中线第五肋间内 0.5cm，叩诊心浊音界为右位心。心音于右侧的心前区清晰，心律齐，各瓣膜听诊区未闻病理性杂音。腹平软，肝、脾肋下未触及。生理反射正常，病理反射未引出。双下肢无水肿。

既往史及个人史：平素体弱，自幼有反复呼吸道感染史。否认吸烟史。家族史同前。

根据以上两位患者有反复呼吸道感染病史，具有支气管扩张、内脏转位和鼻窦炎三联征，最终诊断明确。

【最终诊断】

Kartagener 综合征

【病例解析】

问题1：为何这两位患者长期误诊为支气管扩张症？

支气管扩张症为呼吸科常见疾病，而 Kartagener 综合征属于原发纤毛运动障碍综合征（primary ciliary dyskinesia，PCD）的一种，是一种少见的先天性常染色体隐性遗传性疾病，在人群中的发病率约为 1/6 万。其发病没有明显的性别和种族差异，但具有家族遗传倾向，可同代或隔代发病。近亲结婚者后代 Kartagener 综合征的发病率可高达 20%~30%，同胞发生率达 7%~9%。Kartagener 综合征由支气管扩张、内脏转位（主要是右位心）及慢性鼻窦炎三联征组成。因此，我们在诊断支气管扩张时应注意患者是否合并右位心和鼻窦炎的情况，以提高对 Kartagener 综合征的诊断正确率。以上两位患者在外院治疗多年，均诊断为支气管扩张症，未确诊 Kartagener 综合征，与临床医生对本病认识不足有关。

问题2：Kartagener 综合征治疗原则？

Kartagener 综合征为先天性疾病，目前尚无特异性治疗方法，主要原则为减少急性发作和对症治疗。目前的防治措施包括：①避免近亲结婚。②增强体质，加强营养；接种流感和肺炎球菌疫苗。③促进痰液排出，保持气道通畅是本病治疗的基础。可应用标准桃金娘油、氨溴索、乙酰半胱氨酸、厄多司坦等祛痰药。此外，个体化的体位引流、拍背、振动排痰等物理方法促进痰液排出，也可减少急性发作，对治疗有一定帮助。④抗感染治疗：铜绿假单胞菌、肺炎链球菌、流感嗜血杆菌和金黄色葡萄球菌为此类患者的气道常见定植菌，尤以铜绿假单胞菌多见。据报道，长期使用小剂量阿奇霉素口服能明显减少此类患者呼吸道中的铜绿假单胞菌数量，减少患者的急性发作；同时早期使用阿奇霉素可延缓疾病进展。⑤抗炎：糖皮质激素可抑制炎性介质和细胞趋化因子的产生，从而达到抗炎、解痉、改善患者通气功能的目的。大量病例报道显示激素在 Kartagener 综合征的治疗中有效，但至今仍缺少临床研究的支撑。⑥外科手术治疗：呼吸道病变局限者，有手术适应证者可手术治疗。如慢性化脓性中耳炎需行鼓膜切开置管引流术；慢性鼻窦炎者鼻窦开窗引流手术；难治性局限性支气管扩张行肺叶或肺段切除术。

【治疗】

病例1 为支气管扩张伴感染和咯血，给予抗感染、止血和化痰治疗：

1. 头孢哌酮/舒巴坦 3.0g/12h，静脉滴注；
2. 垂体后叶素 12U/d，静脉滴注；
3. 蛇毒血凝酶 2U/d，静脉滴注；

4. 卡巴克络 5mg/次,3 次/d,口服;

5. 氨溴索 60mg/次,2 次/d,静脉滴注。

患者咳嗽、咳痰症状逐渐好转,咯血停止,11 天后出院。

病例 2 咳嗽、咳大量黄脓痰,入院后给予抗感染和化痰治疗:

1. 支气管镜下吸痰,见气管及各叶段支气管内较多脓性分泌物,予以镜下吸痰处理;

2. 头孢吡肟 2.0g/12h,静脉滴注;

3. 阿奇霉素 0.5g/d,静脉滴注;

4. 氨溴索 60mg/次,2 次/d,静脉滴注。

患者咳嗽、咳痰症状明显好转,7 天后出院。

【随访】

两位患者出院后坚持服用厄多司坦和氨溴索化痰治疗,增强体质,加强营养。急性加重次数较前明显减少,目前病情平稳。

【病例点评】

Kartagener 综合征(Kartagener syndrome)有典型的三联征:支气管扩张、内脏转位和鼻窦炎。临床诊断支气管扩张症的患者应常规做 Kartagener 综合征的筛查,以防漏诊。

Kartagener 综合征属于原发纤毛运动障碍综合征(PCD)的一种,是一种少见的先天性常染色体隐性遗传疾病,具有家族遗传倾向,可同代或隔代发病,应针对 Kartagener 综合征患者家庭成员进行筛查,询问患者家族情况。病例 1 诉其姐姐也患有支气管扩张,至本院就诊后也明确诊断为 Kartagener 综合征。因此询问家族史可避免其他家庭成员漏诊。

(杨海华 龙丰 李圣青)

────── 【参考文献】 ──────

[1] PANDIT S,CHOUDHURY S,DAS A,et al. A rare case of Kartagener's syndrome[J]. J Nat Sci Biol Med,2014,5(1):175-177.

[2] 张金铭. 呼吸系统疑难病和罕少病[M]. 天津:天津科学技术翻译出版公司,2004:26-27.

[3] GUPTA S,HANDA K K,KASLIWAL R R,et al. A case of Kartagener's syndrome:Importance of early diagnosis and treatment[J]. Indian J Hum Genet,2013,19(2):266-269.

[4] LUCAS J S,BURGESS A,MITCHISON H M,et al. Diagnosis and management of primary ciliary dyskinesia[J]. Arch Dis Child,2014,99(9):850-860.

[5] KIDO T,YATERA K,YAMASAKI K,et al. Two cases of primary ciliary dyskinesia with different responses to macrolide treatment[J]. Intern Med,2012,51(9):1093-1098.

46 支气管扩张伴咯血合并急性肺栓塞

【病例简介】

患者女性,73 岁。主因"反复咳嗽、咯血伴胸闷、胸痛 1 周,气喘 2 天"入院。患者 1 周前无明显诱因出现反复咳嗽,伴咯血,偶有整口鲜血,色鲜红,伴胸闷、胸痛,无咳痰、气喘、呼吸困难和发热等。外院诊断"咯血待查"。予以止血、抗感染和对症治疗后无明显缓解,遂就诊于我院急诊。2017 年 4 月 25 日胸部 CT 检查提示:左上肺支气管扩张伴斑片状渗出影;左肺下叶支气管扩张,管腔可见"痰栓"(图 11-46-1)。急诊予以抗感染、止血等对症支持治疗后,咯血症状好转离院。2 天前,无明显诱因再次出现气喘和呼吸困难,且较前加重。为进一步诊治,以"咯血待查"收治我科。

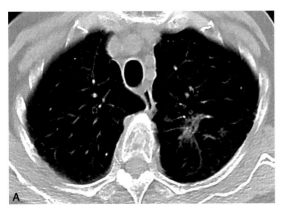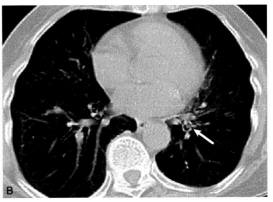

图 11-46-1　胸部 CT 扫描
A. 左肺上叶尖后段斑片状渗出影;B. 左肺下叶基底段支气管扩张,管腔可见"痰栓"(白箭)

入院查体:T 36.2℃,P 90 次/min,R 16 次/min,BP 139/68mmHg,神志清楚,全身皮肤黏膜无黄染,全身浅表淋巴结无肿大。口唇无发绀。颈软,无抵抗,颈静脉无怒张,气管居中,甲状腺无肿大。胸廓双侧对称无畸形,胸骨无压痛;左肺呼吸动度减弱;无胸膜摩擦感;右肺叩诊呈清音,左肺叩诊呈浊音;右肺呼吸音清晰,未闻及干、湿性啰音;左肺呼吸音消失。心率 90 次/min,律齐。各瓣膜听诊区未闻及病理性杂音。腹部平软,无压痛和反跳痛,肝脾肋下未及,肝肾区无叩击痛。关节无红肿,无杵状指(趾),双下肢无水肿。生理反射存在,病理反射未引出。

既往史及个人史:有"支气管扩张"病史多年。各系统回顾无特殊。否认结核病史,否认吸烟史。否认疫水接触史;否认家族遗传性疾病史;有"青霉素"过敏史。

初步诊断:

咯血待查:支气管扩张?

【病例解析】

问题 1:患者胸闷、气短再次加重的原因是什么?

综合分析患者病情有如下特点:①患者系老年女性,以咯血、胸痛、气短急性起病;②既往有支气管扩张病史;③查体左肺呼吸音消失;④急诊给予止血、抗感染和对症处理,咯血缓解,但是胸闷、气短却再次加重。综上,患者胸闷、气短再次加重可能有以下原因:①咯血较前进一步加重;②查体左肺呼吸音消失提示肺不张可能;③存在可能导致胸闷、气短加重的其他病因。因此,需完善以下检查明确患者气短再次加重的原因。

辅助检查:

血常规(2017-05-02):白细胞:$10.56 \times 10^9/L$ ↑,血红蛋白:100g/L ↓,血细胞比容:

29.0%↓。

血气分析(2017-05-02):pH:7.42,PO$_2$:10.2kPa,PCO$_2$:5.29kPa。

肝、肾功能(2017-05-03):ALT:9U/L,AST:13U/L,CRE:38μmol/L,BUN:4mmol/L。

DIC(2017-05-03):PT:11.6s,APTT:28.1s,INR:0.97,D-二聚体:7.84FEUmg/L↑。

心肌标志物(2017-05-03):TNT:0.03ng/ml,NT-proBNP:325.7pg/ml↑。

T-SPOT(2017-05-03):阳性,抗原A>60↑,抗原B>50↑。

肿瘤标志物(2017-05-03):CEA:0.2μg/L,CY211:1.46ng/ml,NSE:15.06ng/ml,SCC:0.9ng/ml。

抗核抗体(2017-05-05):ANA:阴性;ENA:阴性;dsDNA 阴性,Sm 阴性,SSA 阴性,SSB 阴性,ANCA:阴性;抗心磷脂抗体:阴性。

肺动脉CTA(2017-05-02):左全肺不张,右下肺动脉多发充盈缺损(图11-46-2)。

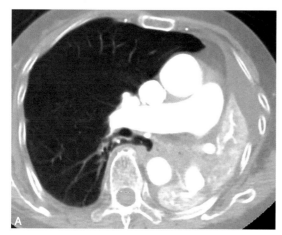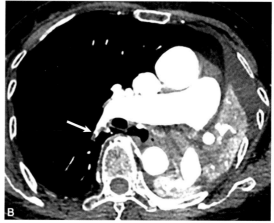

图11-46-2 肺动脉CTA显像

A.肺窗示左全肺不张;B.纵隔窗示右下肺动脉多发充盈缺损(白箭)

心脏超声检查(2017-05-10):左房增大,左心收缩功能正常,左心舒张功能轻度减退。

双下肢静脉加压超声检查(2017-05-11):右下肢深静脉全程栓塞,左下肢深静脉未见明显血栓。

易栓症筛查:阴性。

综合分析上述检查结果,患者咯血减轻但出血并未停止,胸部CT示左肺出血形成血栓填塞左肺支气管腔,导致继发左全肺不张,有效肺活量减少。肺动脉CTA示右下肺动脉多发充盈缺损,确诊急性肺栓塞;双下肢超声检查提示血栓来自右下肢深静脉。至此,患者最终诊断明确,气短进一步加重与咯血所致左全肺不张和急性肺栓塞有关。

【最终诊断】

1. 支气管扩张伴咯血

2. 急性肺栓塞,中危

3. 右下肢深静脉血栓

问题2:如何制定合理的综合治疗方案?

综合分析患者的最终诊断:支气管扩张伴咯血导致肺不张、肺实变,需要止血治疗和支气管镜下左肺支气管血栓清除术;但是患者又有肺栓塞和右下肢深静脉血栓,需要抗凝治疗。因此,患者任何的系统抗凝或止血治疗都会分别加重咯血或肺栓塞的病情,二者在治疗原则上是矛盾的,为了规避系统治疗带来的风险,我们制定了支气管、支气管动脉和肺动脉联合介入治疗方案。

【治疗】

第一步,全麻下右肺单侧通气,支气管镜下左肺支气管血栓清除术;第二步,DSA下左肺支气管动脉造影显像,实施破裂支气管动脉栓塞术;第三步,DSA下肺动脉造影,实施右下肺动脉溶栓治疗。具体实施过程如下:

患者在DSA手术室,全麻下行右肺单侧通气,支气管镜下左肺支气管血栓清除术,吸出多段陈旧性血栓,同时行支气管镜下冰盐水支气管灌洗,确保左侧各叶段支气管通畅。局麻下经右侧股动脉行双肺支气管动脉DSA造影,术中发现左肺上叶支气管动脉云雾状出血灶(图11-46-3),予以栓塞处理,再次DSA造影观察出血止。最后在DSA下行肺动脉造影,见右下肺动脉多发充盈缺损,予以尿激酶50万U局部溶栓治疗,再次DSA造影观察血栓基本溶解吸收。术毕拔管,患者安返病房,继续心电监护密切观察。术后患者自述胸闷、气短明显缓解,未再有新鲜咯血。

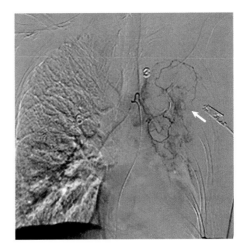

图11-46-3　DSA支气管动脉造影(2017-05-05):左肺上叶支气管动脉可见云雾状出血(白箭)

问题3:如何制定后续全身系统治疗方案?

患者经局部治疗后,咯血止,无需止血治疗;但是,肺栓塞和右下肢深静脉血栓需要全身系统抗凝治疗。结合患者自身意愿,采用低分子肝素/华法林桥接抗凝模式。抗凝期间,密切观察患者出血情况,监测生命体征。鉴于患者系老年女性,有出血风险,口服华法林,INR维持在1.8~2.5之间,达标后出院。

【随访】

患者院外继续口服华法林抗凝治疗,疗程初定为3个月。抗凝期间胸闷、胸痛和气短症状明显缓解;无咯血;无皮肤、黏膜出血点和瘀斑;无便血和尿血等情况。

复查肺动脉CTA(2017-07-06):右下肺动脉溶栓术后,肺动脉各级分支未见明显栓塞征象(图11-46-4)。

复查下肢静脉超声(2017-07-07):右下肢深静脉血栓完全溶解再通;右小腿肌间静脉血栓,部分再通。

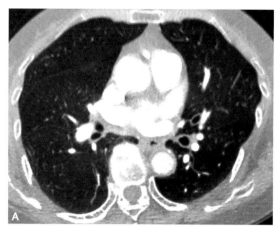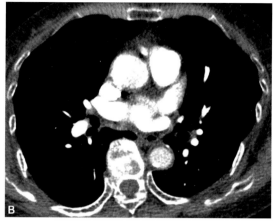

图 11-46-4　口服华法林抗凝 2 个月余,复查肺动脉 CTA 示:左肺完全复张(A),肺动脉血栓基本溶解消散(B)

【病例点评】

1. 常见咯血病因

(1) 原发于肺部疾病:①肺部感染:临床可导致咯血的肺部感染性疾病常见的有肺结核、肺部真菌感染和寄生虫感染等,可根据影像学特点和病理、病原学结果明确诊断。②各种原因所致支气管扩张:可有脓痰,反复发作,影像学可见支气管囊柱样扩张,可呈蜂窝样改变。③急性肺栓塞:常有高危因素如手术、外伤病史,可有胸痛、咯血、D-二聚体增高,胸部 CTA 检查及肺通气/灌注扫描可确诊。④肺癌:可有咳嗽、胸痛、上腔静脉压迫等症状。影像学可有肺部占位、胸腔积液、阻塞性肺炎等表现。⑤肺血管畸形:一般检查难以确诊,需要 DSA 造影明确。⑥自身免疫性肺疾病:多种自身免疫性疾病累及肺实质、肺间质与肺血管;肺出血肾炎综合征等。⑦肺血管炎:大动脉炎、巨细胞动脉炎和白塞病等累及肺动脉均可导致咯血;肺肉芽肿性多血管炎和显微镜下多血管炎也可以咯血为临床主要表现。⑧肺动脉高压:常见于第一、二和四大类重度肺动脉高压患者,临床表现为胸闷、气短、胸痛和咯血等,右心导管检查提示肺动脉高压和右心功能不全。

(2) 肺外疾病导致咯血:凝血功能异常,部分风湿性心脏病和先天性心脏病,血液系统疾病等均可引起咯血。临床需根据患者的病情特点进行系统的诊断筛查。

2. 急性肺栓塞的介入治疗　急性高危 PTE 或伴临床恶化的中危 PTE,若有肺动脉主干或主要分支血栓,并存在高出血风险或溶栓禁忌,或经溶栓或积极的内科治疗无效,在具备介入专业技术和条件的情况下,可行经皮导管介入治疗。对于系统性溶栓出血风险高的患者,如果有导管直接溶栓的设备和人员,导管直接溶栓优于系统性溶栓,导管溶栓时溶栓剂量可以进一步减低,从而降低出血风险。急性 PTE 介入治疗的目的是清除阻塞肺动脉的栓子,以利于恢复右心功能并改善症状和生存率。介入治疗包括:经导管碎解和抽吸血栓,或同时进行局部小剂量溶栓。介入治疗的并发症包括远端栓塞、肺动脉穿孔、肺出血、心脏压塞、心脏传导阻滞或心动过缓、溶血、肾功能不全以及穿刺相关并发症。对于有抗凝禁忌的急性 PTE 患者,为防止下肢深静脉大块血栓再次脱落阻塞肺动脉,可考虑放置下腔静脉滤器,建议应用可回收滤器,通常在 2 周之内取出。一般不考虑永久应用下腔静脉滤器。低危 PTE 不建议导管介入治疗。已接受抗凝治疗的急性 DVT 或 PTE,不推荐放置下腔静脉滤器。此例患者我们首先在 DSA 下行左肺支气管动脉栓塞术;然后在 DSA 下实施右下肺动脉局部溶栓治疗,大大降低了患者的出血风险,为全身系统性抗凝治疗创造了条件。

（吴琴　张媛媛　李圣青）

────────────── 【参考文献】 ──────────────

[1] STEIN P D,HULL R D,PATEL K C,et al. D-dimer for the exclusion of acute venous thrombosis and pulmonary embolism:a systematic review[J]. Ann Intern Med,2004,140:589-602.

[2] RIGHINI M,VAN E S J,DEN EXTER P L,et al. Age-adjusted D-dimer cutoff levels to rule out pulmonary embolism:the ADJUST-PE study[J]. JAMA,2014,311:1117-1124.

[3] 中华医学会呼吸病学分会肺栓塞与肺血管病学组,中国医师协会呼吸医师分会肺栓塞与肺血管病工作委员会,全国肺栓塞与肺血管病防治协作组.肺血栓栓塞症诊治与预防指南[J].中华医学杂志,2018,98(14):1060-1087.

第十二章 其他

47 外源性类脂质肺炎

【病例简介】

患者男性,74 岁。因"咳嗽咳痰伴发热 2 周"入院。患者两周前无明显诱因下出现高热,最高到 39℃,伴有咳嗽,咳痰。无明显刺激性干咳、胸闷、活动后气促症状,痰液白色黏稠,门诊考虑肺部感染,经抗感染治疗,症状缓解,现患者体温正常,少许咳嗽咳痰。2017 年 5 月 4 日肺部 CT 显示:两肺纹理增多,双肺多发斑片实变影,右肺上叶及左肺下叶为重,患者为明确病因,收入我科。患病以来患者精神好,胃纳可,睡眠好,大小便正常,体重无明显下降。

入院查体:T 36.5℃,P 84 次/min,R 14 次/min,BP 138/77mmHg。神志清楚,步入病房,全身皮肤黏膜未见异常,全身浅表淋巴结无肿大。口唇无发绀。胸廓对称无畸形,触觉语颤对称,未触及胸膜摩擦感,双肺呼吸音粗,左下肺可闻及少许湿性啰音,未闻及胸膜摩擦音。心率 84 次/min,律齐;腹平坦,腹壁软,全腹无压痛,肝脾肋下未触及。双下肢无水肿。肌力正常,肌张力正常,生理反射正常,病理反射未引出。

既往史及个人史:有高血压病史 20 年,平日服用氨氯地平降压,血压控制良好。有鼻炎病史多年,近两年反复使用液状石蜡滴鼻剂。否认吸烟史。

辅助检查:

2017 年 5 月 4 日肺部 CT 显示:两肺纹理增多,双肺多发斑片实变影,右肺上叶及左肺下叶为重(图 12-47-1)。

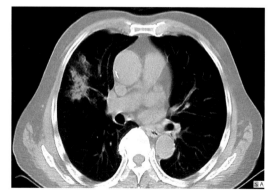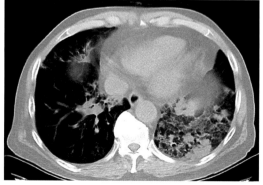

图 12-47-1 胸部 CT 表现:双肺多发斑片实变影,右肺上叶及左肺下叶为重

2017年5月5日肺功能检查:总呼吸道阻力增加,轻度混合性通气功能障碍,小气道轻度陷闭,吸气肌肌力减退,呼气肌肌力减退,呼吸中枢驱动力增加,肺弥散功能轻度减退。

2017年5月8日心脏超声:静息状态下左室各节段收缩活动未见明显异常,各瓣膜不增厚,肺动脉血流图未见异常,左心收缩舒张功能异常,EF值66%。

初步诊断:

肺部阴影:感染可能

【病例解析】

问题1:该患双肺多发肺部病变需考虑哪些疾病?

1. 肺结核 多有结核接触史,常有低热、盗汗等结核中毒症状,多发于20~40岁青壮年,好发于双上肺尖段及后段,其次为下叶背段。影像学显示结核球边缘光滑,有完整纤维包膜,常为单发,洞壁较厚,内壁光滑、外壁清楚。X线表现多种多样,可有空洞、钙化、增殖性病灶,痰涂片或支气管灌洗可见抗酸杆菌阳性,T-spot试验阳性。该患者老年男性,否认既往有结核史,无明显反复低热、盗汗症状,影像学检查不属于典型的肺结核多发部位,可进一步行T-SPOT、ESR,痰找抗酸杆菌,支气管镜灌洗液等进一步明确诊断。

2. 肺炎 可表现为双肺多发实变或磨玻璃影,边缘一般较模糊。经过抗感染治疗后可较快吸收消散。本患者为老年男性,有高热、咳嗽咳痰症状,门诊考虑肺部感染,经抗感染治疗后体温平。2017年5月4日胸部CT平扫:双肺多发斑片实变影,需考虑肺部细菌感染性病变可能。

3. 隐源性机化性肺炎 隐源性机化性肺炎(cryptogenic organizing pneumonia,COP)属于特发性间质性肺炎(IIPs)中的一种类型。病因不明,发病年龄以50~60岁为多,与吸烟无关。病程多在2~6个月以内,2/5的患者发病有类似流感的症状,如咳嗽、发热、周身不适、乏力和体重减轻等。常有吸气末的爆裂音。常规实验检查无特异。肺功能主要表现为限制性通气障碍。高分辨CT显示肺部斑片状肺泡腔内实变、毛玻璃影、小结节阴影和支气管壁的增厚和扩张,主要分布在肺周围,尤其是肺下野,复发性和游走性阴影常见。大多数患者对激素有较好的反应。本例中患者急性起病,起病初有发热,咳嗽咳痰症状,CT显示双肺多发性斑片状阴影。结合患者症状及影像学表现,亦需考虑隐源性机化性肺炎。

问题2:该患者如何明确诊断?

2017年5月4日患者第一次入院后完善相关检查,查(2017-05-05)血沉:74mm/h↑,余血常规、肝功能、肾功能、电解质、肿瘤标志物:未见明显异常,呼吸道病原体九联检阴性,T-SPOT、PCT和真菌G试验等:均正常。

于2017年5月5日行支气管镜检查,于左下叶基底段及背段予以灌洗,灌洗液细菌学、抗酸染色涂片及真菌涂片均阴性。

治疗上给予哌拉西林他唑巴坦4.5g/次,2次/d,静脉滴注;左氧氟沙星0.6g/d,静脉滴注,抗感染治疗,氨溴索化痰加强对症支持治疗。患者体温平,咳嗽咳痰症状好转,暂予出院,嘱患者出院后继续口服头孢克肟、左氧氟沙星抗感染,1个月后复查胸部CT。

患者于2017年6月7日复查肺部CT显示:双肺多发实变影,同2017年5月4日大致相仿。肺部阴影无明显吸收(图12-47-2)。以上提示常规抗感染治疗无效,应考虑肺感染因素导致的双肺病变。为进一步明确诊断,于2017年6月9日行CT引导下经皮肺穿刺,病理提示类脂质性肺炎。

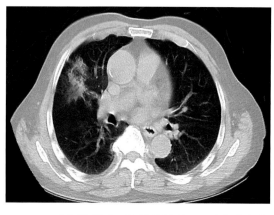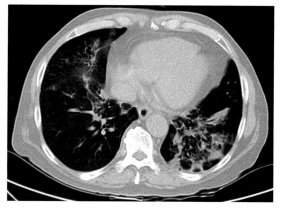

图 12-47-2 胸部 CT 平扫:双肺多发实变影,同 2017 年 5 月 4 日比较病灶吸收不明显

回顾病史,患者有反复使用液状石蜡滴鼻病史,结合病理学表现(图 12-47-3),患者最终诊断明确。

【最终诊断】

外源性类脂质性肺炎

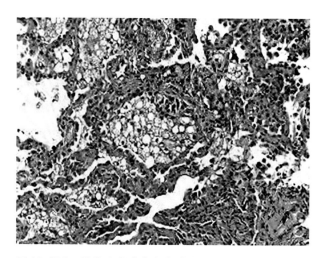

图 12-47-3 肺泡内充满富含脂质的泡沫样组织细胞,肺泡间隔增厚(HE,×400)

问题 3:该患者如何治疗?

类脂质性肺炎是一种慢性间质性肺炎,临床上较为少见,是由于机体针对脂类物质在肺内的异常沉积所发生的慢性炎症反应。治疗上,首先应减少或避免诱发因素,部分病例可采用激素治疗。

【治疗】

本例患者予以泼尼松口服治疗,同时嘱其慎用滴鼻剂。

问题 4:该疾病诊断的关键是什么?

类脂质肺炎分为内源性类脂质肺炎和外源性类脂质肺炎。

对于内源性类脂质肺炎,我们需仔细询问患者有无如骨折、肺癌、错构瘤、脂肪瘤等疾病史,或者伴发于其他疾病如肺结核、肺部分枝杆菌感染、呼吸衰竭、肺心病、高血钙等。对于外源性类脂质肺炎,我们应关注有无误吸的危险因素和证据。误吸的危险因素包括:高龄老人,常在脑血管病后、吞咽困难、咳嗽反射减弱、饮水或进食后呛咳,牙周病、建立人工气道、管饲食物、灌肠等医源性因素、胃食管反流或在发生呕吐、昏迷、癫痫大发作、醉酒等情况后。

因此,对于类脂质肺炎疾病的诊疗,病史(尤其是油脂类物质接触及误吸史)至关重要,追问病史可以让问题很快水落石出。但是也有部分患者误吸量少,误吸后数月甚至数年之久才因肺部不适或肺部阴影就诊,经反复追问也不一定能获知误吸史,此时需要经皮肺活检,经支气管镜肺活检或开胸肺活检组织病理学检查方能确诊。

【随访】

患者体温平,临床症状好转,2017 年 8 月 4 日复查胸部 CT 提示病灶较前有所吸收、变淡(图 12-47-4)。

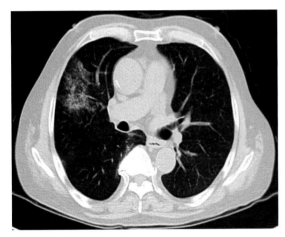
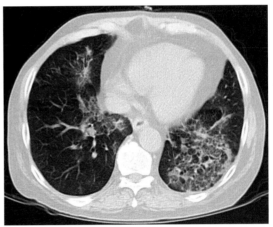

图 12-47-4　复查胸部 CT 平扫:双肺多发阴影,同 2017 年 5 月 4 日比较病灶明显吸收

【病例点评】

1. 类脂质肺炎临床上并不多见。本病呈慢性经过,缺乏典型的、特异性的临床表现,一般抗炎治疗效果往往不佳,且易复发。绝大多数患者白细胞增高,胸部影像学表现多种多样,病灶部位尤以右肺中叶和下叶基底段为多见。早期可出现肺部渗出、斑片状影、磨玻璃影、铺路石征和胸腔积液。易误诊为肺癌、肺结核及肺部慢性炎症等疾病。临床医生应提高对此类疾病的警惕,若单纯抗感染效果不佳的肺部团块影患者,需尽早行气管镜、肺穿刺等有创检查取病理以明确诊断。类脂性肺炎的主要病理所见是富含脂质的巨噬细胞、大量胆固醇结晶、慢性炎症和纤维化形成。

2. 病史是诊断外源性类脂质性肺炎的重要依据,目前虽然有高分辨率 CT,但是如果未能得到病人准确的病史,诊断类脂质性肺炎是比较困难的,大多数病人最后以活检/手术的方式送病理得出结论。我们需要提高对此类疾病的认识,提高问诊技巧,减少临床误诊和漏诊。

(吴琴　张有志　李圣青)

─────────────【参考文献】─────────────

[1] NAKASHIMA S,ISHIMATSU Y,HARA S,et al. Exogenous lipoid pneumonia successfully treated with broncho-

scopic segmental lavage therapy[J]. Respiratory Care,2015,60(1):1-5.

[2] LAU C,ABDELMALAK B B,FARVER C F,et al. Whole lung lavage for lipoid pneumonia[J]. Thorax,2016,71(11):1066-1067.

48 慢性阻塞性肺疾病合并气管腔内错构瘤

【病例简介】

患者男性,75 岁,主因"咳嗽、咳痰伴活动后气促 2 年余,加重半年"入院。患者 2 年前无明显诱因出现活动后气促,冬季明显;偶有咳嗽、咳痰,清晨痰量较多,偶有低热,体温未测;无畏寒、恶心、呕吐、头痛等不适;爬楼等活动后气促加重,休息后可缓解;曾于当地多次住院治疗,具体情况不详。近半年活动后气促症状较前加重,与体位有关,侧卧明显。于当地医院就诊未见明显好转,为求进一步治疗,收入我科。患病以来精神可,胃纳、睡眠正常,大小便正常,无体重明显下降。

入院查体:T 36.6℃,P 80 次/min,R 20 次/min,BP 126/75mmHg。神志清楚,步入病房,自主体位,查体合作。皮肤黏膜无黄染,无皮疹紫癜,无肝掌及蜘蛛痣。浅表淋巴结未扪及肿大。口唇红润,无发绀,咽部无充血,扁桃体无肿大。无颈动脉异常搏动,气管居中,颈静脉无怒张,甲状腺无肿大。桶状胸,肋间隙增宽。双侧呼吸运动一致,胸壁静脉无曲张。胸壁无压痛,无皮下捻发音,胸骨无压痛,胸廓扩张度对称,无胸膜摩擦感,双侧语音震颤正常。双肺叩诊呈过清音,双肺呼吸音清,可闻及少量哮鸣音,左下肺明显;双肺未闻及湿性啰音。双肺无胸摩擦音。心率 80 次/min,律齐,各瓣膜区无杂音,心包无摩擦音,无脉搏短促。腹部平坦,腹软,无压痛及反跳痛,肝脾肋下未触及,移动性浊音阴性,肠鸣音正常,4 次/min。脊柱四肢无畸形,无杵状指趾,双下肢无水肿,四肢关节活动正常。生理反射正常,病理反射未引出。

既往史及个人史:否认手术史、外伤史。否认肝炎、结核、伤寒、血吸虫等传染病史。否认食物、药物过敏史。否认高血压、糖尿病等慢性病史。吸烟 30 年,每日 1 包。

辅助检查:

血常规:白细胞:$4.34×10^9$/L,中性粒细胞:56.7%,血红蛋白:118g/L,血小板:$275×10^9$/L,嗜酸性粒细胞绝对值:$0.38×10^9$/L。

血气分析(未吸氧):pH:7.391,PCO_2:47.7mmHg,PO_2:88.5mmHg,HCO_3^-:27.3mmol/L,SO_2:97.8%。

吸入/食入过敏源检查:阴性。

血凝:D-二聚体:0.36FEUmg/L。

肺功能报告:总呼吸道阻力增高,轻度限制性通气功能障碍,重度阻塞性通气功能障碍,小气道重度陷闭,肺弥散功能重度降低。支气管舒张试验:吸入支气管舒张剂 15 分钟后,FEV_1:升高 11%(100ml),支气管舒张试验阴性(表 12-48-1)。

表 12-48-1　肺功能参数(2017-03-28)

参数	预计值	实测值	百分比(%)
VC(L)	2.91	2.04	70
FEV_1(L)	2.27	0.92	41
FEV_1/FVC(%)		44.07	

患者入院后炎症指标阴性,患者无咳嗽、咳痰等症状加重,气促加重考虑与左下肺不张有关,CAT 评分 20,一年内急性发作次数入院>2 次,参照 GOLD 2017 指南,归为稳定期,D 组。

初步诊断:

慢性阻塞性肺疾病(COPD)稳定期,GOLD Ⅲ级,D 组

【病例解析】

问题 1:患者胸闷气促的原因?

患者病情特点:①老年男性,长期吸烟史,活动后气促 2 年,加重半年;②查体桶状胸,肋间隙增宽,双肺叩诊过清音;③肺功能提示重度阻塞性肺通气功能障碍,支气管舒张试验阴性。综合以上特点慢性阻塞性肺疾病诊断成立。但是患者胸闷气促与体位有关;查体双肺可闻及少量呼气相哮鸣音,左下肺明显。这些难以用慢性阻塞性肺疾病急性加重完全解释,需要进一步明确是否合并其他疾病。为明确诊断,我们进一步做以下检查:

血 G 试验(血浆 1-3-β-D 葡聚糖):<10pg/ml。

血沉:54mm/h。

降钙素原:0.02ng/ml。

血呼吸道病原体九联抗体检测:呼吸道病原体 IgM 抗体包括:嗜肺军团菌、肺炎支原体、Q 热立克次体、肺炎衣原体、腺病毒、呼吸道合胞病毒、甲型流感病毒、乙型流感病毒和副流感病毒:均为阴性。

胸部 CT 检查(2017-03-29):双侧肺气肿,散在肺大疱;左肺下叶肺不张,纵隔左偏(图 12-48-1)。

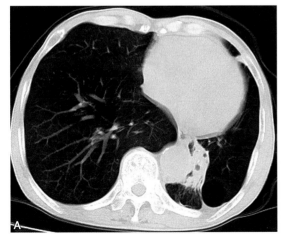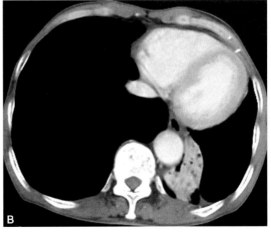

图 12-48-1　胸部 CT 检查

A. 双肺透光度增加,左肺容积明显减小,下舌段肺大疱,左肺下叶肺不张;B. 纵隔左偏,左下肺不张

问题2:患者左肺下叶不张的原因?

患者胸部CT除提示慢支肺气肿改变外还有左肺下叶不张,短期内左肺下叶不张是患者近半年气短加重的主要原因。肺不张的原因可为阻塞性、外压性、发育异常、局部痰液引流不畅等因素所致,因此为明确左下叶不张的原因,进一步行电子支气管镜检查,镜下可见左主支气管距隆突2cm处新生物阻塞管口,表面光整(图12-48-2A)。新生物活检送病理并行免疫组化检测以明确病变性质。

支气管镜活检病理(图12-48-2B、C):碎组织直径0.4cm。CK(上皮+),Napsin A(-),Ck7(上皮+),Syn(-),TTF-1(-),CK5/6(上皮+),Ki67(2%+),P40(上皮+),P63(上皮+),CD56(-),CK20(-)。病灶由结缔组织基质所构成,表面被覆纤毛柱状上皮和间变的鳞状上皮细胞,考虑支气管乳突状瘤。

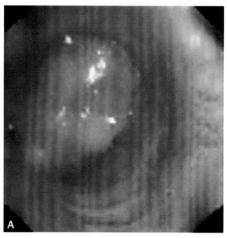

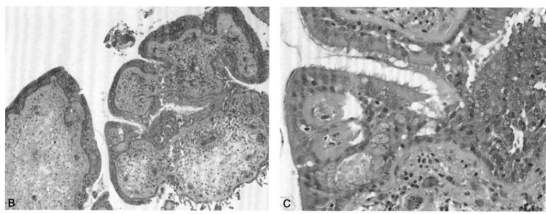

图12-48-2 支气管镜检查可见左主支气管距隆突2cm处新生物阻塞管口,表面光整(A);病理HE染色(B:×10,C:×40)提示病灶由结缔组织基质所构成,表面被覆纤毛柱状上皮和间变的鳞状上皮细胞,考虑支气管乳突状瘤

肿瘤标记物全部正常:AFP:3.9μg/L,CEA:1.95μg/L,CA125:20.01U/ml,CA15-3:19.52U/ml,CA19-9:9.19U/ml,CA72-4:3.88U/ml,CY21-1:1.71ng/ml,NSE:9.6ng/ml,PSA:1.38ng/ml,FPSA:0.33ng/ml,FPSA/PSA:0.24ng/ml,SCC:0.9ng/ml。据此可基本排除恶性病变。

问题 3:如何治疗?

鉴于患者高龄,长期重度吸烟史,肺功能提示重度阻塞性肺功能障碍。综合评估患者不耐受手术,给予支气管镜下介入治疗。

【治疗】

1. 支气管镜下氩气刀结合电圈套治疗(图 12-48-3) 患者左主支气管新生物通过镜下治疗后左肺上叶及下叶 8、9、10 段开口显露,亚段通畅,下叶背段仍有新生物,但患者后期难以耐受治疗故终止。切割组织再次送检病理。

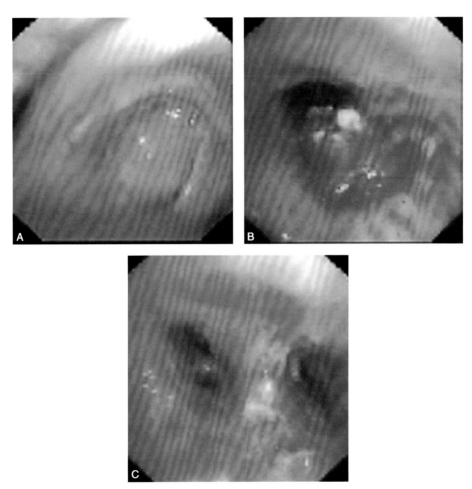

图 12-48-3 支气管镜下氩气刀结合电圈套治疗
A. 治疗前;B. 治疗中;C. 切割后左肺上叶及下叶 8、9、10 段开口显露,亚段通畅

2. 布地奈德福莫特罗 1 吸/次,2 次/d,吸入。

3. 氨溴索化痰、二羟丙茶碱静脉滴注。

支气管镜治疗中再次组织活检病理报告:CK(上皮+),Napsin A(-),Ck7(上皮+),Syn(-),TTF-1(-),CK5/6(上皮+),Ki67(<1%+),P40(上皮+),P63(上皮+),CD56(-),VIM(间质+)考虑(左主支气管)错构瘤(图 12-48-4)。

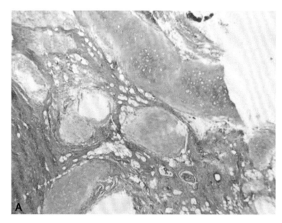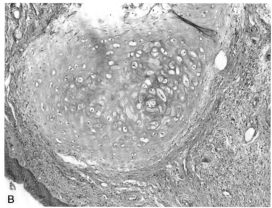

图 12-48-4　支气管镜下治疗切割组织送病理:HE 染色(A:×4,B:×10) 可见支气管上皮和中胚层的多种成分异常混合而形成的结节状肿块。其中含有多量软骨、脂肪和纤维组织,提示支气管错构瘤

【最终诊断】

1. 左主支气管腔内错构瘤,左下肺不张
2. 慢性阻塞性肺疾病稳定期,GOLD Ⅲ级,D 组

【随访】

支气管镜下治疗后,患者自觉气促症状明显缓解,仍有咳嗽咳痰。查体:左肺呼吸音较前增强,未闻及干、湿性啰音。1 个月后复查肺功能与胸部 CT 均较前改善(图 12-48-5,表 12-48-2),仍残留左下叶背段不张,建议再次气管镜下治疗,患者拒绝。

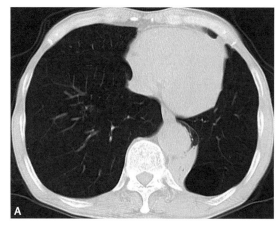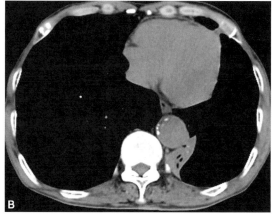

图 12-48-5　治疗后 1 个月复查胸部 CT(2017-05-10)

A. 左肺上叶较前明显复张,左肺下叶大部肺不张;B. 纵隔左偏较前减轻

表 12-48-2　肺功能参数(2017-05-10)

肺功能参数	预计值	实测值	百分比(%)
VC(L)	3.16	2.09	66
FEV_1(L)	2.46	1.55	63
FEV_1/FVC(%)		47.67	

【病例点评】

1. 患者老年男性,既往有长期吸烟史,结合症状、体征和肺功能结果,慢阻肺诊断明确。此次发病以气短加重为主,很容易联想到慢阻肺急性加重,但仔细分析其症状与慢阻肺急性加重有不符之处,通过胸部 CT 检查发现合并左下肺不张,考虑这是导致患者气短加重的原因。

2. 排查肺不张病因的思路　肺不张可为阻塞性、外压性、发育异常、局部痰液引流不畅等因素所致。气管镜检查了解支气管腔内情况是明确肺不张原因的关键。患者气管镜下可见左主支气管新生物,由于患者系老年男性,长期吸烟,有慢阻肺,属肺癌高危人群,因此首先考虑肺癌。但是第一次活检病理回报为支气管乳突状瘤,该疾病为支气管的良性肿瘤,常与慢性炎症相关,极少见,可恶变。支气管镜下治疗再次活检送病理,最终确诊错构瘤。

3. 支气管乳头状瘤与支气管腔内错构瘤的鉴别诊断　两者均为支气管良性肿瘤,常常难以鉴别。支气管乳头状瘤极少见,少数可以恶变,常发生在支气管近端,突出于支气管腔,呈息肉样,有短蒂附着于支气管壁。镜检肿瘤由结缔组织基质所构成,表面被覆纤毛柱状上皮和间变的鳞状上皮细胞,慢性炎症可能为其主因。肺错构瘤是正常肺组织因胚胎发育异常,导致肺正常组织的不正常组合所构成的瘤样畸形。肺错构瘤是肺部最常见的良性肿瘤,据统计占肺部良性肿瘤的75%左右。支气管内型(腔内型)占肺错构瘤的 5%~10%。支气管内型错构瘤病理剖面呈灰白色,质硬,有黏液和囊腔,主要成分有软骨、腺体、平滑肌、脂肪及纤维组织等。该患者第一次活检病理取材有限,见纤毛柱状上皮与鳞状上皮覆盖,细胞形态规整,未见典型错构瘤表现;第二次活检组织量多,镜下可见软骨、腺体、纤维组织成分明确诊断。

（路璐　龚益　李圣青）

【参考文献】

［1］SIM J K,CHOI J H,OH J Y,et al. Two Cases of Diagnosis and Removal of Endobronchial Hamartoma by Cryotherapy via Flexible Bronchoscopy［J］. Tuberc Respir Dis,2014,76(3):141-145.

［2］OGUMA T,TAKIGUCHI H,NIIMI K,et al. Endobronchial hamartoma as a cause of pneumonia［J］. Am J Case Rep,2014,15:388-392.

［3］MILLER M J,SOBERANO J P,TALLAKSEN R. Endobronchial Hamartoma Causing Postobstructive Pneumonia［J］. W V Med J,2016,112(5):38-39.

［4］UCAR N,AKPINAR S,AKTAS Z,et al. Resection of endobronchial hamartoma causing recurrent hemoptysis by electrocautery and cryotherapy［J］. Hippokratia,2014,18(4):355-356.

［5］KIM H R,CHOI K H,JEONG E T,et al. Resection of an endobronchial hamartoma by cryotherapy［J］. Korean J Intern Med,2016,31(4):805-806.

［6］WANG T,LIU Y. Outcomes of surgical treatments of pulmonary hamartoma［J］. J Cancer Res Ther,2016,12(Supplement):116-119.

49 骨化性气管支气管病

【病例简介】

患者男性,45 岁。因"反复咯血 20 年"入院。患者 20 年前在化工厂工作时吸入氯气后突发咳嗽、咯血,色鲜红,量较大,具体不详。咯血持续数日,无发热,无胸闷、胸痛,无头晕、气促等,未予治疗自行好转。患者在化工厂工作一年后转为办公室工作。此后咯血间断发作,每2~3年1次,色鲜红,但量少,发作时每日咳嗽、咯血1~2次,持续2天即好转。近来数年均未再发作。2016年8月12日患者劳累后起床时再次突发咳嗽、咯血,色暗红,量少,具体不详;无发热,无胸闷、胸痛,无气促。于当地医院行胸部CT检查,提示"右肺中叶支扩,右侧胸膜稍增厚;多发支气管壁欠光滑,可见多发不规则高密度影",外院予"头孢地尼、卡络磺钠片"治疗,咯血仍反复发作,为进一步诊治收入我科。

入院查体:T 36.7℃,P 88次/min,R 18次/min,BP 116/89mmHg。神志清楚,步入病房。全身皮肤黏膜未见异常,无肝掌、蜘蛛痣,全身浅表淋巴结无肿大,口唇无发绀。颈软,无抵抗,颈静脉无怒张,气管居中,甲状腺无肿大。胸廓对称无畸形,胸骨无压痛;双侧呼吸动度对称,双肺呼吸音清晰,未闻及干、湿性啰音。心率88次/min,律齐;各瓣膜听诊区未闻及杂音。腹平坦,腹壁软,全腹无压痛,无肌紧张及反跳痛;肝脾肋下未触及,肝、肾无叩击痛;肠鸣音4次/min。脊柱、四肢无畸形,关节无红肿,无杵状指(趾),双下肢无水肿。肌力正常,肌张力正常;生理反射正常,病理反射未引出。

既往史及个人史:吸烟史5年,20支/d,已戒烟20年。否认高血压、糖尿病史,否认食物、药物过敏史。

辅助检查:

血常规:白细胞:$11.1 \times 10^9/L$,中性粒细胞:79%,血红蛋白:155g/L,血小板:$172 \times 10^9/L$。

血凝:D-二聚体:<0.16FEUmg/L。

外院CT报告:右肺中叶支扩,右侧胸膜稍增厚;多发支气管壁欠光滑,可见多发不规则高密度影。

初步诊断:

咯血待查:炎性? 结核性? 肿瘤性?

【病例解析】

问题1:患者咯血的原因?

患者病情有如下特点:①间断咯血20余年,无明显咳嗽、咳痰等呼吸道感染症状;②胸部CT示气管、支气管壁欠光滑,可见多发不规则高密度影,提示主要病变在气管和支气管;③给予抗感染、止血治疗效果不明显,可自行缓解;④有氯气吸入史。综上,可导致间断咯血症状且持续20年以上的气管、支气管病变需考虑支气管扩张、心脏瓣膜病、累及气管、支气管的结核、真菌等感染性病变、凝血功能障碍、自身免疫性病变和气管、支气管先天性发育不良和继发病变等。为明确诊断,需进一步做以下检查:

辅助检查:

血清T-spot:抗原A:0,抗原B:0。

肿瘤标志物:癌胚抗原:0.96μg/L,糖类抗原125:<35.00U/ml,糖类抗原15-3:<35.00U/ml,糖类抗原19-9:<37.00U/ml,糖类抗原72-4:4.19U/ml,细胞角蛋白19片段:1.05ng/ml,神经元特异性烯醇酶:<15.70ng/ml,甲胎蛋白:3.12μg/L。

G试验(真菌D-葡聚糖检测):84.72pg/ml。

血沉:21mm/h。

支气管镜检查:术中见咽喉部正常,声带活动左右对称、开闭良好,局部可见隆起;气管全程至隆突、双侧主支气管及中间段支气管可见弥散性丘状结节样隆起,质硬;结节表面黏膜光滑,基底部宽,乏血供。用一次性活检钳、K203活检钳、异物钳反复钳夹黏膜隆起结节,但是取材困难。遂于气管中段12点方向予电圈套器圈套部分组织并送检病理。镜下可见气管下段至右主支气管陈旧性血迹附着,局部黏膜可见少量渗血,镜下诊断骨化性气管支气管病(图12-49-1)。

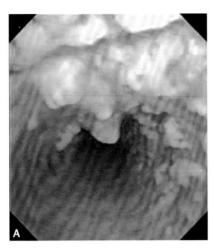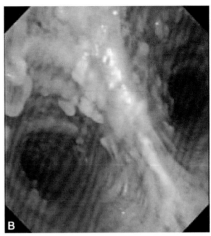

图 12-49-1 支气管镜检查:气管全程至隆突(A)、双侧主支气管及中间段支气管(B)可见弥漫性丘状结节样隆起,质硬;结节表面黏膜光滑,基底部宽;气管、支气管后壁未累及

病理报告:(气管壁活检及电切)气管、支气管骨化病(图12-49-2)。

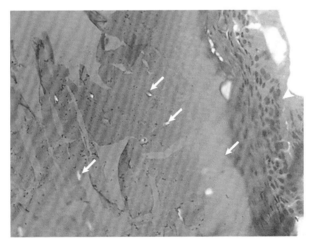

图 12-49-2 HE 染色(×100)示:支气管壁黏膜上皮鳞状化生(箭头),黏膜下骨化及软骨组织骨形成,可见散在支气管软骨细胞(白箭)

【最终诊断】

骨化性气管支气管病

问题2:骨化性气管支气管病的临床特征?

骨化性气管支气管病(tracheobroncheopathia osteochondroplastica,TO)是指气管、支气管黏膜下有多发性骨质或软骨组织结节状增生并突向管腔的良性病变,一般不累及气道后壁。TO

发病年龄通常在 40 岁以上,男女无显著差异。

多数 TO 患者早期无症状,临床症状通常与气道阻塞的位置和程度相关。常见的症状包括慢性咳嗽、咳痰、呼吸困难、反复呼吸道感染和急性感染所致的咯血。支气管扩张和结节性溃疡亦常见。Nienhuis 等报道的 15 例 TO 患者,最常见的症状是咳嗽(66%)、咯血(60%)、劳力性呼吸困难(53%)、喘息(30%),同时有 13% 为无症状患者。

胸部 CT 检查显示钙化的软骨结节由气管支气管黏膜向管腔内突起,不侵犯气管支气管后壁;多发突起黏膜下伴或不伴钙化的无蒂结节,气管支气管软骨环非外压性变形、狭窄,或气管支气管黏膜下钙化为 TO 特征性的 CT 表现。TO 患者 CT 三维重建显示气管前壁及两侧壁增厚及结节样钙化影突入管腔内,钙化主要位于黏膜下并突入气管支气管管腔内。此例患者具有间断咳嗽、咯血症状和典型的胸部 CT 特征,对 TO 诊断有一定的提示作用。

问题 3:TO 患者如何确诊?

TO 的病理特点为支气管壁黏膜上皮鳞状化生,黏膜下骨化及软骨组织骨形成。TO 患者临床表现无特异性,典型的 CT 表现对临床诊断有一定帮助,目前认为支气管镜检查为 TO 确诊的金标准,无需组织病理学确诊。TO 患者支气管镜检查:TO 可发生于喉、声门下区、气管、主支气管及右中间段支气管。支气管镜检查可确定诊断和病变范围,镜下可见气管支气管壁多发的孤立性或融合的骨或软骨结节,间隔 1~10mm,向气管腔内凸出的多发结节,不累及气管后壁,这一特征对 TO 具有诊断性价值。2004 年 Herve 和 Ali 等提出了一种基于支气管镜下病变形态和病变程度的疾病严重程度分级:Stage A:散在结节(少数结节,结节之间正常黏膜居多);Stage B:弥漫性结节(较多结节影响整个黏膜,无正常黏膜区);Stage C:结节病变融合(相邻病灶融合),可以引起气道机械性梗阻,导致不同程度的阻塞性通气功能障碍。此例患者 TO 病变累及喉、声门下区、气管、主支气管及右中间段支气管,范围较广,且可见多个病灶融合,气管镜分级为 Stage C,组织病理报告符合 TO 诊断。

问题 4:TO 的鉴别诊断?

TO 常见症状为慢性咳嗽、咳痰和咯血等,CT 表现为气道壁不规则突起和狭窄,需与以下疾病相鉴别:①气管支气管淀粉样变,表现为多灶性黏膜下淀粉样斑块阻塞气管支气管管腔;与 TO 相反,淀粉样变性常累及气管后壁(膜部),组织病理学检查淀粉样组织刚果红染色阳性有助于两者的鉴别诊断。值得注意的是,气管支气管淀粉样变可合并 TO。Leske 等报道了 16 例活检标本提示气管支气管淀粉样变,有 2 例(13%)合并 TO。②气管支气管肉瘤亦可出现气道内结节性病变。若病变侵犯气管支气管后壁需怀疑复发性多软骨炎、结节病、结核、淀粉样变和乳头状瘤等。弥漫性气管钙化也可见于老年患者或肺结核患者、软骨肉瘤、结节性肉芽肿性多血管炎和纤维瘤等。诊断 TO 时需与以上疾病相鉴别。

问题 5:TO 该如何治疗?

TO 病因未明,可能的原因有:慢性感染,基因易感性,化学或机械刺激,退行性变和代谢障碍等。避免接触化学性烟雾、粉尘等刺激,可能对本病有延缓病情恶化的作用。目前 TO 尚无特异性方法治疗,如无严重气道狭窄,一般采取内科保守治疗,不需内镜下介入治疗。反复的肺部感染和肺不张是 TO 的常见并发症,当保守治疗失败,可考虑外科手术,包括切除 TO 受累部分气管,前喉裂、喉部分切除。另外,如有气道狭窄导致的呼吸困难,可行支气管镜下介入治疗。患者初次咯血时有明显的氯气接触史,且初次发病后仍在化工厂工作,可能为患者 TO 病因。

【治疗】

患者因气管镜下未见明显气道狭窄,采用内科保守治疗。经抗感染、止血等治疗后,患者咳嗽、咯血明显减轻,遂出院观察。

【随访】

TO 预后良好。Leske 等报道 55% 的 TO 患者随访至少 1 年后病情仍稳定,无疾病恶化,但有 17% 的患者出现了较明显的疾病进展,主要表现为气道狭窄。此例患者随访 1 年,避免受凉感冒,未再发生咯血等情况。

【病例点评】

1. 患者中年男性,有长期咯血史,CT 提示气管、支气管多发不规则高密度影。此次发病以突发咯血为主,炎症、肿瘤、结核皆有可能。入院后完善相关检查,排除禁忌后行支气管镜检查,镜下考虑 TO,最终组织病理支持该诊断。

2. TO 的诊断思路 TO 是一种良性病变。男女发病无差别,病程较长。由于无症状或症状不典型,易被漏诊、误诊。胸部 CT 检查显示钙化的软骨结节由气管支气管黏膜向管腔内突起,不侵犯气管支气管后壁的典型特征可提供诊断线索;支气管镜检查可见气管支气管壁多发的孤立性或融合的骨或软骨结节,向气管腔内凸出且不累及气管后壁,这一特征对 TO 具有诊断性价值。

(巨默涵　夏敬文　李圣青)

── 【参考文献】 ──

[1] ZHU Y,WU N,HUANG H D,et al. A clinical study of tracheobronchopathia osteochondroplastica:findings from a large Chinese cohort[J]. PLoS One,2014,9(7):e102068.

[2] LUO S,WU L,ZHOU J,et al. Tracheobronchopathia osteochondroplastica:two cases and a review of the literature[J]. Int J Clin Exp Pathol,2015,8(7):9681-9686.

[3] 李时悦,欧阳能太,钟南山.骨化性气管支气管病[J].中华结核和呼吸杂志,2001,24(7):414-416.

[4] 李园园,胡成平,杨红忠,等.支气管镜对骨化性气管支气管病的诊治价值[J].中华结核和呼吸杂志,2009,32(7):489-492.

50　误诊为肺癌的支气管内神经鞘瘤

【病例简介】

患者女性,56 岁,家庭主妇。主因"干咳 4 个月余"入院。患者 4 个月前无明显诱因出现干咳,为刺激性咳嗽,活动后加重,无痰;不伴发热、头晕、胸闷、气促症状。当地医院给予止咳治疗未见明显缓解。外院给予支气管镜检查示:右上叶支气管新生物堵塞管腔,取活检送病理报告炎性病变(具体报告未见)。PET-CT 示:右肺上叶前段实质性肿块(大小:5.8cm×7.0cm×2.8cm,最大 SUV:8.5,平均 SUV:4.3),密度尚均匀,近端与肺门相连(图 12-50-1)。为求进一步诊治,收住我科。发病以来,精神状态一般,胃纳可,睡眠好,大小便正常,无体重明显下降。

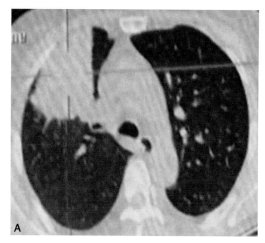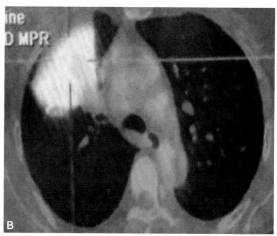

图 12-50-1　全身 PET-CT 显像

A. 胸部 CT 扫描示右肺上叶前段实变影；B. PET 扫描示右肺上叶前段 18-FDG 异常高代谢病灶，大小约 5.8cm×7.0cm×2.8cm 的实质性肿块(平均 SUV:4.3，最大 SUV:8.5)，内密度尚均匀

入院查体：T 35.9℃，P 75 次/min，R 15 次/min，BP 102/60mmHg，指脉氧饱和度 97%。神志清楚，步入病房。咽喉不红，扁桃体不大。全身皮肤黏膜未见异常，全身浅表淋巴结无肿大。颈软，无抵抗，颈静脉无怒张。气管居中，甲状腺无肿大。左肺呼吸音清晰，右肺上叶呼吸音略低，双肺未闻及干、湿性啰音，未闻及胸膜摩擦音。心率 75 次/min，律齐，各瓣膜听诊区未闻及杂音。腹平软，全腹无压痛，无肌紧张及反跳痛，肝脾肋下未触及，肝肾区无叩击痛。关节无红肿，双下肢无水肿。双侧肢体肌力无减退。生理反射正常，病理反射未引出。

既往史及个人史：平素体质健康，无吸烟、饮酒史，无禽类接触史，无支气管哮喘病史，否认家族肿瘤病史。

辅助检查：

全身 PET-CT 显像：右肺上叶前段异常高代谢病灶。

初步诊断：

肺部占位性质待查

【病例解析】

问题 1：右肺上叶占位性质？

患者病情特点如下：①中年女性患者，以刺激性干咳 4 个月为主诉；②外院支气管镜检发现右上叶支气管新生物堵塞管腔；③PET-CT 发现右肺上叶前段实质性肿块（约 5.8cm×7.0cm×2.8cm），内密度尚均匀，最大 SUV:8.5。综上，患者需首先考虑肺癌并远端阻塞性肺炎可能。为进一步明确诊断，完善以下检查：

辅助检查：

血常规：白细胞：$10.8×10^9$/L，淋巴细胞：14.4%，中性粒细胞：81.1%。

CRP：40mm/h↑，PCT：0.05↑。

病原学相关检查：T-SPOT TB：阴性；乳胶凝集试验、G 试验均(-)；呼吸道九联 IgM 抗体：肺炎衣原体、Q 热立克次体、肺炎支原体、呼吸道合胞病毒、副流感 1/2/3 型、甲型/乙型流感病毒、嗜肺军团菌、腺病毒均阴性。

血肿瘤标志物：CEA：1.03μg/L、CA125：31.16U/ml、CY211：1.46ng/ml、CA199：6.31U/ml、NSE：<11.01ng/ml、SCC：0.4ng/ml，均在正常范围。

常规支气管镜检查:镜下见右肺上叶管口新生物,触之易出血;病灶予以活检(图12-50-2)。

术后病理:见少量支气管黏膜上皮,伴轻度慢性炎症。

CT引导下肺穿刺:经皮右上肺病灶穿刺术。术后病理:右肺慢性炎症伴肺泡腔内泡沫细胞聚集,肺泡上皮增生。

综上,患者支气管镜下发现右肺上叶支气管腔新生物,PET-CT扫描提示病灶高代谢,右上肺病灶共两次活检均提示炎性改变。但病理结果明显与临床表现不符,可能原因:①支气管腔病灶活检过浅,未抓到真正病变;②肺穿刺活检或为继发性阻塞性肺炎改变,而非真正病变组织。

问题2:如何获得有效病理组织?

支气管腔内病灶冷冻和电凝等介入治疗既可以解除右上肺支气管堵塞,又可取得大块病灶组织送活检,因此,建议该患者行支气管镜介入治疗并活检。

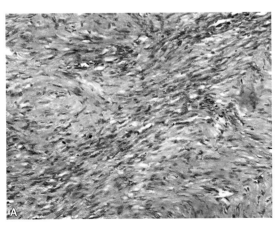

图12-50-2 支气管镜示:右肺上叶管口新生物,完全堵塞右肺上叶支气管,触之易出血,色白;右肺中间干通畅

支气管镜介入活检病理提示:CK(+)、VIM(+)、CgA(-)、Syn(-)、TTF-1(-)、WT-1(-)、LCA(-)、P63(+)、Napsin A(-)、P40(+);特殊染色:抗酸染色(-)、特染PAS(-)、银染(-)。(右肺上叶支气管前段)送检为大量纤维素性渗出物,其中可见少量核异型细胞,倾向于癌。

【治疗】

结合外院PET-CT示病灶局限,无远处转移,遂给予外科根治性手术切除。

胸外科行右肺肿块切除术,术中见纵隔部分淋巴结肿大,术后免疫组织化学病理(图12-50-3):支气管肿块:CD34(-)、CD117(-)、DOG-1(-)、SOX10(+)、SMA(-)、S100(+)、Ki67(2%+);肺组织:CK(上皮+)、VIM(间质+)、Syn(-)、TTF-1(肺泡上皮+)、P40(支气管上皮+);特殊染色:弹力纤维(+)、PAS(-)、银染(-)。考虑:(右肺上叶)支气管内神经鞘瘤,肺占位周围组织内慢性炎症伴较多淋巴结灶分布,部分肺泡腔内见泡沫细胞聚集,送检(2、4、7、10、11组淋巴结)共七枚,均提示反应性增生。

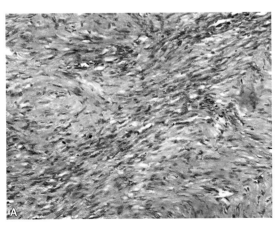
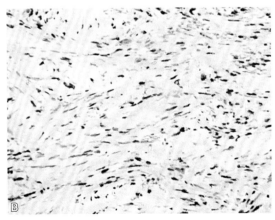

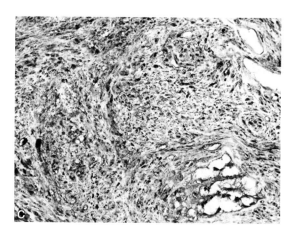

图 12-50-3　病灶组织活检病理

A.(HE,×200)肿瘤细胞呈梭形、部分卵圆形,呈束状排列,Antoni A 区(致密区)和 Antoni B 区(疏松区)交替分布不明显;B.免疫组织化学标记肿瘤细胞(ABC 法,×200)SOX-10 阳性;C.免疫组织化学标记肿瘤细胞(ABC 法,×200)S-100 阳性

【最终诊断】

1. 原发性支气管内神经鞘瘤

2. 阻塞性肺炎

问题 3:支气管内神经鞘瘤的临床诊治?

原发于肺部支气管神经鞘瘤多起源于肺部 Schwann 细胞,临床上极少见,起病隐匿,无特异性临床表现,可有发热、咯血、咳嗽、呼吸困难等症状,严重时可出现肺不张。大多数在管腔堵塞 50%以上才被发现。由于气道阻塞,可闻及双相哮鸣音,易被误诊为肺癌、支气管哮喘或支气管炎。

胸部 CT 增强后瘤体可有不均匀强化和新生物内部血供现象。病理活检可明确诊断。特征性病理可见:瘤体有完整包膜,由细胞丰富的束状区(Antoni A 区)和疏松黏液样的网状区(Antoni B 区)交替分布;组织学上可见肿瘤细胞呈梭形细胞增殖,呈栅栏状排列。肿瘤细胞 S-100 蛋白染色、弹性蛋白及 CD56(+),CD34 和平滑肌肌动蛋白(-)。

支气管内神经鞘瘤以病灶切除为主要治疗手段,累及肺部病灶较大者可外科手术切除,累及气管或支气管病灶可通过支气管镜介入治疗切除。

【随访】

患者术后规律随访,未见复发。

【病例点评】

1. 原发性支气管肿瘤的良、恶性鉴别诊断　良性肿瘤常见有:上皮性肿瘤(乳头状瘤、息肉)、黏液腺瘤、唾液腺瘤、神经源性肿瘤;恶性肿瘤常见有:腺癌、鳞状细胞癌、小细胞癌、纤维肉瘤、原发于气管或支气管的类癌。原发性支气管良性肿瘤胸部 CT 可表现为不均匀强化,远端阻塞性肺炎,PET/CT 可表现为高代谢,缺乏特异性,易被误诊为肺癌。此病例病理曾误诊为肺癌,后经过外科病灶切除取病理明确诊断。当组织和细胞病理、免疫组织化学染色结果等与临床表现、影像、生化检查不符时,需再次活检,必要时病灶切除送病理明确诊断。

2. 支气管内神经鞘瘤的治疗与预后 现有报道支气管内神经鞘瘤发病年龄见于8~83岁，大部分为良性病变。有研究发现低水平Ki67患者预后较好。免疫组织化学染色在Antoni A区或Antoni B区可见肿瘤细胞，呈梭形生长，S100染色阳性为特征。目前治疗支气管腔内神经鞘瘤可采用外科胸腔镜、支气管镜下电切/激光手术切除。根据国内报道，气管镜下电切效果较好，对于镜下介入治疗难以完全切除者可以考虑外科手术切除。支气管内神经鞘瘤的预后一般较好。

（周代兵　龚益　李圣青）

【参考文献】

［1］唐兰芳,沈征,陈志敏,等.儿童原发性气管内神经鞘瘤1例［J］.中国实用儿科杂志,2006,21(10):797-798.

［2］LEE B R,CHOI Y D,KIM Y I,et al. Endobronchial schwannoma treated by rigid bronchoscopy with argon plasma coagulation［J］. Tuberc Respir Dis (Seoul),2012,73(3):174-177.

［3］胡轶,张景熙,夏阳,等.经气管镜高频电凝圈套治疗气管及支气管腔内良性神经鞘瘤三例［J］.中华结核和呼吸杂志,2012,35(3):229-231.

［4］LIAO H,SONG W,CHEN N,et al. Left lower lobe sleeve resection for endobronchial schwannoma［J］. Ann Transl Med,2019,7(3):50.

［5］TANSEL T,TOKER A,YILMAZBAYHAN D,et al. Primary endobronchial schwannoma［J］. J Pediatr Surg,2010,45(11):2241-2243.

［6］DUMOULIN E,GUI X,STATHER D R,et al. Endobronchial schwannoma［J］. J Bronchol Interv Pulmonol,2012,19(1):75-77.